2025 国家执业药师职业资格考试

教材精讲

中药学专业知识（一）

主　编　胡志强

副主编　洪燕龙　沈　岚　林　晓

编　委　（以姓氏笔画排序）

王优杰　王健英　杜若飞　李　哲

吴　飞　何学志　张　彦　张　博

张　寒　陈佳靓　明良山　郑　晓

郑　敏　赵立杰　夏　晴　鲜洁晨

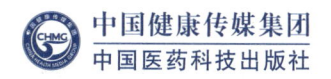

中国健康传媒集团

中国医药科技出版社

内容提要

本书由从事执业药师职业资格考试考前培训的专家根据新版国家执业药师职业资格考试大纲及考试指南的内容要求精心编写而成。书中内容精炼、重点突出，便于考生在有限的时间内抓住考试重点及难点，进行高效复习，掌握考试的主要内容。随书附赠配套数字化资源，包括历年真题、考生手册、思维导图、高频考点、飞升上岸修炼计划等，使考生复习更加高效、便捷；赠2套线上模拟试卷，方便考生系统复习后自查备考。本书是参加2025年国家执业药师职业资格考试考生的辅导用书。

图书在版编目（CIP）数据

中药学专业知识（一）/ 胡志强主编. -- 北京：
中国医药科技出版社，2025.3（2025.4重印）. --（2025国家执业药师
职业资格考试教材精讲）. -- ISBN 978-7-5214-5025-5

I. R28

中国国家版本馆CIP数据核字第2025FS2707号

美术编辑 陈君杞
责任编辑 刘孟瑞
版式设计 友全图文

出版	中国健康传媒集团 | 中国医药科技出版社
地址	北京市海淀区文慧园北路甲22号
邮编	100082
电话	发行：010-62227427 邮购：010-62236938
网址	www.cmstp.com
规格	787×1092mm 1/16
印张	17
字数	391千字
版次	2025年3月第1版
印次	2025年4月第2次印刷
印刷	北京盛通印刷股份有限公司
经销	全国各地新华书店
书号	ISBN 978-7-5214-5025-5
定价	69.00元

版权所有　盗版必究
举报电话：010-62228771
本社图书如存在印装质量问题请与本社联系调换

获取新书信息、投稿、为图书纠错，请扫码联系我们。

出版说明

执业药师职业资格作为药学技术人员的一种职业资格，需要通过职业资格考试才能获得。执业药师职业资格考试实行全国统一大纲、统一命题、统一组织的考试制度，一般每年10月举办一次。

为帮助考生在有限的时间里抓住重点、高效复习，我们组织工作在教学一线、有着丰富考前培训经验的专家教授依据新版考试大纲编写了本套《国家执业药师职业资格考试教材精讲》丛书。

本丛书特点如下：

1. 全面覆盖新版大纲的要点内容，用一颗至三颗星标注考点分级，重要考点用双色突出标示。

2. 用精准而简洁的文字高度凝练考试指南内容，通过对比记忆、联想记忆和分类记忆为考生理出清晰的记忆思路，在有限的片段时间里掌握考试重点。

3. 为使考前复习更加高效、便捷，随书附赠配套数字化资源，包括历年真题、考生手册、思维导图、高频考点、飞升上岸修炼计划等，并赠2套线上模拟试卷，便于考生熟悉题型，模拟考场，自查备考。获取步骤详见图书封底。

国家执业药师职业资格考试从执业药师岗位职责和实践内容出发，以培养具备在药品质量管理和药学服务方面的综合性职业能力、自主学习和终身学习的态度和意识、较好地服务于公众健康素质的人才为目标。希望考生通过对本丛书的学习领会考试重点难点，顺利通过考试。

为不断提升本套考试用书的品质，欢迎广大读者在使用过程中多提宝贵意见和建议，我们将在今后的工作中不断修订完善。

在此，祝愿各位考生复习顺利，考试成功！

中国医药科技出版社

2025年3月

目录

第一章　中药与中药质量标准 · 1
第一节　中药和中药临床应用 · 1
第二节　中药质量标准体系 · 17

第二章　中药材生产和中药饮片炮制 · 30
第一节　中药材生产 · 30
第二节　中药饮片的净制和切制 · 35
第三节　常用饮片炮制方法与作用 · 39

第三章　中药化学成分与药理作用 · 62
第一节　糖和苷 · 62
第二节　醌类化合物 · 65
第三节　苯丙素类化合物 · 70
第四节　黄酮类化合物 · 73
第五节　萜类和挥发油 · 78
第六节　三萜类与甾体类化合物 · 83
第七节　生物碱 · 92
第八节　其他化学成分 · 99

第四章　常用中药的鉴别 · 107
第一节　常用植物类中药的鉴别 · 107
第二节　常用动物类中药的鉴别 · 197
第三节　常用矿物类中药的鉴别 · 208

第五章　中药制剂与剂型 · 213
第一节　固体制剂 · 213
第二节　浸出制剂 · 229
第三节　液体制剂 · 237
第四节　注射剂 · 242
第五节　外用制剂 · 247
第六节　直肠给药制剂 · 254

第七节　阴道给药制剂 …………………………………………………… 257

第八节　眼用制剂 ………………………………………………………… 258

第九节　鼻用制剂 ………………………………………………………… 260

第十节　吸入制剂 ………………………………………………………… 261

第十一节　其他制剂 ……………………………………………………… 263

第十二节　新型给药制剂 ………………………………………………… 264

第一章 中药与中药质量标准

第一节 中药和中药临床应用

考点1 常用名词术语概念辨析 ★

名词术语	含义
中药	指在中医药理论指导下,用于预防、治疗、诊断疾病并具有康复与保健作用的物质
中药材	指以中医药理论为指导,取自植物、动物、矿物等未经精细加工炮制的原料药材,可供制成中药饮片、提取物及中成药
中药饮片	指在中医药理论指导下,中药材经过加工炮制处理后的制成品,可以直接供给调剂配方、煎制汤剂或制剂原料
中药配方颗粒	由单味中药饮片经水加热提取、分离、浓缩、干燥、制粒而成的颗粒,在中医药理论指导下,按照中医临床处方调配后,供患者冲服使用
中成药	指在中医药理论指导下,以合格的中药饮片或药材为主要原料,经过药学、药效、毒理与临床研究,获得国家药品主管部门的批准,按规定的处方、生产工艺和质量标准,加工制成一定的剂型,标明其成分、性状、功能主治、规格、用法用量、使用注意、不良反应、贮藏等内容,符合国家药品管理法规定的中药成方制剂或单味制剂

考点2 中药的性能与中药的性状概念辨析 ★

对比内容	中药的性能	中药的性状
两者关系	性能≠性状（主以性能,兼以性状）	
含义	中药效用的基本物质和特征的高度概括（药性）	药物所有特征的总和
内涵	四气、五味、升降浮沉、归经、有毒无毒	形状、大小、色泽、气味、滋味、质地（轻重、疏密、坚软、燥润）
观察对象	人体	药物（药材）

考点3 四气的确定依据及所示效用 ★★

四气（四性）：指药物具有的寒、热、温、凉四种药性。
平性：指药物寒热偏性不明显。

含义	寒凉	温热
确定依据	减轻或消除热证	减轻或消除寒证
所示效用	清热、泻火、凉血、解热毒	温里散寒、补火助阳、温经通络、回阳救逆
不良作用	伤阳助寒	伤阴助火
阴阳属性	阴	阳

续表

含义	寒凉	温热
指导临床合理用药	(1) 据病证的寒热选择相应药物，治热病投寒药，治寒病投热药 (2) 据病证寒热程度的差别选择相应药物 (3) 寒热错杂者，则寒热并用，至于孰多孰少，据病情而定 (4) 对于真寒假热或真热假寒者，则又当分别治以热药或寒药，必要时加用药性相反的反佐药	

考点4 五味的所示效用及临床应用★★★

五味，即指药物因功效不同而具有辛、甘、酸、苦、咸等味。其既是药物作用规律的高度概括，又是部分药物真实滋味的具体表示。

五味	功效	作用	应用	不良效用	使用注意
辛	能散、能行	发散、行气、活血	表证、气滞、血瘀	易耗气伤阴	气虚阴亏者慎用
甘	能补、能和、能缓	补虚、和中、缓急、调和药性	虚证、解药、食毒	腻膈碍胃，令人中满	湿阻、食积、中满气滞者慎用
酸	能收、能涩	收敛固涩、生津、安蛔（乌梅）	自汗盗汗、遗精滑精、久泻久痢、久咳、大汗虚脱、崩漏经多	收敛邪气	邪未尽之证均当慎用
苦	能泄、能燥、能坚	能泄（通泻-大黄、降泄-苦杏仁、清泄-黄连、栀子） 能燥（燥湿） 能坚（坚阴-黄柏、知母；坚厚肠胃-少量黄连）	热结便秘、咳喘气逆、呃逆呕喘、火热内蕴或上攻、寒湿、湿热	伤津、伐胃	津液大伤及脾胃虚弱者不宜大量用
咸	能软、能下	软坚散结、泻下通便	瘰疬、痰核、热结便秘	多食咸，则脉凝泣而变色	高血压、动脉硬化者不宜多食，脾虚便溏者慎用（芒硝）
涩（附于酸）	能收、能敛	收敛固涩	滑脱诸证	多能敛邪	邪气未尽者慎用
淡（附于甘）	能渗、能利	渗湿利水	水肿、小便不利	伤津液	阴虚津亏者慎用

【记忆宝】

辛甘酸苦咸，调补阴阳偏；辛散甘补益，苦泻咸软坚；酸敛淡渗湿，涩味滑精先。

考点5 气味配合★

气味配合	要点	
意义	从不同角度说明药物的作用，二者合参才能较全面地认识药物的性能	气偏于定性 味偏于定能
原则	(1) 任何气与任何味均可组配 (2) 一药中气只能有一，而味可以有一个，也可以有两个或更多	

续表

气味配合	要点
规律	（1）气味均一 （2）一气二味或多味
气味配合与疗效的关系	（1）气味相同，功能相近 （2）气味相异，功能不同

考点6 升降浮沉的所示效用及临床应用★★

对比内容	升浮	沉降
含义	升表示上升 浮表示发散向外	降表示下降 沉表示收敛固藏和泻利
所示效用	升阳发表、祛风散寒、涌吐、开窍	泻下、清热、利水渗湿、重镇安神、潜阳息风、消积导滞、降逆止呕、收敛固涩、止咳平喘
确定依据	药物的质地轻重、气味厚薄、性味、效用（具体运用时应相互合参，并结合临床疗效）	
影响因素	炮制、配伍	
临床应用	顺病位，逆病势+根据气机运行特点选择用药	

考点7 归经的理论基础及确定依据★

含义	药物作用对机体某部分的选择性	提高用药的准确性，使临床用药更合理（定位概念）
理论基础	藏象学说、经络学说	
确定依据	药物特性、药物疗效	

考点8 有毒与无毒的特性及引起中药不良反应的原因★

	含义	特性	确定依据
毒性	指药物对人体的伤害/药物治疗作用的强弱	不良反应/药物总称/药物偏性	是否含毒害成分/整体是否有毒/用量是否适当
影响因素	主要取决于用量；其次—药物品种/质量/配伍/炮制/制剂/给药途径/服药方法/用量是否对证/患者个体差异		
不良反应原因	品种混乱/误服毒药/用量过大/炮制失度/剂型失宜/疗程过长/配伍不当/管理不善/辨证不准/个体差异		
注意事项	注意用量要适当/采制要严格/用药要合理/识别过敏者		

考点9 中药的性能小结★

性能	内容	特性	依据/把握要素
四气	寒热温凉	定性	反应药物影响寒热病理偏向和阴阳盛衰的性能
五味	辛甘酸苦咸淡涩	定能	自然属性/功能属性
升降浮沉	作用趋向性	定向	药物作用趋向与疾病病势趋向相对

续表

性能	内容	特性	依据/把握要素
归经	对病位的选择性	定位	以所治病证的病位为依据；反应药物作用部位脏象、经络学说为理论基础
有毒无毒	伤害性及偏性	定全性	树立有毒观念、无毒用药原则

【记忆宝】 中药性能总括

中药性能是重点，四气五味归经赞；升降浮沉毒性添，指导临床全面参。

寒热温凉平四气，纠正寒热阴阳疾。辛甘酸苦咸五味，散敛补泻淡渗微。

考点10 按中医治疗学分类的中药功效的类型及表述用语 ★★

分类	类型		表述用语
中医治疗学	对因功效（针对病因起治疗作用）	祛邪	祛风、散寒、除湿、清热、泻下、涌吐、解毒、杀虫
		扶正	补气、助阳、滋阴、养血
		调脏腑或气血	疏肝、柔肝、宣肺、和中、理气、活血、安神、开窍、潜阳、息风
		消除病理产物	消食、利水、祛痰、化瘀、排石、排脓
	对症功效（缓解或消除疾病过程中出现的某些或某种症状）		止痛、止血、止呕、止咳、平喘、止汗、涩肠止泻、涩精止遗
	对病证功效（中药对病证的疗效）		截疟、蚀疣、祛风湿、通鼻窍、利胆退黄、消痈排脓、驱杀绦虫
	对现代病症功效（借现代药理学术语来表达传统功效术语难于表达清楚的疗效）		夏枯草降血压，决明子降血脂，天花粉降血糖，半枝莲抗肿瘤等

【记忆宝】

对症功效：止（痛/血/呕/咳/汗/泻/遗）+平喘。对病证功效：表述中多含有疒（截疟、蚀疣）。对现代病症功效：夏枯草，血压降；决明子，血脂光；天花粉，血糖稳；半枝莲，肿瘤慌！

考点11 中药炮制的目的 ★

炮制目的	含义		举例
降毒消副	降低或消除药物的毒性或副作用	降毒	川乌、草乌、附子、半夏、马钱子等中药的炮制
		消副	麻黄用时"皆先煮数沸""干漆要炒熟，不尔损人伤胃"、炒制或蜜制鹅不食草、柏子仁制霜
改性	改变或缓和药物的性能		生甘草（泻火解毒/清泄）→炙甘草（补脾益气，缓急止痛/温补） 生地黄（性寒，清热凉血药）→熟地黄（性温，补血药） "甘能缓""炒以缓其性"
			炮制辅料对药物作用趋向和归经的影响（酒制升提、盐炙引药下行入肾经）

续表

炮制目的	含义	举例
增效	增强药物疗效	"逢子必炒""逢石必煅"、辅料与药物协同（蜜炙增强润肺止咳的作用）
易调配	便于调剂和制剂	软化切制、分离药用部位、采用不同的方法炮制药物
保质保量	提高中药净度，确保用药质量和剂量	经过净制（挑选、筛选、清洗、分离）等炮制工艺，使其达到规定的洁净度

考点 12 炮制对药物成分的影响 ★★

1. 生物碱类

药物成分	炮制原则	内涵	药物举例
生物碱	生物碱结构→推测理化性质→对含有生物碱的中药炮制		
	根据热稳定性进行炮制	若生物碱较敏感，应避免加热	黄柏中小檗碱→小檗红碱→降低药效
		生物碱为毒性成分，炮制减少含量或改变结构，降低毒性	川乌、草乌、附子，含剧毒成分双酯型乌头碱，可采用蒸或煮的方法，使剧毒成分发生水解，降低毒性
	根据生物碱的极性不同进行炮制	少泡多润，减少生物碱损失	
		含弱极性生物碱药材，由于难溶于水，常采用加辅料炮制，如酒、醋、药用辅料等，促进此类生物碱的溶出	
		含强极性生物碱药材，注意水处理造成的成分流失。如季铵型生物碱和小分子生物碱	
	根据生物碱的种类及活性不同进行炮制	同植物不同部位，所含生物碱种类不同，活性不同，应分别入药	麻黄（草质茎、根）

【记忆宝】

不溶于水游离碱，酒增溶出醋成盐。

2. 苷类

药物成分	影响因素	内涵	药物举例
苷	炮制辅料	酒可以提高含苷类药物的溶解度	
		苷为有效成分，忌醋处理，避免酸水解	
		苷为有毒成分时，采用适当的炮制方法，使苷类成分水解，从而缓和药性，降低毒性	中药商陆，所含的毒性成分甾体皂苷，经过醋煮，含量明显下降
	水处理	苷为有效成分，宜少泡多润	黄芪、甘草、大黄、秦皮
	酶解	杀酶保苷	苦杏仁、黄芩、芥子

【记忆宝】

苷溶于水醋水解，杀酶保苷酒增溶。

3. 挥发油类

药物成分	影响因素	内涵	药物举例
挥发油	炮制原则	凡含挥发油的药材，干燥时宜阴干，加水处理时，宜"抢水洗"，以免挥发油的损失，对加热处理，尤须注意控制温度	《雷公炮炙论》中对茵陈等注明"勿令犯火"
	炮制时间	游离状态的挥发油，易于挥发。宜在采收或喷润后，迅速加工切制，不宜带水堆积久放，以免挥发油损失，影响质量	薄荷、荆芥
		以结合状态存在的挥发油，由于分子间存在键能，难于释放发挥药效，需要经堆积发酵，挥发油才能释放，发挥药效	厚朴（"堆积发汗"）
	加热	当挥发油具有毒性或副作用时，应通过炮制减少或除去挥发油，从而达到临床需要	麻黄、苍术
		有些含有挥发油的中药，由于炮制方法过于强烈，含量、本质、成分都发生了变化，产生了新的功效	荆芥、肉豆蔻、乳香、没药、川楝子、小茴香

【记忆宝】

芳香易散挥发油，保留除去看需求。

4. 鞣质类

药物成分	影响因素	内涵	药物举例
鞣质	水处理	易溶于水，水处理时：少泡多润，减少损失	地榆、虎杖、大黄、石榴皮
	氧化	强还原性，易被氧化，氧化颜色加深	槟榔、白芍
	加热	不耐热（加热温度与时间）	狗脊
	铁器	遇铁离子能生成墨绿色的鞣质铁盐沉淀，忌铁器	何首乌用竹刀净制去皮及切制饮片

5. 有机酸类

药物成分	炮制影响	药物举例
有机酸	其为有效成分时，少泡多润，防止成分损失	/
	其有机酸成分具有毒副作用时，加热炮制可破坏有机酸成分，降低毒副作用	山楂
	炮制含有机酸的中药避免使用金属器具	/

6. 油脂类

药物成分	类型	炮制影响	药物举例
油脂	含无毒油脂的药物	保留油脂，润肠通便；去油制霜，以免滑肠	柏子仁、苦杏仁
	含有毒油脂的药物	去油制霜，减少毒性	巴豆
	含油脂类成分的饮片宜低温冷藏，以防"走油"酸败		

7. 糖类

药物成分	影响因素	内涵	药物举例
糖类	含量分布	净制去除残茎抽去木心	牛膝、巴戟天
	水处理	尽量少用水处理，少泡多润	/
	辅料炮制	影响中药多糖含量	蜜炙黄芪
	加热处理	可分解出多种糖类	黄精、生地黄炮制成酒黄精、熟地黄

8. 蛋白质、氨基酸类

药物成分	炮制影响	药物举例
蛋白质、氨基酸	含蛋白质成分不宜长期浸泡于水中，以免损失有效成分，影响疗效	
	氨基酸遇热不稳定，易生用	雷丸、天花粉
	加热，使毒性蛋白变性而消除毒性	巴豆、白扁豆
	破坏酶的活性	黄芩、苦杏仁
	炮制产生一些新的物质	鸡蛋黄、黑豆
	氨基酸在加热炮制的过程与单糖反应（条件：少量水分）	麦芽、稻芽等发芽炒制后变香具有健脾消食的作用

考点 13 炮制对药物性能与功效的影响 ★

中药的性能	炮制影响	实例分析
四气	从制：顺着药物性味炮制的方法（辅料起协同作用）	胆黄连、盐知母、盐黄柏、酒制阳起石
	反制：逆着药物性味炮制的方法（辅料抑制偏性）	胆南星、萸黄连
五味	用药味相同的药物或辅料互制	醋制五味子、蜜制百合、蜜制黄芪、酒制当归
	炮制制约其过偏药性	蜜炙麻黄、盐炙砂仁、姜制厚朴、山楂炒黄、炒焦
升降浮沉	增强药物的作用趋向	酒炙黄芩、盐炙知母
	改变药物作用趋向	酒制大黄、盐制砂仁
归经	炮制前后归经有所改变（生熟异用）	生姜、干姜、煨姜、姜炭
	不同性味的辅料炮制药物，可起到引药归经的作用	醋制归肝经、蜜制归脾经、盐制归肾经、酒制归心经
毒性	除去毒性部位或减少毒性成分的含量	蕲蛇去头、巴豆去油制霜
	改变毒性成分结构	川乌、草乌加水加热煮制、砂烫马钱子
	辅料和药物共制，降低毒性	明矾、生姜等辅料炮制生半夏

考点 14 中药炮制常用液体辅料及作用 ★★

辅料	作用	用量（每100kg药物）	药物举例	炮制应用
酒	活血通络，祛风散寒，行药势，矫味矫臭	10~20kg	黄芩、黄连、大黄、白芍、续断、当归、丹参、川芎、金钱白花蛇、乌梢蛇	炙、蒸、煮
醋	引药入肝、理气、止血、行水、消肿、解毒、散瘀止痛、矫味矫臭	20~30kg，不超过50kg	延胡索、甘遂、商陆、大戟、芫花、三棱、莪术、香附、柴胡、郁金	炙、蒸、煮
盐水	强筋骨，软坚散结，清热，凉血，解毒，防腐，矫味	2kg	知母、黄柏、杜仲、巴戟天、小茴香、橘核、车前子、砂仁、菟丝子、补骨脂、益智仁、泽泻、沙苑子	炙
姜汁	发表，散寒，温中，止呕，开痰，解毒	生姜10kg，干姜煎汁（用量为生姜的1/3）	厚朴、竹茹、草果、半夏、黄连、天麻、栀子	炙
蜂蜜	补中润燥，止痛，解毒，矫味矫臭	炼蜜25kg	甘草、麻黄、紫菀、百部、马兜铃、白前、枇杷叶、款冬花、百合	炙
油（麻油、羊脂油）	润燥通便，解毒生肌，使药物质地酥脆，利于粉碎和成分的溶出	/	蛤蚧、马钱子、三七及动物骨类	炙

考点 15 中药炮制中使用的其他液体辅料 ★★★

液体辅料	对应药物	炮制方法	炮制作用/炮制药材
米泔水	苍术	炙	除去药物的部分油质，增强补脾和中
吴茱萸汁	黄连	炙	清气分湿热，散肝胆郁火
白萝卜汁	芒硝	提净	增强芒硝润燥软坚，消导，下气通便之功
羊脂油	淫羊藿	炙	增强温肾助阳作用，多用于阳痿，不孕
鳖血	柴胡	炙	填阴滋血，增强清肝退热的功效
山羊血	藤黄	煮	降低毒性，保证药物的净度
石灰水	半夏	复制	法半夏：偏于祛寒痰，调和脾胃
白矾溶液	半夏	复制	清半夏、姜半夏
	天南星	复制	制天南星
胆汁	天南星	复制	胆南星

续表

液体辅料	对应药物	炮制方法	炮制作用/炮制药材
甘草汁	远志	煮	补脾益气，清热解毒，祛痰止咳，缓急止痛。药物经甘草汁制后能缓和药性，降低毒性；在炮制和煎煮过程中还能起到增溶的作用
	吴茱萸	煮（制吴茱萸）	
	巴戟天	煮	
	半夏	复制（法半夏）	
黑豆汁	何首乌	蒸（制何首乌）	增强了补肝肾、益精血、乌须发、强筋骨的作用
黄连汤 三黄汤	炉甘石	煅淬（制炉甘石）	增强清热明目，敛疮收湿的功效
食用胆巴的水溶液	盐附子 黑顺片 白附片	煮	降低毒性，便于内服
生姜汁、米醋、黄酒、食盐水	四制香附	炙	以行气解郁，调经散结为主，多用于治疗胁痛，痛经，月经不调等症

考点16 中药炮制常用固体辅料及作用 ★★

辅料	作用	用量（每100kg药物）	药物举例	炮制应用
麦麸	和中益脾，缓和药物的燥性，除去药物不良气味，吸附油质	10~15kg	枳壳、枳实、僵蚕、苍术、白术	麸炒、煨法
河砂	中间传热体，使质地坚韧的药物便于粉碎，利于有效成分的溶出	以掩埋所加药物为度	穿山甲、骨碎补、狗脊、龟甲、鳖甲、马钱子、鸡内金	砂炒
稻米	补中益气，健脾和胃，除烦止渴，止泻痢	20kg	党参、斑蝥、红娘子	米炒
土	温中和胃，止血，止呕，涩肠止泻	25~30kg	白术、当归、山药	土炒
滑石粉	利尿，清热，解暑，作中间传热体拌炒药物，使药物受热均匀	40~50kg	刺猬皮、鱼鳔胶	滑石粉烫炒
蛤粉	清热，利湿，化痰，软坚	30~50kg	阿胶	蛤粉炒

【记忆宝】
液体辅料黄白酒，盐水姜汁醋蜜油；固体麦麸河砂土，蛤粉稻米滑石粉。

考点17 中药炮制中使用的其他固体辅料 ★★

固体辅料	对应药物	炮制方法	炮制作用
蒲黄	阿胶	加辅料炒	止血安络力强，多用于阴虚咳血，崩漏，便血

续表

固体辅料	对应药物	炮制方法	炮制作用
豆腐	藤黄 珍珠 硫黄	煮	益气和中，生津润燥，清热解毒。可降低药物毒性，去除污物
荷叶	藤黄	煮	毒性降低，可供内服
面粉	六神曲	发酵	改变原有性能，产生新的治疗作用，扩大药用品种
面粉	肉豆蔻	煨	除去部分油质，增强固肠止泻的功能
纸	木香	煨	除去部分油质，增强实肠止泻的作用
西瓜（挖出部分瓜瓤）	芒硝	制霜	使药物更纯洁，增强清热泻火之功
青黛	灯心草		偏于清热凉血，多用于尿血
朱砂	茯神 茯苓 远志	拌衣法	增强疗效或起到一定的治疗作用
朱砂	灯心草		降火安神力强，多用于心烦失眠，小儿夜啼
苦杏仁、赤小豆、鲜青蒿、鲜苍耳草、鲜辣蓼、面粉（或麦麸）	六神曲	发酵法	健脾开胃，并有发散作用

考点18 中药化学成分的提取方法 ★★

提取：指用适宜的溶剂和方法从原药材中将化学成分提出的过程。

提取方法	含义	适用类型	缺点
浸渍法	在常温或温热（60~80℃）条件下用适当的溶剂浸渍药材以溶出其中有效成分	适用于有效成分遇热不稳定的或含大量淀粉、树胶、果胶、黏液质的中药的提取	出膏率低，易发霉变质（水为溶剂）
渗漉法	不断向粉碎的中药材中添加新鲜浸出溶剂，使其渗过药材，从渗漉筒下端出口流出浸液	/	消耗溶剂量大、费时长，操作比较麻烦
煎煮法	中药材加入水浸泡后加热煮沸，将有效成分提取出来的方法	简便，但含挥发性成分或有效成分遇热易分解的中药材不宜此法	
回流提取法	用易挥发的有机溶剂加热回流提取中药成分的方法	对热不稳定的成分不宜用此法	溶剂消耗大，操作麻烦
连续回流提取法		弥补了回流提取法中溶剂消耗量大，操作麻烦的不足（索氏提取器）	耗时较长
水蒸气蒸馏法	适用于具有挥发性的、能随水蒸气蒸馏而不被破坏，且难溶或不溶于水的化学成分的提取		
升华法	适用于具有升华性的成分，如樟脑、咖啡因		

续表

提取方法	含义	适用类型	缺点
超声提取法	采用超声波辅助溶剂进行提取的方法	不会改变有效成分的化学结构，并可缩短提取时间，提高提取效率（空化效应和搅拌作用）	
超临界流体萃取法	采用超临界流体为溶剂对中药材进行萃取的方法	①对脂溶性成分溶解能力强，而对水溶性成分溶解能力弱 ②二氧化碳是最为常用的超临界流体	
新的提取方法：微波辅助提取法、分子蒸馏技术、固相萃取法、固相微萃取法、浊点萃取法			

考点19 中药化学成分的分离与精制法 ★★★

1. 分离 将混合物按极性大小、酸碱强弱或其他性质的不同而分成若干部位，或含有相同结构类型成分的操作过程。

2. 精制（纯化） 是分离单一化合物的最后一步操作，就是把留在单一化合物中的少量杂质分离的过程。

3. 中药化学成分的分离与精制方法对比

分离原理		类型	特点或适用范围
物质溶解度差别	改变温度	结晶和重结晶	判断结晶纯度：①结晶形态和色泽；②熔点和熔距；③色谱法；④高效液相色谱法（HPLC）；⑤其他方法：质谱和核磁共振
	改变混合溶剂极性	水提醇沉法：除去多糖、蛋白质等水溶性杂质	
		醇提水沉法：除去树脂、叶绿素等水不溶性杂质	
		醇提醚沉法（醇提丙酮沉）：纯化皂苷	
	改变酸碱性	酸提碱沉法：生物碱的提取、纯化	
		碱提酸沉法：黄酮、蒽醌类酚酸性成分的提取、纯化	
		调节pH至等电点，沉淀蛋白	
	沉淀试剂	酸、碱成分加入某种沉淀试剂→水不溶性盐	
两相溶剂中的分配比		液-液萃取法、pH萃取法、柱色谱法	
吸附性差别	物理吸附	吸附无选择性，为可逆性吸附，吸附与解吸附可快速进行	
		以硅胶、氧化铝及活性炭为吸附剂的吸附色谱	
	化学吸附	吸附具有选择性，吸附十分牢固，有时甚至不可逆	
		碱性氧化铝对黄酮等酚酸性物质的吸附，酸性硅胶对生物碱的吸附	
	半化学吸附	介于物理吸附与化学吸附之间，吸附力量较弱	
		聚酰胺对黄酮类、醌类等化合物的氢键吸附	
	吸附和分子筛相结合	大孔吸附树脂法	苷类、糖类的分离、生物碱的精制；多糖、黄酮、三萜类化合物的分离

续表

分离原理	类型	特点或适用范围
物质分子大小	凝胶过滤法、膜分离法	
解离程度不同	离子交换法	
沸点差异	分馏法	

【记忆宝】
（1）酸提取碱沉淀：生物碱提取分离（碱沉碱）。
（2）碱提取酸沉淀：黄酮、蒽醌类酚酸性成分（酸沉酸）。

考点20 中药化学成分的结构研究 ★★

	方法	简称	结构研究中的作用
"四大名谱"	紫外-可见吸收光谱	UV-Vis	判定共轭体系，用以推断化合物骨架类型
	红外光谱	IR	提供官能团信息，判断芳环取代类型
	核磁共振谱	NMR	^{1}H-NMR：提供质子类型、数目及相邻原子或原子团信息
			^{13}C-NMR：提供碳原子类型及化学环境、弛豫时间等信息
	质谱	MS	确定分子量、分子式并能提供其他结构信息

考点21 中药制剂的剂型分类 ★★

1. 按物态分类

分类依据	剂型类别	剂型举例
物态	液体剂型	合剂、搽剂、露剂、涂膜剂
	固体剂型	片剂、丸剂、散剂、膜剂、锭剂
	半固体剂型	软膏剂、凝胶剂、糊剂
	气体剂型	气雾剂、喷雾剂

2. 按药物的分散状态分类

分类依据	剂型类别	剂型举例
分散特性	真溶液型	溶液剂、甘油剂、芳香水剂、醑剂
	胶体溶液型	胶浆剂、涂膜剂
	乳浊液型	口服乳剂、静脉注射乳剂、部分搽剂
	混悬液型	洗剂、混悬剂

【记忆宝】 混悬洗，乳静搽，胶浆涂，甘醑溶液真芳香。

3. 按给药途径和给药方法分类

分类依据	剂型类别	剂型举例
给药途径和方法（是否经过胃肠道）	口服给药	汤剂、合剂、糖浆剂、片剂
	直肠给药	灌肠剂、栓剂

分类依据	剂型类别	剂型举例
给药途径和方法 （是否经过胃肠道）	注射给药	静脉、肌内、皮下、皮内、穴位
	呼吸道给药	气雾剂、吸入剂
	皮肤给药	洗剂、搽剂、涂膜剂、贴剂
	黏膜给药	滴眼剂、滴鼻剂、舌下片剂

4. 按制法分类

分类依据	剂型类别	剂型举例
制法 （制备工序特点）	浸出药剂	汤剂、合剂、酊剂、流浸膏剂
	灭菌制剂	注射剂、滴眼剂

考点22 剂型与疗效的关系★★

剂型与疗效的关系	举例
改变药物的作用性质	硫酸镁口服制剂用于泻下制剂，而静脉注射则为镇静、解痉制剂
改变药物的作用速率	通常不同剂型、不同给药方式的药物起效快慢顺序为：静脉注射＞吸入给药＞肌内注射＞皮下注射＞直肠或舌下给药＞口服液体制剂＞口服固体制剂＞皮肤给药
可改变药物的安全性	中药制剂的使用安全风险的高低顺序通常为：静脉注射＞肌内注射＞口服给药＞外用给药
	能够选择口服给药剂型时，一般不选择注射给药；能够选择肌内注射给药剂型时，一般不选择静脉注射给药剂型
其他	利用制备成缓控释剂型以控制药物的释放速率，实现长效给药目的
	利用靶向给药技术实现药物的靶向治疗目的

【记忆宝】

通常不同剂型、不同给药方式的药物起效快慢顺序为：静脉注射＞吸入给药＞肌内注射＞皮下注射＞直肠或舌下给药＞口服液体制剂＞口服固体制剂＞皮肤给药（静吸肌皮，直舌口皮）。

考点23 剂型选择的原则★

剂型选择的原则	举例说明
满足药物性质的需要	①在胃肠道不稳定、对胃肠道有刺激性、不被胃肠道吸收、因肝脏首过效应易失效者均不宜设计为口服剂型 ②在溶液状态下稳定性差、易降解的药物，可制成注射用冻干粉针剂，如天花粉蛋白注射液
满足临床治疗疾病的需要	急症患者　　注射剂、气雾剂、舌下片、滴丸
	慢性病患者　丸剂、片剂、膏药及缓释制剂
	皮肤疾患　　软膏剂、涂膜剂、洗剂、搽剂
	腔道病变　　栓剂
满足"五方便"的要求	便于服用、携带、生产、运输和贮藏，兼顾成本和药物经济性

考点 24 中药体内过程及其影响因素 ★★

1. 呼吸

含义		指药物从用药部位进入体循环的过程
基础知识		除血管内给药外，药物应用后都要经过吸收才能进入体内
		口服药物的吸收部位主要是胃肠道
		非口服给药的药物的吸收部位包括肌肉组织、口腔、皮肤、直肠、肺、鼻腔和眼部
影响药物口服给药吸收的主要因素	生理因素	胃肠液的成分和性质
		胃排空速率
		消化道吸收部位的血液或淋巴循环的途径及其流量大小
		胃肠本身的运动以及食物
	药物因素	药物的脂溶性和解离度
		药物的溶出速度
	剂型因素	固体制剂的崩解与药物溶出
		剂型
		制剂处方及其制备工艺

【记忆宝】
不同剂型的吸收部位：栓剂直肠、外用膏剂皮肤、气雾剂肺部、滴眼剂眼部吸收。

2. 分布

含义	药物吸收后，由循环系统运送至体内各脏器组织的过程
影响药物分布的因素	药物与血浆蛋白结合的能力
	血液循环和血管透过性
	药物与组织的亲和力
	血-脑屏障与血-胎屏障

3. 代谢

含义	药物在体内发生化学结构改变的过程
基础知识	通常药物代谢后极性增加，有利于药物的排泄
	药物代谢的主要部位在肝脏
	药物代谢反应的主要类型有氧化、还原、水解、结合等反应
影响药物代谢的主要因素	给药途径
	给药剂量与体内酶的作用
	生理因素：性别、年龄、个体差异、饮食及疾病状态

4. 排泄

含义	体内的药物及其代谢产物从各种途径排出体外的过程
基础知识	药物及其代谢产物主要经肾排泄，其次是胆汁排泄
影响药物代谢的主要因素	药物的血浆蛋白结合率以及药物与血浆蛋白的竞争性结合等可影响药物的肾排泄
肠肝循环	胆汁中排泄的药物或药物代谢物，在小肠中重新吸收进入肝门静脉的现象

【记忆宝】

具有肝肠循环特征的代表中药：十大功劳、黄芩、甘草。

考点25 常用的药物动力学参数 ★★★

药动学参数	缩写	含义	计算公式/意义
速率常数	/	速度与浓度的关系，体内过程快慢	$\dfrac{dX}{dt}=-KX^n$ （dX/dt-药物转运的速率；X-体内药量；K-转运速率常数；n-转运级数）
生物半衰期	$t_{1/2}$	体内药量或血药浓度消除一半所需要的时间	衡量一种药物从体内消除速度的参数
表观分布容积	V	体内药量与血药浓度间关系的一个比例常数，其大小反映了药物的分布特性	$V=\dfrac{X}{C}$ （V-表观分布容积；C-血药浓度）
体内总清除率	TBCL	指单位时间内从机体或器官能清除掉相当于多少体积的体液中的药物	
生物利用度		指药物吸收进入血液循环的程度与速度	

（1）生物利用程度（EBA）：药物进入血液循环的多少。

表示：吸收的多少——C-T 曲线下面积（AUC）。

绝对生物利用度　$F=AUC_T/AUC_{iv}×100\%$。

相对生物利用度　$F=AUC_T/AUC_R×100\%$。

T：试验制剂，R：参比制剂，iv：静脉注射剂

（2）生物利用速度（RBA）：药物进入体循环的快慢。

表示：常用血药浓度达峰时间（t_{max}）来表示吸收速度快慢。

（3）生物利用度的评价指标：C_{max}、T_{max} 和 AUC。

生物等效性：采用方差分析法考察药动参数（C_{max}、AUC）。

考点26 中药药理学、毒理学的含义及特点 ★

中药药理学：在中医药理论指导下，运用现代科学技术方法，研究中药与机体相互作

用、作用规律及药效物质基础的科学。

中药毒理学：在传统中医药理论指导下，由中药学、毒理学和毒代动力学等多学科交叉而成的学科。

中药药理作用的特点		举例分析
中药药理作用与功效的一致性与差异性	一致性	解表药（发散表邪→发汗、解热、抗病原微生物、抗炎、镇痛） 祛风湿药（祛风、散寒、除湿→抗炎、镇痛） 活血化瘀药（活血化瘀→改善血液流变学、改善血流动力学、改善微循环等）
	差异性	葛根（抗心肌缺血、抗心律失常、降血压、改善脑循环、增强学习记忆≠解肌退热、除烦止渴）；五味子的保肝；枳实和青皮静脉给药的升压、抗休克作用
中药药理作用的多样性		中药的多成分性决定了其作用的多样性
		茯苓含有多糖、茯苓素等成分，其中茯苓多糖具有增强免疫功能作用；茯苓素能拮抗醛固酮活性，发挥利尿作用；茯苓多糖及茯苓素均有抗肿瘤作用
中药药理作用的双向性		有些中药可随机体状态而产生两种相反的药理作用
		麝香对中枢神经系统的作用也表现双向性，对处于抑制状态的中枢有明显的兴奋作用，对处于兴奋状态的中枢则起抑制作用
中药量效关系的复杂性		在进行中药药理研究时，常常会出现量-效关系的不一致性，如中、低剂量有效，高剂量无效；或高、低剂量有效，中剂量无效
		人参水提物低剂量能降低血清甘油三酯，中、高剂量组不明显
中药药理作用特点的形成，其主要原因与中药成分复杂、进入人体后各种有效成分的相互作用、作用的多靶点现象以及系统或组织器官的功能状态等密切相关		

考点27 本章节重要考点回顾★★★

大单元	小单元	细目	重要考点
中药与药品质量标准	中药及其临床应用	中药与中药学	中药材、中药配方颗粒、中成药等的含义
		中药性能与功效	四气、五味的所示效用与不良作用
			中药功效的分类：按中医治疗学
		中药炮制	炮制常用辅料的作用
			炮制对药物成分的影响（实例分析）
		中药化学成分	提取方法的优缺点（适用对象）分析
			分离方法的原理
			结构鉴定方法的应用（"四大名谱"）
		中药剂型	剂型分类：按给药途径和给药方法分类
			不同剂型、不同给药方式的药物起效快慢
		中药体内过程和中药药理毒理	药代动力学常用术语、参数及其临床意义

第二节　中药质量标准体系

考点 1　国家中药标准体系及其组成内容 ★★

标准名称	要点
《中国药典》	主要收载我国临床常用、疗效肯定、质量稳定（工艺成熟）、质控标准较完善的品种
部/局颁标准	是原卫生部或国务院药品监督管理部门组织国家药典委员会对不同企业的中药注册标准进行统一规范后的药品标准
药品注册标准	国家药品监督管理局在审批药品时核准的发给申请人特定药品的质量标准
进口药材标准	中国药典现行版未收载的品种，应当执行进口药材标准，少数民族地区进口当地习用的少数民族药药材，尚无国家药品标准的，应当符合相应的省、自治区药材标准
中药配方颗粒的国家药品标准	中药配方颗粒应符合《中国药典》现行版制剂通则颗粒剂项下的有关规定。根据各品种的性质，可使用颗粒成型必要的辅料，辅料用量以最少化为原则。除另有规定外，辅料与中间体（浸膏或干膏粉，以干燥品计）之比一般不超过1:1。对于部分自然属性不适宜制成中药配方颗粒的品种，原则上不应制备成中药配方颗粒

考点 2　省级中药标准体系及其主要内容 ★

标准名称	要点
省、自治区、直辖市中药材标准	为各省、自治区、直辖市的地区性习惯用药，其所载品种和内容若与《中国药典》或部/局颁标准有重复或矛盾时，首先应按《中国药典》执行，其次按部/局颁标准执行
省、自治区、直辖市中药饮片炮制规范	规范继承地方传统饮片炮制方法，保留其特有传统工艺，继承、整理和挖掘地方炮制经验技术，总结长期在饮片生产第一线、具有丰富生产经验"老药工"的实践经验
省、自治区、直辖市中药配方颗粒标准	中药配方颗粒国家药品标准颁布实施后，省级药品监督管理部门制定的相应标准即行废止。跨省销售使用中药配方颗粒的，生产企业应当报使用地省级药品监督管理部门备案。无国家药品标准的中药配方颗粒跨省使用的，应当符合使用地省级药品监督管理部门制定的标准

考点 3　中药团体标准 ★

团体标准是依法成立的社会团体为满足市场和创新需要，协同相关市场主体共同制定的标准。团体标准的技术要求不得低于强制标准的相关技术要求。团体标准由本团体成员约定采用或者按照本团体的规定供社会自愿采用。如中华中医药学会发布的《中药材种子种苗标准》《中药材商品规格等级标准编制通则》等团体标准；中国中药协会发布的《中药饮片质量评价新技术应用指南》等团体标准；以及由其他学会发布的与中药有关的团体标准等。

考点 4 中药企业标准 ★

药品生产企业为控制或提高产品质量还制定企业药品标准，作为内控标准。企业药品标准中的检验项目同于该药品的注册标准，但指标限度的要求须等于或高于注册标准。

考点 5 《中国药典》的构成 ★★

构成部分	性质	涵盖内容
凡例	解释、使用药典基本原则；规定正文、附录共性问题	名称与编排、对照品、对照药材、对照提取物、标准品、精确度
品种正文	各品种项下收载的内容	品名、来源、处方、制法、性状、鉴别、检查、浸出物、特征图谱或指纹图谱、含量测定、炮制、性味与归经、功能与主治、用法与用量、注意、规格、贮藏、制剂、附注
通用技术要求	执行药典、考察药品质量、起草与复核药品标准等所制定的指导性规定	制剂通则、其他通则、通用检测方法

考点 6 《中国药典》凡例中的精确度 ★★★

类型	细目	内涵/要求
称重	精密称定	称取重量应准确至所取重量的千分之一
	称定	称取重量应准确至所取重量的百分之一
	恒重	指供试品连续两次干燥或炽灼后称重的差异在 0.3mg 以下的重量；干燥至恒重的第二次及以后各次称重均应在规定条件下继续干燥1小时后进行；炽灼至恒重的第二次称应在继续炽灼30分钟后进行
量取	精密量取	指量取体积的准确度应符合国家标准中对该体积移液管的精密度要求
	量取	指可用量筒或按照量取体积的有效数位选用量具
	取用量为"约"若干	指取用量不得超过规定量的 ±10%

【记忆宝】

千分之精密，百分之称定；移液管精量，有效定量取。

重量差异零点三，恒重后若再称重；继续干燥一小时，或再炽灼三十分。

考点 7 中药质量标准内容 ★

1. **中药材质量标准主要内容** 包括名称、来源、性状、鉴别、检查、浸出物测定、含量测定、炮制、性味与归经、功能与主治、用法与用量、注意及贮藏等项。

2. **中药饮片质量标准主要内容** 现行版《中国药典》中，饮片的质量标准是放在中药材项下，标准主要内容十分相似。

3. **中药制剂质量标准的主要内容** 包括名称、汉语拼音、处方、制法、性状、鉴别、检查、浸出物测定、含量测定、功能与主治、用法与用量、注意、规格、贮藏、有效期等项目。

4. **中药配方颗粒的质量标准内容** 主要包括名称、来源、制法、性状、鉴别、检查、浸出物、特征图谱或指纹图谱、含量测定、规格等。应提供相应的中药配方颗粒标准与起草说明。

考点 8 性状鉴定的主要内容 ★★★

鉴定项目	鉴定要点	
形状	药材的形状与药用部位有关	
	经验鉴别术语	党参根顶端具有的瘤状茎残基术语称"狮子头"
		防风的根头部具有的横环纹习称"蚯蚓头"
		海马的外形鉴定术语称"马头蛇尾瓦楞身"
大小	片	极薄片 0.5mm 以下，薄片 1～2mm，厚片 2～4mm
	段	长 10～15mm
	块	8～12mm
	丝	皮类丝宽 2～3mm，叶类丝宽 5～10mm
色泽	用两种色调复合描述色泽时，以后一种色调为主色	
	丹参色红、紫草色紫、玄参色黑、黄连以断面红黄色者为佳	
表面特征	白芥子表面光滑，紫苏子表面有网状纹理，海桐皮表面有钉刺	
	合欢皮表面有椭圆形、棕红色皮孔，辛夷（望春花）苞片外表面密被灰白色或灰绿色有光泽的长茸毛	
质地	富含淀粉、多糖成分的经蒸、煮糊化干燥后常质地坚实，半透明，呈角质状，如红参、延胡索、天麻	
	以薄壁组织为主，结构较疏松的药材一般较脆或较松泡，如南沙参、生晒参	
	富含淀粉的显粉性，如山药、半夏	
	含纤维多的则韧性强，如桑白皮、葛根	
	含糖、黏液多的一般黏性大，如黄精、地黄	
断面	经验鉴别术语	菊花心：黄芪、甘草、白芍
		车轮纹：防己、青风藤
		朱砂点：茅苍术
	异常构造的特征	大黄的"星点"（髓部异型维管束）
		牛膝与川牛膝的"筋脉点"（同心环点状异型维管束）
		何首乌的"云锦状花纹"（皮部异型维管束）
		商陆的"罗盘纹"（同心环型异型维管束）
气	阿魏具强烈的蒜样臭气，檀香、麝香有特异芳香气	
	伞形科、唇形科的中药常因含挥发油，有明显而特殊的香气	
	花类中药常具蜜腺，含挥发油，香气宜人	
	木类中药大多有树脂及挥发油而有特殊香气	
	牡丹皮、徐长卿含丹皮酚，具有特殊香气，香加皮含甲氧基水杨醛也具有特殊香气	
味	乌梅、木瓜、山楂含有机酸以味酸为好	
	甘草含甘草甜素、党参含糖，以味甜为好	
	黄连、黄柏含小檗碱，以味苦为好	
	干姜含姜辣素而味辣	
	海藻含钾盐而味咸	
	地榆、五倍子含鞣质而味涩	

鉴定项目	鉴定要点
水试	利用某些药材在水中或遇水发生沉浮、溶解、变色、透明度改变及黏性、膨胀性、荧光等特殊现象进行鉴别药材的一种方法
火试	利用某些药材用火烧能产生特殊的气味、颜色、烟雾、闪光或响声等现象鉴别药材的一种方法

【记忆宝】

含"菊花心"的中药：喝了菊花水，肝气少（菊花——菊花心；肝——甘草；气——黄芪；少——白芍）。

考点 9 药材水试鉴别小结 ★★

（一）水溶液颜色

1. 苏木　投入热水中，水显鲜艳的桃红色。

2. 西红花　入水，花本身不褪色，水液染成黄色。

3. 红花　水浸，花本身不褪色，水液染成金黄色。

4. 秦皮　入水浸泡，浸出液在日光下显碧蓝色荧光。

（二）比重的差异

1. 降香、沉香　以入水下沉者佳。

2. 猪苓、炉甘石　以入水浮于水面者为佳。

3. 海金沙　在冷水中浮于水面，加热后渐下沉者佳。

4. 蒲黄　放入水中则漂浮于水面。

5. 青黛　以体轻能浮于水面为佳。

6. 冰片　投入水中，几乎不溶。

7. 松花粉　入水不沉。

（三）与水共研

1. 乳香　加水研磨成白色或黄白色乳状液。

2. 没药　加水研磨成黄棕色至棕褐色乳状液。

（四）吸水膨胀

1. 胖大海　水浸后膨胀呈海绵状，体积可增 6 倍。

2. 哈蟆油　用温水浸泡，体积可膨胀 10~15 倍。

（五）遇水膨胀并产生黏性

1. 葶苈子　水浸后，有黏滑感（膨胀度：南葶苈子不低于 3、北葶苈子不低于 12）。

2. 牵牛子　水浸后，种皮呈龟裂状，有明显黏滑感。

3. 车前子　加水振摇后并放置片刻，种皮膨起，并显黏性。

4. 小通草（旌节花属）　遇水表面显黏性。

（六）产生特殊浓烈的香、臭气

1. 苦杏仁　数粒加水共研，会产生苯甲醛的特殊香气。

（七）特殊状态或现象

1. **血竭** 不溶于水，但在热水中软化，其细粉入沸水则成团发黏。
2. **熊胆** 于水面旋转呈黄色线状下沉，短时间内不扩散。
3. **牛黄** 水溶液有"挂甲"现象。
4. **丁香** 投入水中，萼管沉于水面。
5. **菟丝子** 用开水浸泡，有黏性，加热煮至种皮破裂时，露出白色卷旋状的胚，形如吐丝。
6. **麝香仁** 遇水润湿，手搓能成团，轻揉即散。
7. **蟾酥** 断面沾水呈乳白色隆起。
8. **滑石** 置水中不崩解。
9. **石膏** 加热失去一分子结晶水，而成熟石膏，遇水变为具有黏性的固体。
10. **芒硝** 风化而覆盖一层白色粉末（无水硫酸钠）。

考点 10 药材火试鉴别小结 ★★

1. **降香** 火烧有黑烟及油冒出，残留白色灰烬。
2. **沉香** 火烧时气香浓郁，有油渗出，并有浓烟。
3. **血竭** 用火点燃，冒烟呛鼻，有苯甲酸样香气。
4. **海金沙** 撒于火上，即发出轻微爆鸣声及明亮的火焰。
5. **青黛** 火烧时产生紫红色烟雾。
6. **儿茶** 取火柴杆浸于本品水浸液中，使轻微着色，待干燥后，再浸入盐酸中立即取出，置火焰附近烘烤，杆上即显深红色。
7. **天然冰片** 具挥发性，点燃时有浓烟，火焰呈黄色。
8. **合成龙脑** 具挥发性，点燃发生浓烟，并有带光的火焰。
9. **麝香** 麝香仁撒于炽热坩埚中灼烧，初则迸裂，随即熔化膨胀起泡，浓香四溢，灰化后呈白色灰烬，无毛、肉焦臭，无火焰或火星。
10. **马宝** 马宝粉末置于锡箔纸上加热，其粉末聚集，并发出马尿臭。
11. **雄黄** 燃烧时有强烈蒜臭气。
12. **石膏** 取本品一块，置于有小孔软木塞的试管内灼烧，管壁有水生成，小块变为不透明。

考点 11 显微制片的方法 ★★

显微制片方法名称	适用范围
横切或纵切片	观察完整的药材
解离组织片	观察纤维、石细胞、导管等木化且不易分离的组织（氢氧化钾法、硝铬酸法、氯酸钾法）
表面制片	观察全草、花、果实、种子类药材
粉末制片	破碎、粉末状药材或中成药的鉴别

续表

显微制片方法名称	适用范围
花粉粒与孢子制片	观察花粉、花药（或小的花朵）或孢子囊群
磨片制片	观察坚硬的矿物药、动物药（矿物药厚约0.03mm）
含饮片粉末的中成药显微制片	散剂、胶囊剂

【记忆宝】 易混淆数据对比

矿物药磨片制片的厚度：0.03mm。

恒重：系指供试品连续两次干燥或炽灼后称重的差异在0.3mg以下的重量。

考点12 细胞内含物鉴定★★

细胞内含物	试剂	反应现象
淀粉粒	碘试液	蓝色或紫色
	醋酸甘油试液	偏光显微镜下观察，未糊化淀粉粒有偏光现象；已糊化的无偏光现象
糊粉粒	碘试液	棕色或黄棕色
	硝酸汞试液	砖红色
脂肪油、挥发油或树脂	苏丹Ⅲ试液	橘红色、红色或紫红色
	90%乙醇	挥发油溶解，脂肪油和树脂（蓖麻油及巴豆油例外）则不溶解
菊糖	先加10%α-萘酚乙醇溶液，再加硫酸	紫红色并很快溶解
黏液	钌红试液	红色
草酸钙结晶	①硫酸溶液 ②稀盐酸溶液	①加硫酸溶液（1→2）后，逐渐溶解，片刻后析出针状硫酸钙结晶 ②加稀盐酸后，溶解而无气泡产生，加稀醋酸则不溶解
碳酸钙结晶	稀盐酸	溶解并产生气泡
硅质	硫酸	不溶解

考点13 细胞壁性质检查★

细胞壁性质	试剂	反应现象
木质化细胞壁	间苯三酚+盐酸	红色或紫红色
木栓化或角质化细胞壁	苏丹Ⅲ试液	橘红色至红色
纤维素细胞壁	氯化锌碘试液+硫酸	蓝色或紫色
硅质化细胞壁	硫酸	无变化

考点 14 物理常数的测定 ★★★

药材	物理常数规定	
蜂蜜	旋光性	正品蜂蜜——左旋
		掺蔗糖蜂蜜——右旋
	相对密度在1.349以上	
薄荷油	相对密度在0.888~0.908	
冰片（合成龙脑）	熔点为205~210℃	
肉桂油	折光率为1.602~1.614	
天竺黄	体积比，即取粉末（过4号筛）10g，轻轻装入量筒内，其体积不得少于24ml	

考点 15 膨胀度测定的代表药材 ★★★

药材	膨胀度规定	记忆宝
车前子	不低于4.0	
哈蟆油	不低于55	葶车棚里有哈蟆
南葶苈子	不低于3	
北葶苈子	不低于12	

考点 16 微量升华的药物及中成药制剂 ★★★

药物		现象/所含药物	记忆宝
中药	大黄	黄色针状（低温时）、枝状和羽状（高温时）结晶	微量升华薄针黄，白斑牡丹徐长
	薄荷	无色针簇状结晶	
	牡丹皮、徐长卿	长柱状或针状、羽状结晶	
	斑蝥	白色柱状或小片状结晶	
中成药制剂		大黄流浸膏（1味药）中鉴别大黄；万应锭（9味药）中鉴别胡黄连；牛黄解毒片（8味药）中鉴别冰片	

考点 17 其他鉴定方法和技术 ★★

鉴定方法和技术	代表药物
DNA分子遗传标记技术	《中国药典》将聚合酶链式反应－限制性内切酶长度多态性方法用于川贝母的鉴别，将聚合酶链式反应法用于乌梢蛇、蕲蛇的鉴别
中药指纹图谱鉴定技术	《中国药典》将指纹图谱技术用于薄荷素油、丹参酮提取物、三七通舒胶囊、天舒胶囊等的鉴别
	将特征图谱技术用于天麻、霍山石斛、羌活、沉香、金银花、蟾酥、人参总皂苷、连翘提取物、心脑健片、枣仁安神胶囊等的鉴别
中药生物活性测定法	《中国药典》水蛭的含量测定就采用了生物效价检测方法控制其质量

【记忆宝】

（1）指纹图谱技术：薄丹三天。

（2）特征图谱技术：天麻石斛羌活香，特征图谱来护航。沉香金银蟾酥藏，一测便知真模样。人参皂苷连翘强，技术鉴别有妙方。心脑健片枣仁汤，图谱帮忙辨周详。

考点18 内源性有毒、有害物质及检测 ★★

毒性类别	成分/含义	药材/化合物
肾毒	马兜铃酸	关木通、广防己、青木香、马兜铃、天仙藤、朱砂莲
肝毒	吡咯里西啶类生物碱	千里光、佩兰
双重作用	在一定剂量内产生药效，配伍不当或服用过量时可产生不同程度毒副作用	乌头碱、苦杏仁苷、士的宁、斑蝥素 朱砂、雄黄、信石

【记忆宝】

马兜铃酸有肾毒，天马广防关青朱。

考点19 外源性有害物质及检测 ★★★

外源性有害物质种类		中药	检测方法
重金属及有害元素	重金属检查	冰片、石膏、芒硝、西瓜霜、白矾、玄明粉、银杏叶提取物、黄芩提取物、连翘提取物、地龙、龟甲胶、鹿角胶、滑石粉、蜂胶	硫代乙酰胺法、炽灼后硫代乙酰胺法、硫化钠法
	砷盐检查	玄明粉、芒硝、石膏	古蔡氏法、二乙基二硫代氨基甲酸银法
	铅、镉、砷、汞、铜测定	白芍、人参、三七、西洋参、甘草、黄芪、葛根、丹参、当归、白芷、黄精、金银花、山楂、桃仁、栀子、酸枣仁、山茱萸、枸杞子、冬虫夏草、水蛭、牡蛎、珍珠、蛤壳、阿胶、昆布、海螵蛸	原子吸收分光光度法、电感耦合等离子体质谱法
农药残留量		有机氯农药残留：人参、红参、西洋参、甘草、黄芪	气相色谱法
黄曲霉毒素		延胡索、远志、决明子、麦芽、陈皮、使君子、柏子仁、大枣、马钱子、肉豆蔻、槟榔、酸枣仁、胖大海、莲子、桃仁、薏苡仁、水蛭、地龙、九香虫、蜈蚣、全蝎、土鳖虫、蜂房、僵蚕	高效液相色谱-柱后衍生化法、高效液相色谱-串联质谱法
二氧化硫残留量		二氧化硫残留量不得过400mg/kg的药材和饮片：毛山药、光山药、天冬、天花粉、天麻、牛膝、白及、白术、白芍、党参、粉葛等；山药片不得过10mg/kg	酸碱滴定法、气相色谱法、离子色谱法

【记忆宝】

（1）重金属检查：金银财宝家中藏，石膏芒硝似白糖，冰片清凉透心爽，西瓜霜甜润口腔，白矾玄明用处广，黄芩连翘药效强，地龙勤恳土里忙，龟甲鹿角制成胶，蜂胶珍贵蜜蜂酿，滑石粉末细又长，重金属查不能忘，品质安全有保障。

（2）砷盐检查：玄石忙销（芒硝）砷盐。

（3）需要测定铅、镉、砷、汞、铜重金属元素：白芍人参三七参，西洋甘草黄芪根；葛根丹参当归芷，黄精金银山楂仁；桃仁栀子酸枣仁，山萸枸杞冬虫草；水蛭牡蛎珍珠蛤，阿胶昆布海螵蛸。

（4）有机氯农药残留：人参红参西洋参，甘草黄芪要小心。

（5）黄曲霉毒素：黄曲毒素细排查，安全用药人人夸；延胡远志结伴行，决明麦芽笑盈盈；陈皮使君情谊厚，柏子大枣乐无忧；马钱肉蔻槟榔凑，酸枣胖大莲子守；桃仁薏仁同路走，水蛭地龙水中游；九香蜈蚣全蝎赳，土鳖蜂房僵蚕留。

（6）二氧化硫残留量不得过 400mg/kg 的药材和饮片：党山两天花三百买耕牛。

考点 20 杂质检查 ★★

《中国药典》规定广藿香杂质不得过 2%，金钱草杂质不得过 8%；清半夏和姜半夏中白矾含量分别不得过 10.0% 和 8.5%。

考点 21 水分测定 ★★★

品种	水分含量	品种	水分含量
人参	≤12.0%	红花	≤13.0%
王不留行	≤12.0%	炒王不留行	≤10.0%
阿胶	≤15.0%	阿胶珠	≤10.0%

品种	水分含量
炮制品	一般饮片的水分含量宜控制在 7%~13%
	蜜炙品不得过 15%，烫制后醋淬制品不得过 10%
	酒炙品、醋炙品、盐炙品、姜汁炙品、米泔水炙品、蒸制品、煮制品、发芽制品、发酵制品均不得过 13%

水分测定法	适用范围	举例
第一法（费休氏法）包括容量滴定法和库仑滴定法	/	/
第二法（烘干法）	不含和少含挥发性成分的药品	三七、广枣
第三法（减压干燥法）	含挥发性成分的贵重药品	厚朴花、蜂胶
第四法（甲苯法）	含挥发性成分的药品	肉桂、肉豆蔻、砂仁
第五法（气相色谱法）	/	辛夷

【记忆宝】

加菲猫喝红汽水，减压。（加（甲）-甲苯法；菲（费）-费休氏法；红（烘）-烘干法；汽（气）-气相色谱法；水-水分测定的方法；减压-减压干燥法）

考点 22 灰分测定 ★

灰分测定的目的	限制中药中无机杂质如泥土、沙石的含量，以保证中药的纯度
灰分测定法	总灰分测定法
	酸不溶性灰分测定法：总灰分中不溶于稀盐酸的灰分
代表药材	大黄、当归、秦艽
《中国药典》限量检查指标	当归总灰分不得过7.0%，酸不溶性灰分不得过2.0%
	秦艽总灰分不得过8.0%，酸不溶性灰分不得过3.0%

考点 23 色度检查 ★

《中国药典》规定检查白术的色度，就是将白术的酸性乙醇提取液与黄色9号标准比色液比较。

考点 24 酸败度测定 ★

《中国药典》规定，苦杏仁的过氧化值不得过0.11；桃仁的酸值不得过10.0，羰基值不得过11.0；郁李仁的酸值不得过10.0，羰基值不得过3.0、过氧化值不得过0.050；柏子仁的酸值不得过40.0，羰基值不得过30.0、过氧化值不得过0.26等。

考点 25 中药的有效性鉴别 ★★★

中药的有效性鉴别项目			代表性中药
全草类中药中叶占比的检查			穿心莲药材叶不得少于30%，薄荷药材叶不得少于30%，广藿香药材叶不得少于20%（记忆宝：三人联合二人活）
浸出物测定			水溶性浸出物测定法、醇溶性浸出物测定法、挥发性醚溶性浸出物测定法
含量测定	化学分析法	重量分析法	①用萃取法测定地奥心血康胶囊中总皂苷的含量、昆明山海棠篇中总生物碱的含量 ②用沉淀法测定芒硝、玄明粉、西瓜霜中硫酸钠的含量
		滴定分析法	①酸碱滴定法：颠茄草中总生物碱、山楂中总有机酸、硫黄中硫的含量测定 ②沉淀滴定法：朱砂中硫化汞、红粉中氧化汞的含量测定 ③配位滴定法：紫石英中氟化钙、石决明中碳酸钙、白矾中含水硫酸铝钾的含量测定 ④氧化还原滴定法：雄黄中总砷、昆布中总碘、磁石中总铁的含量测定
	光谱分析法	紫外-可见分光光度法（UV-Vis）	①吸收系数法：紫草中羟基萘醌总色素的含量 ②标准曲线法：人工牛黄中胆酸和胆红素、山楂叶、天南星、小儿七星茶口服液中总黄酮、麦冬、心悦胶囊中总皂苷、风湿骨痛胶囊中乌头总生物碱的含量 ③对照品比较法：淫羊藿中总黄酮、黄杨宁片中环维黄杨星D、华山参片中生物碱、槲叶干浸膏中多糖的含量
		原子吸收分光光度法（AAS）	药典中健脾生血颗粒和益气维血颗粒中铁的测定

续表

中药的有效性鉴别项目			代表性中药
含量测定	色谱分析法	高效液相色谱法（HPLC）	①HPLC法是目前中药含量测定中最常用的方法 ②最常用的检测器是紫外检测器（UVD） ③HPLC的定量分析方法主要有内标法、外标法、主成分自身对照法、面积归一化法 ④一测多评法也是《中国药典》新采用的含量测定方法
		气相色谱法（GC）	易于挥发、热稳定性好的样品，如含挥发油或其他挥发性成分的中药

考点26 色谱分析法中常用的检测器及应用 ★★★

色谱	检测器名称	英文缩写	应用
高效液相色谱法（HPLC）	紫外检测器	UVD、DAD	栀子中栀子苷、黄柏中盐酸小檗碱和盐酸黄柏碱、连翘提取物中连翘酯苷A和连翘苷、小柴胡颗粒中黄芩苷的含量测定
	蒸发光散射检测器	ELSD	黄芪中黄芪甲苷、益母草中盐酸水苏碱、银杏叶提取物中萜类内酯等的含量测定
	质谱检测器	MSD	川楝子中川楝素的含量测定
气相色谱法（GC）	热导检测器	TCD	二氧化硫残留量测定
	氢火焰离子化检测器	FID	有效成分或指标性成分含量测定最常用
	电子捕获检测器	ECD	农药残留量测定
	质谱检测器	MSD	

考点27 挥发油含量测定 ★

挥发油测定法	适用对象
甲法	测定相对密度在1.0以下的挥发油
乙法	测定相对密度在1.0以上的挥发油

《中国药典》规定，当归中含挥发油的含量不得少于0.4%（ml/g）。

考点28 稳定性试验的基本要求 ★★

基本要求	细目
稳定性试验分类	影响因素试验、加速试验和长期试验
实验批次要求	影响因素试验用1批制剂样品进行；如试验结果不明确，则应加试2个批次制剂样品。加速试验与长期试验用3批样品进行
生产要求	药物制剂供试品应是放大试验的产品，其处方与工艺应与大生产一致
	大体积包装的制剂如静脉输液等，每批放大规模的数量至少应为各项试验所需总量的10倍
包装要求	加速试验和长期试验所用供试品的包装应与上市产品一致
	以通透性容器包装的药物制剂，应当考虑药物的湿敏感性或可能的溶剂损失

续表

基本要求	细目
实验方法要求	要采用专属性强、准确、精密、灵敏的药物分析方法，并对分析方法进行验证
注意事项	若放大试验比规模生产的数量要小，则应在产品获得批准后，从放大试验转入规模生产时，对最初通过生产验证的3批规模生产的产品进行加速试验与长期稳定性试验

考点29 提高中药制剂稳定性的主要措施 ★★★

延缓药物水解的方法	防止药物氧化的方法
调节pH	调节pH
降低温度	降低温度
改变溶剂	驱逐氧气
制成干燥固体	添加抗氧剂
既可以延缓药物水解又可以防止药物氧化的方法：调节pH、降低温度	控制微量金属离子
	避光

【记忆宝】

水解药物酰酯苷，氧化酚羟不饱碳；延缓水解制固体，降温变溶调酸碱；避光驱氧控离子，降温pH防氧化。

考点30 稳定性试验考察项目 ★★★

剂型	重点考察项目
散剂	性状、含量、粒度、有关物质、外观均匀度
丸剂	性状、含量、有关物质、溶散时限
颗粒剂	性状、含量、粒度、有关物质、溶化性或溶出度或释放度
胶囊剂	性状、含量、有关物质、崩解时限或溶出度或释放度、水分，软胶囊要检查内容物有无沉淀
片剂	性状、含量、有关物质、崩解时限或溶出度或释放度
糖浆剂	性状、含量、澄清度、相对密度、有关物质、pH值
口服溶液剂	性状、含量、澄清度、有关物质
口服乳剂	性状、含量、分层现象、有关物质
口服混悬剂	性状、含量、沉降体积比、有关物质、再分散性
注射剂	性状、含量、pH值、可见异物、不溶性微粒、有关物质，应考察无菌
栓剂	性状、含量、融变时限、有关物质
软膏剂	性状、均匀性、含量、粒度、有关物质
乳膏剂	性状、均匀性、含量、粒度、有关物质、分层现象
糊剂	性状、均匀性、含量、粒度、有关物质
凝胶剂	性状、均匀性、含量、有关物质、粒度、乳胶剂应检查分层现象
眼用制剂	如为溶液，应考察性状、可见异物、含量、pH值、有关物质；如为混悬液，还应考察粒度、再分散性；洗眼液还应考察无菌；眼丸剂应考察粒度与无菌

续表

剂型	重点考察项目
气雾剂（非定量）	不同放置方位（正、倒、水平）有关物质、揿射速率、揿出总量、泄露率
气雾剂（定量）	不同放置方位（正、倒、水平）有关物质、递送剂量均一性、泄露率
喷雾剂	不同放置方位（正、水平）有关物质、每喷主药含量、混悬型和乳液型定量鼻用喷雾剂应检查递送剂量均一性
吸入气雾剂	不同放置方位（正、倒、水平）有关物质、微细粒子剂量、递送剂量均一性、泄露率
吸入喷雾剂	不同放置方位（正、水平）有关物质、微细粒子剂量、递送剂量均一性、pH值、应考察无菌
吸入粉雾剂	有关物质、微细粒子剂量、递送剂量均一性、水分
吸入液体制剂	有关物质、微细粒子剂量、递送速率及递送总量、pH值、含量、应考察无菌
贴剂	性状、含量、有关物质、释放度、黏附力
冲洗剂、洗剂、灌肠剂	性状、含量、有关物质、分层现象（乳状型）、分散性（混悬型），冲洗剂应考察无菌
搽剂、涂剂、涂膜剂	性状、含量、有关物质、分层现象（乳状型）、分散性（混悬型），涂膜剂还应考察成膜性
鼻用制剂	性状、pH值、含量、有关物质，鼻用散剂、喷雾剂与半固体制剂分别按相关剂型要求检查
耳用制剂	性状、含量、有关物质，耳用散剂、喷雾剂与半固体制剂分别按相关剂型要求检查

考点31 本章节重要考点回顾★★★

大单元	小单元	细目	重要考点
中药与中药质量标准	中药质量标准体系	中药标准体系	国家中药标准体系及其组成内容
		中药质量标准内容	中药材、中药饮片、中药制剂、中药配方颗粒质量标准的主要内容
		中药材及饮片质量评价	性状鉴别中的经验鉴别术语
			代表性中药的水试、火试现象
			理化鉴别的实例分析（微量升华、膨胀度）
			内源性有毒、有害物质（具体中药）
			外源性有害物质及检测（具体中药和检测方法）
			含量测定方法的实例分析
		中药制剂质量评价	提高中药制剂稳定性的主要措施
			稳定性试验考察项目

第二章　中药材生产和中药饮片炮制

第一节　中药材生产

考点1　品种与栽培对药材质量的影响★

影响因素	内涵	举例
品种	中药的同名异物、同物异名现象普遍存在	防己（《中国药典》规定，防己药材的原植物是粉防己）
	一药多基原情况普遍存在	同科同属不同种：柴胡2种、大黄3种、甘草3种、秦艽4种、海马5种、川贝母6种、石决明6种
		同科不同属：葶苈子
		不同科：青黛、珍珠
栽培	栽培退化	牛膝（根小）、黄芪（木化变异）、防风（根分枝变异）
	安全性	农药残留、重金属

【记忆宝】
（1）同科同属不同种：2捆柴，3黄草，4秦5马，6石川。
（2）不同科：不可戴（黛）珍珠。

考点2　常用的道地药材★★★

1.**道地药材**　指历史悠久，品种优良，产量宏丰，疗效显著，具有明显地域特色的中药材。
2.**道地药材形成的原因**　特定的自然条件、植物内生菌、土壤微生物、栽培与加工等。

药材类别	地理范围
川药	四川、重庆
广药	广东、广西、海南
云药	云南
贵药	贵州
怀药	河南
南药	长江以南，南岭以北地区（湘、赣、闽、台的全部或大部分地区）
浙药	浙江
淮药	淮河流域以及长江中下游地区（鄂、皖、苏三省）
北药	河北、山东、山西、陕西北部
秦药	陕西（秦岭以北、西安以西至"丝绸之路"中段毗邻地区，以及黄河上游的部分地区）
关药	山海关以北、东北三省（辽宁、吉林、黑龙江）、内蒙古自治区东北部

续表

药材类别	地理范围
蒙药	内蒙古自治区中西部地区、蒙古族聚居地区蒙医所使用的药物
藏药	青藏高原、藏族聚居地区藏医所使用的药材
维药	新疆维吾尔自治区、维吾尔族聚居地区维医所使用的药物
海药	沿海大陆架、中国海岛及河湖水网

药材类别	代表性道地药材	记忆宝
川药	川贝母、川芎、川乌、川牛膝、川楝子、川楝皮、金钱草、黄连、附子	道地药材四川多，川字号，金钱草，连柏附子不可少
川药	麦冬、丹参、干姜、郁金、姜黄；白芷、半夏、花椒；乌梅、黄柏、厚朴、青蒿、五倍子；冬虫夏草、银耳、麝香	麦丹姜郁黄，白夏花椒香，乌柏厚青五，冬银麝川藏
广药	广藿香、广金钱草	/
广药	砂仁、穿心莲、粉防己、槟榔、益智；肉桂、苏木、巴戟天、高良姜；八角茴香、胡椒、荜茇、胖大海、马钱子、罗汉果、陈皮；青蒿、石斛、钩藤、蛤蚧、金钱白花蛇；海龙、海马、地龙	砂穿粉槟益，肉桂苏巴高，八角胡椒荜，胖马罗汉陈，青石钩蛤金，海龙海马地，广药全记清
云药	三七、木香、重楼、茯苓、萝芙木；诃子、草果、金鸡纳、儿茶	三木重茯萝，诃草金儿云
贵药	天冬、天麻、黄精、白及、杜仲；吴茱萸、五倍子、朱砂	天麻黄精白及杜，吴茱五倍朱砂贵
怀药	四大怀药：怀牛膝、怀山药、怀菊花、怀地黄	四大怀药在河南，牛山菊花遍地黄
怀药	天花粉、瓜蒌、白芷、辛夷；红花、金银花、山茱萸、全蝎	天花瓜蒌白芷辛，红金银山全蝎怀
南药	百部、白前、威灵仙；徐长卿、泽泻、蛇床子；枳实、枳壳、莲子、紫苏；车前、香薷、僵蚕、雄黄	百部白前威灵仙，徐长泽泻蛇床前，枳实枳壳莲子苏，车前香薷僵雄南
浙药	浙八味：杭麦冬、杭菊花；白术、白芍；玄参、延胡索；温郁金；浙贝母	二杭、二玄、二白加金贝
浙药	山茱萸、莪术、栀子、乌梅；乌梢蛇、蜈蚣	山茱莪术栀子梅，乌梢蜈蚣浙药归
淮药	半夏、葛根、苍术、射干、续断、薄荷、芡实、南沙参；太子参、茅苍术、明党参；天南星、牡丹皮、木瓜、银杏；艾叶、龟甲、鳖甲、蟾酥、斑蝥；蜈蚣、蕲蛇、石膏	半夏葛根苍术射，续断薄荷芡实南太子茅苍明党参，天南牡丹木瓜银艾叶龟鳖蟾酥斑，蜈蚣蕲蛇石膏淮
北药	党参、柴胡、白芷、北沙参；板蓝根、大青叶、青黛、黄芩；香附、知母、山楂、连翘；酸枣仁、桃仁、薏苡仁、小茴香；大枣、香加皮、阿胶、全蝎、土鳖虫、滑石；赭石	党参柴胡白芷北，板蓝大青青黛黄香附知母山楂连，酸枣桃仁薏苡香小茴大枣香加皮，阿胶全蝎土鳖滑代赭北药记心间
秦药	大黄、当归、秦艽、羌活、银柴胡、枸杞子、南五味子、党参、槐米、槐角、茵陈、秦皮、猪苓	大黄当归秦艽羌，银柴枸杞南味党槐米槐角茵陈秦，再加猪苓十三样
关药	人参、细辛、防风、五味子、关黄柏、龙胆、赤芍、平贝母；升麻、桔梗、牛蒡子；灵芝、鹿茸、鹿角、哈蟆油	人参细辛防五味，黄柏龙胆赤芍贝升麻桔梗牛蒡子，灵芝鹿茸角蛤油

· 31 ·

续表

药材类别	代表性道地药材	记忆宝
蒙药	锁阳、黄芪、甘草；麻黄、赤芍；肉苁蓉、淫羊藿；金莲花、郁李仁、苦杏仁、刺蒺藜；冬葵果	锁住黄芪草，麻黄赤芍好，肉苁蓉羊藿，金莲郁李桃，苦杏刺蒺藜冬葵果儿俏
藏药	藏木香、藏菖蒲、藏茴香	/
藏药	甘松、胡黄连、雪莲花、余甘子、广枣、波棱瓜子、毛诃子、木棉花、翼首草、冬虫夏草、麝香、硼砂	甘松狐狸（胡黄连）爱雪莲，鱼（余甘子）儿广枣波棱甜。毛猴（毛诃子）木棉翼首草，冬虫（冬虫夏草）麝香添硼砂
维药	雪莲花、伊贝母、阿魏、紫草、甘草、锁阳、肉苁蓉、孜然、罗布麻	雪莲伊贝阿魏香，紫草甘草锁阳强。肉苁孜然罗布麻，维药瑰宝美名扬
海药	珍珠、珍珠母、石决明、海螵蛸、牡蛎、海龙、海马	珍珠姑娘（珍珠母）爱打扮，石决明海螵蛸做项链。牡蛎海龙来跳舞，海马先生乐翻天

3. 我国重点道地药材

产地	道地药材	产地	道地药材
甘肃	当归	河北	黄芩、板蓝根、知母
宁夏	枸杞子	山东	阿胶、金银花、北沙参
江西	枳壳	福建	泽泻
安徽	木瓜、牡丹皮	青海	大黄
吉林	人参	山西	党参、苦参
广西	蛤蚧	辽宁	细辛
内蒙古	甘草、黄芪、硬紫草	新疆	软紫草、阿魏、羚羊角
贵州	天麻、杜仲、黄精	湖北	石膏
广东	砂仁	海南	槟榔

4. 易混淆的道地药材

广木香：并非广东所产，而是从广东进口。

西红花：并非西藏所产，而是从西藏进口。

考点3 采收对药材质量的影响★★

药材	采收时期	原因分析
槐花	花蕾期	芦丁含量高达28%
甘草	开花前期	甘草甜素含量高达10.5%
莪术、郁金、姜黄、天花粉、山药	双峰期	有效成分高峰期与产量高峰期基本一致
三颗针	落果期	落果期小檗碱含量增加1倍

续表

药材	采收时期	原因分析
牡丹皮	3年生者	3年生与5年生者丹皮酚含量差异不显著，且生长期短
人参	6年生者秋季	6年生者在秋季药材产量和人参皂苷总含量均较高

【记忆宝】

玉（郁金）皇（姜黄）大帝天（天花粉）山（山药）住（莪术）。

考点4 植物药、动物药、矿物药的采收原则 ★★★

各类中药		一般采收原则	举例	特例
植物药	根及根茎	秋、冬及春初	牛膝、大黄、防风、党参、黄连	①夏季：半夏、太子参、延胡索、浙贝母 ②春季：明党参
	茎木类	秋、冬两季	大血藤、鸡血藤、忍冬藤	全年：苏木、降香、沉香
	皮类	春末夏初	黄柏、秦皮	"环剥技术"：杜仲、黄柏
	花类	含苞待放时	金银花、辛夷、丁香、槐米	红花：花冠由黄变红时采摘
		花初开时	洋金花	
		花盛开时	菊花、西红花	
	叶类	开花前或果实未成熟前	艾叶、臭梧桐叶	秋、冬季：桑叶
	果实种子类	自然成熟时或将成熟时	瓜蒌、栀子、山楂	未成熟的幼果（枳实、青皮）；成熟经霜后（山茱萸、川楝子）
	全草类	植物充分生长，枝叶茂盛时	青蒿、淡竹叶、穿心莲	茵陈（春季：绵茵陈、秋季：花茵陈）
	藻、菌、地衣类	立秋后采	茯苓	/
		子实体刚成熟时采	马勃	/
		夏初子座出土孢子未发散时	冬虫夏草	/
		夏、秋两季采捞	海藻	/
动物药		掌握孵化期（三月中旬前）	桑螵蛸	/
		霜降期采	哈蟆油	/
		活动期	土鳖虫	/
		清明后45～60天	鹿茸	/
		清晨露水未干时采	青娘子、红娘子、斑蝥	/
矿物药		全年可采		

【记忆宝】

（1）夏季采收的根及根茎类中药：半夏太子沿湖索（延胡索）贝母。

（2）花类药材的采收：金辛丁槐含苞采，初开采收是洋金，菊花西红在盛开，红花花冠黄变红，花期较长分批采，蒲黄松粉不能迟。

考点5 产地加工的目的 ★

目的	内涵	药材举例
"三去"	除去杂质及非药用部位，保证药材的纯净度	/
	使药材尽快灭活，干燥，保证药材质量（去水分）	鲜药：生姜、鲜鱼腥草、鲜石斛
	降低或消除药材的毒性或刺激性，保证用药安全（去毒性）	附子、狗脊、枇杷叶
"两利"	利于药材商品规格标准化	/
	利于包装、运输与贮藏	/

考点6 常用的产地加工方法 ★★★

加工方法	适用药材	举例
切片	坚硬的藤木，较大的根及根茎类或肉质的果实类药材	①大黄，鸡血藤，木瓜 ②具挥发性成分和有效成分易氧化的不切薄片—当归、川芎
蒸、煮、烫	含浆汁、淀粉和糖分多的药材	①白芍：煮至透心 ②天麻、红参：蒸至透心 ③太子参：沸水中略烫 ④五倍子、桑螵蛸：蒸至杀死虫卵或蚜虫
搓揉	干燥过程中皮、肉易分离而使药材质地松泡的药材	玉竹
发汗	促使变色，增加气味，减少刺激性，有利于干燥的药材	厚朴、杜仲、玄参、续断、茯苓
干燥	①除水分，避免发霉、变色、虫蛀以及有效成分的分解和破坏 ②保证药材质量，利于贮藏 ③《中国药典》规定药材产地加工的干燥方法：干燥、晒干、低温干燥（$T \leq 60℃$）、阴干或晾干、暴晒、及时干燥 ④干燥药材的新方法：远红外加热干燥、微波干燥、冷冻干燥	

【记忆宝】

（1）产地加工方法为蒸、煮、烫的药材：煮白芍蒸参麻兼透心、太子娇气略烫，螵蛸被子（五倍子）要整死（蒸死）虫卵。

（2）需要发汗的药材：杜玄发汗需（续）厚服（茯苓）。

考点 7 本章节重要考点回顾 ★★★

大单元	小单元	细目	重要考点
中药材生产和中药饮片炮制	中药材生产	中药材的品种与栽培	结合"第四章常用中药的鉴别"考查一药多基原现象
		中药材的产地	"四大怀药""浙八味"
		中药材的采收	植物药的采收原则（皮类、花类）
			采收原则中的特例
		中药材的产地加工	蒸、煮、烫/发汗/搓揉（代表性药材）

第二节　中药饮片的净制和切制

考点 1 净制的概念及目的 ★

细目	要点	炮制加工的意义
概念	中药材在切制、炮炙或调配、制剂前，选取规定的药用部分，除去非药用部位、杂质、霉变品、虫蛀品等，使其达到规定的净度标准的操作	中药炮制的第一道工序
目的	①除去泥沙杂质及虫蛀霉变品 ②分档 → 便于软化、切制和炮制，使其均匀一致 ③分离药用部位：麻黄根和麻黄茎 ④除去非药用部位：粗皮、核	/

考点 2 清除杂质的方法及适用品种 ★★

方法	含义	目的	举例
挑选	除去缠绕、夹杂在药材中的杂物、杂质和非药用部位或变质失效的部分及变异部分	①大小分档 ②使药材洁净 ③利于进一步加工处理	/
筛选	根据药物与杂质的体积大小不同，用过筛的方法清除杂质	①除去与药物的体积大小相差悬殊的杂质 ②除去残留的辅料 ③大小分档	延胡索、浙贝母、半夏、固体辅料（加辅料炒法）
风选	除去与药物的质量相差较大的杂质及非药用部位	除去药材中的杂质和叶、果柄、花梗、干瘪之物等非药用部位	/
水选	采用水洗或浸漂，除去药材中杂质和非药用部位	洁净药物	采用水漂洗的方法除去海带、昆布、海藻的泥沙和盐分
磁选	利用强磁性材料吸附混合在药材中的磁性杂物，将药材与磁性杂质进行分离	除去杂质，保护切制、粉碎等炮制机械和人身安全	/

考点 ❸ 去除非药用部位的方法及适用的品种 ★★★

方法		含义	举例
去根去茎	去残根	除去残根	以茎或地上部分或以根茎为入药部位的药材	荆芥、广藿香、薄荷、益母草
	去残茎	除去残茎及地上部分	以根、根茎为入药部位的药材	当归、防风、续断、细辛
去皮壳		树皮类：刮去栓皮、苔藓及不洁之物		杜仲、厚朴
		根及根茎类：多趁鲜刮去根皮及根茎皮		三棱、山药、白及
		果实(砸)、种子类(燀)：去果皮、种皮、核壳		白果、薏苡仁、苦杏仁
去心		去除根皮类药材的木质部或种子的胚根、胚芽及幼叶		巴戟天、五加皮、白鲜皮、地骨皮、牡丹皮、香加皮、桑白皮
去毛		除去药材表面或内部的绒毛、鳞片、硬刺、根类药材的须根以及动物类药材的茸毛		骨碎补、鹿茸、枇杷叶、金樱子
去核		/		山茱萸、诃子、龙眼肉
去瓤		除去药材中的质次部位以纯净药材，使用量准确，便于贮存，免除胀气		枳壳、化橘红、瓜蒌皮
去枝梗		除去某些茎、叶、花、果实类药材中夹杂的老茎枝、叶柄、花蒂、果柄		辛夷、旋覆花、花椒、女贞子
去头尾足翅		去头及鳞片		乌梢蛇、蕲蛇
		去头、足及鳞片		蛤蚧
		去头、足、翅		斑蝥
去残肉		动物类药材，去残肉、筋膜、骨塞		龟甲、鳖甲、珍珠母、牡蛎、蛤壳
目的：通过去除非药用部位，选取需要入药的部位，可以使得临床用药准确，符合剂量要求，提高药物的临床疗效，便于调剂制剂，降低毒副作用				

【记忆宝】
（1）需要去心的药材：五白牡丹香桑地，巴戟天心要去除。
（2）需要去核的药材：山诃龙眼去核忙，药效更佳心不慌。

考点 ❹ 分离不同药用部位的方法及适用的品种 ★

类别	药物	入药部位	功用	净制原则
全草类	麻黄	茎	发汗	药用部位不同，功效不同，按临床用药的要求进行分离，分别入药
		根	止汗	
果实种子类	莲子	心（胚芽）	清心热，除烦	
		肉	补脾涩精	
	花椒	果皮	温中止痛，杀虫止痒	
		种子	行水平喘	

续表

类别	药物	入药部位	功用	净制原则
果实种子类	白扁豆	种子	健脾化湿	药用部位不同，功效不同，按临床用药的要求进行分离，分别入药
		种皮	祛暑化湿	
菌物药	茯苓	皮	利水消肿	
		块	利水渗湿，健脾宁心	
		茯神	宁心安神	

考点5 切制的含义及目的★

含义	将净选后的药材进行软化，切成一定规格的片、丝、段、块等的炮制工艺，称为饮片切制	
目的	便于有效成分煎出	饮片与溶媒的接触面增大，可提高药效成分的煎出率
	利于炮炙	药材切制饮片后，便于炮炙时控制火候，使药物受热均匀
	利于调配和制剂	药材切制成饮片后，方便调配；利于中成药生成中的浸提、粉碎等处理
	利于贮存	药物切制、干燥后，含水量下降
	便于鉴别	对性状相似的药材，切制成一定规格的片型，显露其组织结构特征，有利于区别不同药材

考点6 常用的水处理软化方法及适用的品种★★

方法	含义	适应范围	药物举例
淋法	用清水喷淋或浇淋药材	多适应于气味芳香、质地疏松的全草类、叶类、果皮类和有效成分易随水流失的药材	薄荷、荆芥、枇杷叶、陈皮
淘洗法	用清水洗涤或快速洗涤药物	适用于质地松软，水分易渗入及有效成分易溶于水的药材及芳香的药材	五加皮、瓜蒌皮
泡法	将药材用清水泡一定时间，使其吸入适量水分	适用于质地坚硬，水分较难渗入的药材	三棱、山药、川乌、川芎、木香、防己、何首乌、泽泻
漂法	将药材用多量水，多次漂洗的方法	适用于毒性药材、带盐分的药材及具腥臭气味的药材	川乌、肉苁蓉、昆布、海藻
润法	把泡、洗、淋过的药材，用适当的容器盛装，或堆积于润药台上，以湿物遮盖，或继续喷洒适量的清水，保持湿润状态，使药材外部的水分徐徐渗透到药物的组织内部，达到内外湿度一致，利于切制	有效成分易溶于水的药材或质地较坚硬的药材	大黄、何首乌、泽泻、槟榔

续表

方法	含义	适应范围	药物举例
其他软化方法	蒸润、蒸汽喷雾润、气相置换以及加压或减压		
	①黄芩：蒸润后切片，使其断面呈现黄色，保证药效 ②木瓜：蒸后呈棕红色，趁热切片 ③鹿茸：刮去茸毛，加酒稍润，置高压锅脐上喷汽趁热切片，边蒸边切		

【记忆宝】

（1）淋法：薄荆枇陈叶，轻淋水不歇。
（2）淘洗法：吾家（五加）楼（蒌）皮要淘洗。
（3）泡法：三棱山药川乌香，川芎防己韵味长。何首乌配泽泻妙，泡法处理药效强。
（4）漂法：川乌有毒漂要勤，肉蓉润软漂水浸。昆布海藻盐分重，漂去咸涩才管用。
（5）润法：大何择槟，润法可行。

考点7 药材软化程度检查方法及适用的品种★★★

检查方法	适用类型	合格标准	代表药物
弯曲法	长条状药材	药材软化后握于手中，拇指向外推，其余四指向内缩，以药材略弯曲，不易折断	白芍、山药、木通、木香
指掐法	团块状药材	手指甲能掐入软化后药材的表面为宜	白术、白芷、天花粉、泽泻
穿刺法	粗大块状药材	铁钎能刺穿药材而无硬心感为宜	大黄、虎杖
手捏法	不规则的根与根茎类药材	软化后以手捏粗的一端，感觉其较柔软为宜	当归、独活
		润至手握无响声及无坚硬感为宜	黄芩、延胡索、枳实、雷丸
刀切或折断法	团块状、长条型及不规则的根与根茎类的药材	刀直接切断或用手折断，中间应无干心	大黄、白术、川芎

【记忆宝】

（1）既可以采用指掐法又可以采用刀切或折断法进行软化程度检查的药材：白术。
（2）既可以采用穿刺法又可以采用刀切或折断法进行软化程度检查的药材：大黄。

考点8 常见的饮片类型、规格及适用的品种★★

类型	规格	适用药材	具体药物
极薄片	厚0.5mm以下	质地极其致密坚实的木质类、动物骨和角类药材	羚羊角、鹿角、降香
薄片	厚1~2mm	质地致密、坚实	乌药、槟榔、当归、白芍、三棱
厚片	厚2~4mm	质地松泡、粉性大	天花粉、茯苓、南沙参
丝	细丝2~3mm 宽丝5~10mm	皮类、叶类和较薄果皮类药材	黄柏、枇杷叶
段	短段为5~10mm 长段为10~15mm	全草类和形态细长，内含成分易于煎出的药材	薄荷、荆芥
块	边长为8~12mm的立方块	煎熬时，易糊化的药材	阿胶丁

续表

类型	规格	适用药材	具体药物
颗粒	直径1cm左右的块片及颗粒	矿物类、贝壳类药材	矿物类、贝壳类
粉末	粉碎成细粉	用于直接口服的药物	三七粉

【记忆宝】

（1）切极薄片：羚鹿降，极薄靓。

（2）切薄片：乌药顺气、槟除积，当归养血、芍调经，三棱破瘀皆薄片。

（3）切厚片：天茯南，厚片切。

考点9 饮片的干燥方法 ★

分类		适用类型
自然干燥	阴干	易褪色、易挥发和气味易散失及含有不耐高温成分的饮片（玫瑰花、槟榔）
	晒干	色浅、含黏液类、淀粉类饮片（桔梗、浙贝母、玉竹、山药）
人工干燥	干燥温度	一般药物以不超过80℃为宜
		含芳香挥发性成分的饮片以不超过50℃为宜
	含水量	干燥后的饮片含水量应控制在7%~13%为宜

考点10 本章节重要考点回顾 ★★★

大单元	小单元	细目	重要考点
中药材生产和中药饮片炮制	中药饮片的净制和切制	净制	清除杂质的方法及适用的品种
			去除非药用部位的方法及适用的品种
		切制	常用的水处理软化方法及适用的品种
			药材软化程度的检查方法及适用的品种
			净制和切制主要关注指南上在各要点中的举例分析，考生可结合中药鉴定学、中药调剂学等知识进行理解记忆

第三节 常用饮片炮制方法与作用

考点1 清炒法的分类及火力、火候的对比 ★

分类	火力	要点
炒黄	文火或中火	炒王不留行用中火，爆花率80%以上为宜，炒苍耳子宜用中火，破坏毒蛋白
炒焦	中火或武火	炒至表面呈焦黄或焦褐色，内部颜色加深，并有焦香气
炒炭	武火或中火	炒炭注意存性（蒲黄、槐花炒炭宜用中火）

考点 2 清炒法的炮制目的及代表药物 ★★

方法	炮制目的	代表药物
炒黄	增效减毒、缓和药性、杀酶保苷	牛蒡子、芥子、王不留行、莱菔子、苍耳子、槐花、决明子、酸枣仁
炒焦	增强消食健胃功效、减少刺激性	山楂、槟榔、栀子
炒炭	增强或产生止血、止泻作用	大蓟、蒲黄、荆芥、干姜

【记忆宝】

　　清炒药物不用辅，逢子必炒文火黄；山楂栀子焦槟榔，焦香气味健脾功；四药炒炭而非灰，止血止泻功用强。

考点 3 炒黄药物的炮制作用 ★★★

中药	炮制品种	炮制作用
牛蒡子	牛蒡子	长于疏散风热，解毒散结
	炒牛蒡子	缓和寒滑之性，以免伤中，还可杀酶保苷，利于煎出
芥子	芥子	辛散力强，善于通络止痛
	炒芥子	缓和辛散走窜之性、避免耗气伤阴，善于顺气豁痰
王不留行	王不留行	长于消痈肿
	炒王不留行	质地松泡，利于有效成分煎出且走散力强，长于活血通经，下乳，通淋
莱菔子	莱菔子	能升能散，长于涌吐风痰
	炒莱菔子	变升为降，长于消食除胀、降气化痰
苍耳子	苍耳子	消风止痒力强
	炒苍耳子	降低毒性，偏于通鼻窍，祛风湿，止痛
槐花	槐花	以清肝泻火、清热凉血见长
	炒槐花	苦寒之性缓和，有杀酶保苷作用。多用于脾胃虚弱的出血患者（地榆槐角丸）
	槐花炭（中火）	涩性增加，以止血力胜
决明子	决明子	长于清肝热，润肠燥
	炒决明子	缓和寒泻之性，有平肝养肾的功效
酸枣仁	酸枣仁	养心安神
	炒酸枣仁	种皮开裂，易于粉碎和煎出；杀酶保苷

考点 4 炒黄药物炮制机理的现代研究 ★

代表药物	炮制机理
牛蒡子	炒后牛蒡苷含量下降，苷元含量增加
芥子	炒后硫苷酶解成异硫氰酸酯类（芥子油）

续表

代表药物	炮制机理
王不留行	王不留行水溶物的增加与爆花程度有关，爆花率越高，水溶性浸出物也越高
莱菔子	炒后加强机械消化作用
苍耳子	毒性成分为毒蛋白，经水浸泡或加热处理，可降低毒性
槐花	加热可破坏鼠李糖转化酶，有利于芦丁的保存
决明子	炒制后具泻热通便作用的结合性蒽醌类成分被破坏，游离蒽醌含量显著增加，以大黄酚的增加幅度最明显
酸枣仁	炒制得当，粉碎应用，有利于药效成分酸枣仁皂苷A和B的煎出，增强药效

考点5 炒焦药物的炮制作用 ★★★

中药	炮制品种	炮制作用/临床应用
山楂	山楂	长于活血化瘀
	炒山楂	酸味减弱，可缓和对胃的刺激性，善于消食化积
	焦山楂	酸味减弱，增加了苦味，长于消食止泻
	山楂炭	其性收涩，具有止血、止泻的功效
栀子	栀子	长于泻火利湿，凉血解毒
	炒栀子	较焦栀子苦寒之性甚强，用于热较甚者
	焦栀子	用于脾胃虚弱者
	栀子炭	善于凉血止血
槟榔	槟榔	杀虫、降气行水、截疟力胜
	炒槟榔	缓和药性，减少副作用（身体素质稍强者）
	焦槟榔	长于消食导滞（身体素质较差者）

【记忆宝】

焦三仙（焦麦芽、焦山楂、焦神曲）；焦四仙（焦三仙+焦槟榔）。

考点6 炒炭药物的炮制作用 ★★★

中药	炮制品种及炮制作用	炮制机理/临床应用
大蓟	生品：凉血消肿	热淋，痈肿疮毒及热邪偏盛的出血证
	炒炭：收敛止血	能缩短出血时间和凝血时间
荆芥	生品：祛风解表	感冒，头疼，麻疹，风疹，咽喉不利，疮疡初起
	炒：祛风理血	妇人产后血晕
	炭：辛散作用极弱，止血	炒炭后挥发油含量显著降低，油中所含成分也发生了质的变化
蒲黄	生品：行血化瘀，利尿通淋	生品、炒品均有止血作用
	炭：性涩，止血作用增强	能缩短出血时间和凝血时间

续表

中药	炮制品种及炮制作用	炮制机理/临床应用
干姜	干姜：回阳救逆	脘腹冷痛，呕吐，泄泻，肢冷脉微，痰饮喘咳
	姜炭：固涩止血作用强	各种虚寒性出血，且出血较急，出血量较多者
	炮姜：温经止血，温中止痛	阳虚失血，吐衄崩漏，脾胃虚寒，腹痛吐泻
白茅根	生品：长于凉血、清热利尿	血热妄行的多种出血证，热淋，小便不利，水肿，湿热黄疸，热盛烦渴，胃热呕哕及肺热咳嗽
	茅根炭：寒性减弱。清热凉血作用轻微，止血作用增强，专用于出血证，并偏于收敛止血，常用于出血证较急者	出血时间和凝血时间均比炒炭前缩短
侧柏叶	生品：以凉血止血，化痰止咳，生发乌发为主	血热妄行所致的各种出血，肺热咳喘，血热脱发，须发早白
	侧柏炭：寒凉之性趋于平和，功专收敛止血，用于热邪不盛的各种出血证	热邪不盛的各种出血证

【记忆宝】
炒炭存性勿灰化，文武火力分药材；出锅凉透防复燃，止泻止血效果强。

考点7 麸炒法的内涵及注意事项★

细目	内容
含义	将净制或切制后的药物用麦麸熏炒的方法
炮制对象	补脾胃或作用强烈及有腥味的药物
炮制目的	增强疗效	山药、白术、芡实
	缓和药性	苍术、枳实、薏苡仁
	矫臭矫味	僵蚕
注意事项	中火炮制，以"麸下烟起"为度

考点8 麸炒法炮制药物的作用★★

中药	炮制品种	炮制作用	炮制机理
枳壳	枳壳	行气宽中、消滞除胀	含挥发油，具有燥性
	麸炒枳壳	缓和燥性酸性，健胃消胀	
苍术	苍术	温燥辛烈，燥湿，祛风，散寒力强	
	麸炒苍术	缓和燥性，健脾和胃	
	焦苍术	辛燥大减，固肠止泻	
僵蚕	僵蚕	祛风定惊、化痰散结	炮制后可以适度降低草酸铵的含量（生品中过多的草酸铵容易引起人体血氨升高，从而导致患者昏迷和抽搐），减少其副作用
	炒僵蚕	长于化痰散结，矫正气味，便于粉碎和服用	
记忆宝	麸炒僵蚴（枳壳）蛛（苍术）		

考点 9 米炒法炮制药物的作用 ★★

中药	炮制品种	炮制作用	炮制机理/临床应用
斑蝥	斑蝥	外用，毒性大，攻毒蚀疮	斑蝥素在84℃开始升华，其升华点为110℃，米炒时锅温为128℃，正适合于斑蝥素的升华。通过米炒和其他加热处理，可使LD_{50}升高，毒性降低
	米炒斑蝥	内服，降毒矫味，通经散结	
党参	党参	擅长益气生津	气津两伤或气血两亏
	米炒党参	增强和胃、健脾止泻作用	脾胃虚弱，食少，便溏
	蜜炙党参	增强了补中益气、润燥养阴的作用	蜜炙后多糖含量高于生品。在提高小白鼠巨噬细胞吞噬能力和抗疲劳能力方面，蜜炙党参也强于生品

考点 10 土炒法炮制药物的作用 ★★

中药	炮制品种	炮制作用	临床应用
白术	白术	健脾燥湿，利水消肿	脾虚食少，腹胀泄泻，痰饮眩悸，水肿，自汗，胎动不安
	土炒白术	补脾止泻	脾虚食少、泄泻便溏、胎动不安
	麸炒白术	健脾消胀	脾气虚弱、中焦不和、运化失常所致的食少胀满、倦怠乏力
	记忆宝	白术质地硬，浸软再加工；炒焦健脾胃，燥湿宜生用	
山药	山药	补肾生精，益肺阴	肾虚遗精、尿频、肺虚喘咳，阴虚消渴
	土炒山药	补脾止泻	脾虚久泻
	麸炒山药	补脾健胃	脾虚食少，泄泻便溏，白带过多

考点 11 砂炒法炮制药物的作用 ★★

中药	炮制品种	炮制作用	炮制机理
马钱子	马钱子	毒性剧烈，且质地坚硬，仅供外用	士的宁和马钱子碱是马钱子中的有效成分和毒性成分，炮制后，士的宁和马钱子碱含量均有不同程度的下降，通过炮制可除去疗效较差而毒性较大的马钱子碱
	制马钱子（砂烫）	毒性降低，质地酥脆，易于粉碎，可供内服	
	制马钱子（油炸）		
	马钱子粉		
骨碎补	骨碎补	具有疗伤止痛、补肾强骨的功能	骨碎补主含柚皮苷、二氢黄酮苷等。经炮制去毛后，可以提高总黄酮及浸出物的含量
	砂炒骨碎补	质地酥脆，易于除去鳞片，便于调剂和制剂，有利于煎出有效成分	
鳖甲	鳖甲	质地坚硬，有腥臭气。养阴清热，潜阳息风之力较强	炮制后蛋白质煎出率显著提高，Zn、Fe、Se、Ca的含量明显增高
	醋鳖甲	质变酥脆，易于粉碎及煎出有效成分，并能矫臭矫味，增强入肝消积、软坚散结的作用	

续表

中药	炮制品种	炮制作用	炮制机理
龟甲	龟甲	质地坚硬，有腥气，功善滋阴潜阳	砂炒醋淬品的煎出量高于生品，砂炒醋淬龟甲有利于成分的溶出
	醋龟甲	质变酥脆，易于粉碎，利于煎出有效成分，并能矫臭矫味。以补肾健骨，滋阴止血力胜	
鸡内金	鸡内金	长于攻积，通淋化石	炮制后，淀粉酶的活性有所下降，蛋白酶的含量升高，活性增强
	炒鸡内金	质地酥脆，便于粉碎，矫正不良气味	
	砂炒鸡内金	增强健脾消积的作用	
	醋鸡内金	质酥易脆，矫正了不良气味，有疏肝助脾的作用	

考点12 滑石粉炒炮制药物的作用 ★

中药	炮制品种	炮制作用	炮制机理
水蛭	水蛭	有毒，入煎剂，破血逐瘀	有效成分：水蛭素
	烫水蛭	降毒，入丸散，质地酥脆	滑石粉砂炒后其所含的氨基酸总量和人体必需氨基酸总量都有所提高

考点13 蛤粉炒炮制药物的作用 ★

中药	炮制品种	炮制作用	炮制机理
阿胶	阿胶丁	补血滋阴、润燥、止血	氨基酸含量增加
	蛤粉炒阿胶	益肺润燥	
	蒲黄炒阿胶	止血安络	

考点14 炒法炮制药物中的特殊火力小结 ★★

炮制品种	火力	炮制品种	火力
炒王不留行	中火	槐花炭	中火
炒山楂	中火	蒲黄炭	中火
焦山楂	武火	砂烫马钱子	文火
醋鸡内金	文火	炒决明子	中火
炒苍耳子	中火		

考点15 炙法和加辅料炒法的对比 ★★

比较项目	炙法	加辅料炒法
辅料	液体辅料	固体辅料
温度	低	高
时间	长	短

续表

比较项目	炙法	加辅料炒法
火力	文火（个别药物用中火）	中火或武火
辅料去向	辅料渗入药材组织内部	炒后筛去
辅料作用	协同增强疗效	中间传热体
操作方法	先加辅料后炒药或先炒药后加辅料	多为先预热辅料后投药

考点16 大黄的炮制品种及炮制作用 ★★★

炮制品种	炮制作用	炮制机理
生大黄	泻下峻烈，攻积导滞，泻火解毒	炮制后缓和泻下作用，结合型蒽醌减少（炒炭后，其结合型大黄酸被大量破坏，番泻苷已不存在）
酒大黄	泻下稍缓，清上焦热	
熟大黄	泻下缓和，活血祛瘀	
大黄炭	泻下极微，凉血化瘀止血	
醋大黄	泻下稍缓，消积化瘀	
清宁片（黄酒、炼蜜）	缓泻不伤气，逐瘀不败正。年老、体弱者及久病患者	

【记忆宝】

生用峻猛，酒炙升提，熟用活血，炒炭止血，醋炙消积，清宁性缓。

考点17 黄连的炮制品种及炮制作用 ★★★

炮制品种	炮制作用	炮制机理
黄连	泻火解毒，清热燥湿	黄连经酒、姜汁、吴茱萸汁炮制后，主要化学成分无明显变化，但可提高小檗碱在水中的溶出率
酒黄连	引药上行，善清头目之火	
姜黄连	止呕作用增强	
萸黄连	清气分湿热，散肝胆郁火	

【记忆宝】

黄连泻火又清热，酒引上行清头目，姜连止呕效果增，萸连散郁清湿热。

考点18 当归的炮制品种及炮制作用 ★★★

炮制品种	炮制作用	炮制机理
当归	补血，调经，润肠通便	/
酒当归	活血通经、祛瘀止痛	水溶物增高，鞣质最少
土当归	既能增强入脾补血作用，又能缓和油润而不滑肠	鞣质升高，其他成分降低
当归炭	止血和血	

【记忆宝】

当归切饮片，身尾全细分；补破和有别，酒炙活血用；土炒入脾吸，炒炭止血功。

考点 19 白芍的炮制品种及炮制作用 ★★★

炮制品种	炮制作用	临床应用
白芍	泻肝火，平抑肝阳	肝阳上亢，头痛，眩晕，耳鸣，阴虚发热，烦躁易怒
炒白芍	养血和营，敛阴止汗	血虚萎黄，腹痛腹泻，自汗盗汗
酒白芍	调经止血，柔肝止痛	肝郁血虚，胁痛腹痛，月经不调，四肢挛痛
醋白芍	敛血养血，疏肝解郁	疏肝解郁作用最强
土白芍	养血和脾，止泻	肝旺脾虚，腹痛腹泻

【记忆宝】
　　白芍泻火平肝阳，炒白芍养血止汗强，酒白芍调经止痛良，醋白芍敛血疏肝方，土白芍和脾止泻康。

考点 20 酒炙法的药物及其炮制作用 ★

中药	酒炙炮制作用
丹参	增强活血祛瘀、调经止痛作用
川芎	引药上行，增强活血行气止痛作用
蕲蛇	增强祛风、通络、止痉的作用，并可矫味

【记忆宝】
　　蕲蛇的炮制品种：蕲蛇、蕲蛇肉、酒蕲蛇。

考点 21 续断的炮制品种及炮制作用 ★★

炮制品种	炮制作用	临床应用
续断	补肝肾、强筋骨、续折伤、止崩漏	肝肾不足，腰膝酸软，风湿痹痛，跌仆损伤，筋伤骨折，崩漏，胎漏
酒续断	增强通血脉、续筋骨、止崩漏作用	多用于崩漏经多，胎漏下血，跌打损伤，乳痈肿痛
盐续断	引药下行，补肝肾、强腰膝的作用增强	腰背酸痛，足膝软弱

考点 22 甘遂的炮制品种及炮制作用 ★

炮制品种	炮制作用	临床应用
甘遂	药力峻烈，临床多入丸、散剂	痈疽疮毒，胸腹积水，二便不通
醋甘遂	毒性降低，峻泻作用缓和	腹水胀满，痰饮积聚，气逆喘咳，风痰癫痫，二便不利

考点23 商陆的炮制品种及炮制作用 ★

炮制品种	炮制作用	炮制机理
商陆	善于消肿解毒	商陆毒性成分主要为三萜皂苷中的商陆素（又称商陆皂苷甲），商陆毒素等萜类化合物可溶于水，易水解成苷元和糖。经醋煮、醋蒸水煮及清蒸后，商陆毒素含量均呈不同程度降低，毒性也随之降低
醋商陆	毒性降低，峻泻作用缓和，以逐水消肿为主	

考点24 芫花的炮制品种及炮制作用 ★

炮制品种	炮制作用	炮制机理
芫花	峻泻逐水力较猛，较少内服	芫花炮制后芫花酯甲（具较强的毒性，对皮肤、黏膜的刺激作用强烈，并能直接兴奋子宫平滑肌，具有引产作用）含量降低，尤以醋炙芫花下降最多
醋芫花	降低毒性，缓和泻下作用和腹痛症状	

考点25 延胡索的炮制品种及炮制作用 ★★

炮制品种	炮制作用	炮制机理
延胡索	活血，行气，止痛	有效成分不易煎出
醋延胡索	行气止痛作用增强，广泛用于身体各部位的多种疼痛证候	醋制、酒制均能提高延胡索生物碱和延胡索乙素的煎出量，从而增强镇痛和镇静作用
酒延胡索	以活血、祛瘀、止痛为主	

【记忆宝】
　　延胡索活血行气痛，醋延胡止痛力更强，酒延胡祛瘀活血方。

考点26 乳香的炮制品种及炮制作用 ★

炮制品种	炮制作用
乳香	气味辛烈，胃的刺激性较强，多外用
醋乳香	缓和刺激性，便于服用；矫臭矫味，增强活血止痛、收敛生肌作用
炒乳香	与醋乳香基本相同

考点27 三棱、莪术的炮制品种及炮制作用 ★

炮制品种	炮制作用	临床应用
三棱	破血行气之力较强（体质虚弱者不宜使用）	血滞经闭，产后瘀滞腹痛，癥瘕积聚，食积痰滞，脘腹胀痛，慢性肝炎或迁延性肝炎
醋三棱	主入血分，破瘀散结、止痛的作用增强	瘀带经闭腹痛，癥瘕积聚，心腹疼痛，胁下胀痛
莪术	行气止痛，破血祛瘀力强	癥瘕痞块，瘀血经闭，胸痹心痛，食积胀痛
醋莪术	主入肝经血分，散瘀止痛作用增强	/

续表

炮制品种	炮制作用	临床应用
莪术炮制机理	不同炮制品均有抗血小板聚集、抗凝血及调节血液流变性作用，以醋炙品作用较为明显；莪术生品和莪术醋炙品均有效抑制醋酸所致的扭体反应及二甲苯所致的耳郭肿胀，在镇痛抗炎方面醋炙莪术比其他炮制品更有效	

考点28 香附的炮制品种及炮制作用 ★★★

炮制品种	炮制作用
香附	疏肝解郁、理气宽中、调经止痛
醋香附	疏肝止痛、消积化滞
四制香附（生姜汁、米醋、黄酒、食盐）	行气解郁、调经散结
酒香附	通经脉、散结滞
香附炭	止血

考点29 柴胡的炮制品种及炮制作用 ★★★

炮制品种	炮制作用
柴胡	疏散退热，疏肝解郁，升举阳气
醋柴胡	缓和升散之性，增强疏肝止痛之功
鳖血柴胡	抑制浮阳之性，增强清肝退热之功

考点30 杜仲的炮制品种及炮制作用 ★

炮制品种	炮制作用	记忆宝
杜仲	用于浸酒	杜仲盐水炙，中火把丝断，入肾强筋骨，安胎效用验
盐杜仲	温而不燥，引药入肾。增强补肝肾、强筋骨、安胎作用	

考点31 巴戟天的炮制品种及炮制作用 ★

炮制品种	炮制作用	炮制机理
巴戟天	补肾阳，强筋骨，祛风湿	巴戟天传统用药要求"去心"，巴戟天根皮和木心所含化学成分存在一定的差异。巴戟天木心中的总糖和多糖含量不足巴戟肉中的一半
巴戟肉	祛风除湿	
盐巴戟天	引药归肾，温而不燥，补肾助阳作用缓和	
制巴戟天（甘草：水=1：5）	增加甘温补益作用，偏于补肾阳，强筋骨	

考点 32 菟丝子的炮制品种及炮制作用 ★

炮制品种	炮制作用	炮制机理
菟丝子	偏温，补阳胜于补阴	盐炙、酒炙和炒黄均利于菟丝子中黄酮类成分的溶出。经过炮制后多糖含量明显增加，以盐炙菟丝子含量为最高。菟丝子因质地坚硬，制饼的目的是利于煎出有效成分或入丸、散剂时易于粉碎
盐菟丝子	不温不寒，平补阴阳，并能引药归肾，增强补肾固精安胎作用	
酒菟丝子饼（黄酒、白面）	增加温肾壮阳固精的作用，并可提高煎出效果，便于粉碎	
炒菟丝子	可提高煎出效果，便于粉碎，利于制剂	

考点 33 补骨脂的炮制品种及炮制作用 ★

炮制品种	炮制作用	炮制机理
补骨脂	多用于制备酊剂、散剂、注射剂	补骨脂盐炙后，其水溶性化学成分发生了质的变化，但其主要成分之一的补骨脂素无质的变化
盐补骨脂	可引药入肾，增强温肾助阳、纳气、止泻的作用	

考点 34 知母的炮制品种及炮制作用 ★

炮制品种	炮制作用	炮制机理
知母	清热泻火、滋阴润燥	知母盐炙后，新芒果苷、异芒果苷含量减少，芒果苷含量增加，并利于多糖溶出
盐知母	引药下行，专于入肾，增强滋阴降火的作用，善清虚热	

考点 35 黄柏的炮制品种及炮制作用 ★

炮制品种	炮制作用	记忆宝
黄柏	泻火解毒，清热燥湿	黄柏切丝炒，酒炙走头窍，炒炭具涩性，盐炙趋下焦
盐黄柏	增强滋肾阴、泻相火、退虚热	
酒黄柏	引药上行，清血分湿热	
黄柏炭	清湿热之中兼具涩性，能止血	

考点 36 泽泻、车前子的炮制品种及炮制作用 ★

中药	炮制品种	炮制作用
泽泻	泽泻	利水泄热
	盐泽泻	引药下行，增强泻热作用
	麸炒泽泻	缓和寒性，渗湿和脾
车前子	车前子	利尿通淋，清肺化痰，清肝明目
	炒车前子	寒性稍减，提高煎出，长于渗湿止泻
	盐车前子	泻热利尿不伤阴，引药下行入肾经

考点37 小茴香、橘核的炮制品种及炮制作用 ★

炮制品种	炮制作用	临床应用
小茴香	散寒止痛、理气和胃	胃寒呕吐，小腹冷痛，脘腹胀痛
盐小茴香	辛散作用稍缓，专行下焦，长于温肾祛寒，疗疝止痛	疝气疼痛，睾丸痛，肾虚腰痛
橘核	理气、散结、止痛	肝胃气滞疼痛，乳痈肿痛
盐橘核	引药下行，走肾经，增加疗疝止痛功效	疝气疼痛，睾丸肿痛
橘核炮制机理	橘核中含有脂肪酸、柠檬苦素及其类似物、蛋白质、无机元素等。橘核炮制后，柠檬苦素和诺米林量均有不同程度的降低	

考点38 姜炙药物及其炮制作用 ★

中药	炮制方法	炮制作用	注意事项
厚朴	姜炙	消除对咽喉的刺激性，增强宽中和胃功效	除去粗皮
竹茹	姜炙	增强降逆止呕功效	烙饼法

考点39 蜜炙药物及其炮制作用 ★★

中药	蜜炙炮制作用	炮制机理
黄芪	益气补中	蜜炙后，磷脂酸和溶血磷脂酰胆碱含量增高，总磷脂、黄芪甲苷降低
甘草	补脾和胃、益气复脉	炮制温度越高甘草酸含量下降越多
枇杷叶	润肺止咳作用增强	熊果酸含量提高（熊果酸有很强的抗炎和止咳活性）
百合	润肺止咳作用增强	蜜炙后多糖含量增加，蜜炙后止咳效果更好
百部	可缓和对胃的刺激性，并增强润肺止咳的功效	百部中百部碱等生物碱具有镇喘止咳，松弛支气管平滑肌等作用，但对胃有刺激性，其性质不稳定，经蜜炙后生物碱含量均有所下降
紫菀	转泻为润，以润肺止咳力胜	蜜紫菀中紫菀酮含量最高，是蜜炙紫菀祛痰作用较好的原因之一。蜜可增加小鼠气管酚红的排泌量，增加大鼠气管排痰量，具有更好的止咳作用

考点40 麻黄的炮制品种及炮制作用 ★★★

炮制品种	炮制作用	炮制机理
麻黄	发汗解表、利水消肿、宣肺平喘	炮制后麻黄总生物碱有所下降，挥发油显著降低
蜜麻黄	辛散发汗作用缓和，宣肺平喘力胜	
麻黄绒	作用缓和，适于老人、幼儿及虚人风寒感冒	
蜜麻黄绒	作用更缓和，适于表证已解而咳喘未愈的老人、幼儿及体虚患者	

【记忆宝】

蜜炙麻黄草，平喘宣肺妙；拌蜜要吸尽，然后上锅炒；制绒缓功效，若再拌蜜炒，适用虚、幼、老。

考点 41 油炙药物及其炮制作用 ★★

中药	炮制品种	炮制作用/临床应用
淫羊藿	淫羊藿	祛风湿，强筋骨，补肾阳
	炙淫羊藿（羊脂油）	增强温肾助阳作用
蛤蚧	酒蛤蚧	质脆易碎，矫臭矫味，可增强补肾壮阳作用
	油酥蛤蚧	易于粉碎，腥气减少
三七	三七	止血化瘀、消肿定痛
	三七粉	多吞服或外敷用于创伤出血
	熟三七（油炸）	滋补力胜，可用于身体虚弱，气血不足

考点 42 炙法中先炒药后加辅料的药物小结 ★★

炙法	药物	先炒药后加辅料原因分析
酒炙	五灵脂	质地疏松
醋炙	五灵脂	质地疏松
	乳香、没药	树脂类中药，防熔化粘锅
盐炙	车前子、知母	含黏液质多，遇水容易发黏，盐水不易渗入，炒时又容易粘锅
蜜炙	百合	药物质地致密，蜜不易被吸收

考点 43 煅法的分类及代表药物 ★★★

煅法类型	定义	代表药物
明煅	煅制时，不隔绝空气的方法	白矾、牡蛎、石膏、石决明、珍珠母
煅淬	明煅法煅烧至红透立即投入规定的液体辅料中骤然冷却	赭石、自然铜、炉甘石、磁石、紫石英
扣锅煅	高温缺氧的条件下煅烧成炭	血余炭

【记忆宝】

明煅法：白石珍，牡石明，明煅法，记心中。

煅淬法：赭自炉，磁紫煅，淬火炼，记心间。

考点 44 明煅法炮制的药物及炮制作用 ★★

中药	炮制作用	炮制机理	注意事项
白矾	酸寒之性降低，涌吐作用减弱，增强收涩敛疮、止血化腐的作用	煅枯后形成难溶性铝盐，内服后可与黏膜蛋白络合，形成保护膜覆盖于溃疡面上，保护黏膜不再受腐蚀，并有利于黏膜再生，还可抑制黏膜分泌和吸附肠异物	煅制时应一次性煅透，中途不得停火，不要搅拌

续表

中药	炮制作用	炮制机理	注意事项
牡蛎	增强了收敛固涩作用	牡蛎主要含碳酸钙，煅后醋淬品水煎液中钙离子含量高于煅品和生品	
石决明	咸寒之性降低，平肝潜阳的功效缓和，增强了固涩收敛、明目作用。且煅后质地疏松，便于粉碎，有利于外用涂敷撒布，并利于煎出有效成分	石决明主要含有碳酸钙、无机元素等。石决明经煅醋淬后，煎液中的钙含量显著增高	
石膏	煅石膏：收敛、生肌、敛疮、止血	/	
珍珠母	质地酥脆，易于粉碎，有利于成分的溶出。细研吞服，能治胃酸过多；同植物油、凡士林调和成油膏，可外涂治疗烫伤。用于湿疮溃疡，久不敛口	/	

【记忆宝】

煅矾不能搅，火候掌握好，酥脆蜂窝状，美观质量高。

考点 45 煅淬法炮制的药物及炮制作用 ★★

中药	淬液	炮制作用
赭石	醋	降低了苦寒之性，增强平肝止血作用
自然铜	醋	增强散瘀止痛作用
磁石	醋	聪耳明目，补肾纳气力强，缓和了重镇安神的功效，并且质地酥脆，易于粉碎及煎出有效成分
紫石英	醋	质地松脆，便于粉碎，易于煎出有效成分、温肺降逆、散寒暖宫力强
炉甘石	水	质地纯洁细腻，适宜眼科及外敷

【记忆宝】

制炉甘石：黄连汤制炉甘石、三黄汤制炉甘石（增强清热明目，敛疮收湿的功效）。

考点 46 扣锅煅法炮制的药物及炮制作用 ★

中药	炮制作用	炮制机理
血余炭	产生止血作用	缩短出血时间、凝血时间
扣锅煅法注意事项	①煅烧过程中，由于药物受热炭化，有大量气体及浓烟从锅缝中喷出，应随时用湿泥堵封，以防空气进入，使药物灰化 ②药材煅透后应放置冷却再开锅，以免药材遇空气后燃烧灰化 ③煅锅内药料不宜放得过多、过紧，以免煅制不透，影响煅炭质量 ④判断药物是否煅透的方法，除观察米和纸的颜色外，还可用滴水即沸的方法来判断	

【记忆宝】

人发扣锅煅，中间不能看；一次要煅透，火力要足够；白米或纸验，火候自可见。

考点 47 蒸法炮制的药物及炮制作用 ★★

中药	炮制品种	炮制作用	炮制机理/临床应用
何首乌	制首乌（黑豆汁）	增强了补肝肾、益精血、乌须发、强筋骨作用，消除生首乌滑肠致泻副作用	总蒽醌、结合蒽醌含量减少；磷脂类成分和糖含量增加，补益作用增强
黄芩	酒黄芩 黄芩炭	杀酶保苷，软化药材	防止酶将黄芩苷酶解成黄芩素而变绿
黄精	蒸黄精 酒黄精	补脾润肺益肾增强，并可除去麻味，以免刺激咽喉	蒸黄精：去麻味
肉苁蓉	酒苁蓉	补肾助阳之力增强	阳痿，腰痛，不孕症
人参	红参	大补元气，复脉固脱，益气摄血	体虚欲脱，肢冷脉微，气不摄血，崩漏下血
天麻	/	杀酶保苷，软化切片	/
女贞子	酒女贞子	滋补肝肾作用增强，并缓和其寒凉之性	女贞子蒸后特女贞苷向红景天苷转化，小分子成分含量增加或溶出增加，酒女贞子表面形成白霜，且增强补肝肾作用
桑螵蛸	盐桑螵蛸	引药下行入肾，增强益肾固精、缩尿止遗的作用	/

【记忆宝】
世界上本来没有红参，人参蒸制后就有了红参。

考点 48 地黄的炮制品种及炮制作用 ★★★

炮制品种	炮制作用	炮制机理
鲜地黄	清热凉血、止血生津	地黄干燥、炮制后，梓醇含量明显降低。炮制过程产生5-羟甲基糠醛
生地黄	清热凉血、养阴生津	
熟地黄	药性由寒转温，味由苦转甜，功能由清转补。滋阴补肾、益精填髓	
生地炭	凉血止血	
熟地炭	补血止血	

考点 49 五味子的炮制品种及炮制作用 ★★

炮制品种	炮制作用	临床应用
五味子	以敛肺止咳止汗为主	咳喘、自汗、盗汗、口干作渴
醋五味子	酸涩收敛之性及涩精止泻作用增强	遗精，泄泻
酒五味子	益肾固精作用增强	肾虚遗精
蜜五味子	补益肺肾作用增强	久咳虚喘

考点50 煮法炮制的药物及炮制作用★★

中药	炮制方法	炮制作用	炮制机理
藤黄	豆腐制、荷叶制、山羊血制	降低毒性	藤黄经炮制后，毒性均有程度不同的下降
川乌	蒸煮	降低毒性	乌头碱等二萜双酯类生物碱是川乌、草乌、附子中共有的毒性成分，经过蒸煮炮制后，双酯型生物碱含量明显减少，转化为相应的单酯型生物碱，再进一步水解，得到乌头原碱、次乌头原碱、新乌头原碱等毒性很弱的氨基醇类生物碱，从而达到炮制"解毒"的目的
草乌	煮	毒性降低	
吴茱萸	甘草汁煮、盐炙	降低毒性，缓和燥性	
远志	甘草汁煮	制远志：以安神益智为主	
	蜜炙	蜜远志：增强润肺化痰止咳作用	

炮制品种	炮制方法	炮制作用	炮制机理
盐附子	胆巴+食盐	防止腐烂，利于贮藏	双酯型生物碱水解毒性降低
黑顺片	胆巴，煮至透心；调色液；蒸至出现油面、光泽	毒性降低	
白附片	胆巴，煮至透心；剥去外皮；蒸透	毒性降低	
炮附片	武火砂炒，炒至鼓起并微变色	温肾暖脾	
淡附片	甘草、黑豆加水共煮，至透心，切开后口尝无麻舌感时，取出	回阳救逆，散寒止痛	

【记忆宝】

乌头毒性大，炮制用胆巴，降低生物碱，回阳疗效佳。

乌头碱 → 苯甲酰乌头胺 → 乌头胺

考点 51 焯法炮制的药物及炮制作用 ★★

中药	炮制品种	炮制工艺	炮制作用	炮制机理
苦杏仁	苦杏仁	/	有小毒	
	焯苦杏仁	10倍量沸水中,加热约5分钟	除去非药用部位	使苦杏仁苷迅速酶解放出氢氰酸而逸散
	炒苦杏仁	焯杏仁炒至略带焦斑	去小毒,温肺散寒	/
白扁豆	白扁豆	/	清暑化湿	
	扁豆衣	种皮	分离不同药用部位	/
	炒扁豆	文火炒至表面微黄,略带焦斑	健脾止泻	

【记忆宝】

苦杏仁有小毒,须用开水焯,搓后皮易去,杀酶又保苷,止咳通便好,炒后去小毒,温肺还散寒。

考点 52 复制法炮制的药物及炮制作用 ★★★

中药	炮制品种	辅料	炮制作用
半夏	清半夏	白矾	燥湿化痰
	姜半夏	生姜:白矾(2:1)	温中化痰、降逆止呕
	法半夏	甘草,生石灰	祛寒痰,调和脾胃,常用于中成药
天南星	制南星	白矾、生姜	燥湿化痰
	胆南星	胆汁	由温转凉,味由辛转苦,由温化寒痰转清化热痰

【记忆宝】

白矾制半夏,反复用水发,毒去舌微麻,称为清半夏,燥湿化痰佳;若制姜半夏,姜汤加矾煮,降逆止呕吐;炮制法半夏,甘草先煮水,再把石灰加,祛寒痰用它。

考点 53 发酵法与发芽法对比 ★

比较项目	发酵法	发芽法
温度	30~37℃	18~25℃
相对湿度(含水量)	70%~80%	42%~45%
特殊检查	pH 4.0~8.0	发芽率在85%以上;芽长0.2~1cm为标准
共性:产生新的治疗作用,扩大药用品种		

考点 54 六神曲的炮制品种及炮制作用 ★★

中药	炮制品种	炮制辅料	炮制作用
六神曲	六神曲	每100kg面粉,用杏仁、赤小豆各4kg,鲜青蒿、鲜辣蓼、鲜苍耳草各7kg	健脾开胃
	炒六神曲	/	健脾悦胃

续表

中药	炮制品种	炮制辅料	炮制作用
六神曲	焦六神曲	/	消食化积
	麸炒神曲	/	消食化积

【记忆宝】

三鲜两果["三鲜":鲜青蒿、鲜辣蓼、鲜苍耳草(三种鲜草)、"两果":杏仁、赤小豆(两种果实或种子)]。

考点55 淡豆豉的炮制品种及炮制作用 ★

炮制品种	炮制辅料	炮制作用	临床应用
淡豆豉	桑叶、青蒿	解表、除烦、宣发郁热	感冒,寒热头痛,烦躁胸闷,虚烦不眠

【记忆宝】

桑青配豆豉,炮制好搭档。

考点56 麦芽的炮制品种及炮制作用 ★

炮制品种	炮制作用
麦芽	消食和胃,疏肝通乳
炒麦芽	行气,消食,回乳
焦麦芽	消食化滞,止泻

考点57 制霜法炮制的药物及炮制作用 ★★

中药	制霜类型	炮制工艺	炮制作用
巴豆霜	去油制霜	加热压榨至松散成粉,注意劳动保护;冷水洗涤,加热出油,布纸烧毁	制霜降低毒性,缓和泻下作用
西瓜霜	渗析制霜	西瓜100kg,芒硝15kg	药物更纯洁,增强清热泻火作用

【记忆宝】

巴豆有大毒,去油榨成霜,峻药宜轻投,逐水消肿胀。

考点58 煨法炮制的药物及炮制作用 ★★

中药	炮制方法	炮制作用	炮制机理
肉豆蔻	麦麸煨、滑石粉煨、面裹煨	免于滑肠,刺激性减小,增强固肠止泻功能	除去部分油质(有毒成分肉豆蔻醚含量降低,肉豆蔻醚既有毒又有效,具有明显的抗炎、镇痛、抗癌作用)
木香	隔纸煨	增强实肠止泻作用	除去部分油质

考点59 提净法炮制的药物及炮制作用 ★

芒硝:提高纯净度,增强润燥软坚、消导、下气通便之功(朴硝每100kg,用萝卜20kg)。

【记忆宝】

西瓜霜里有芒硝，芒硝提净用萝卜。

考点60 水飞法炮制的药物及炮制作用★

中药	主要成分	炮制作用
朱砂	硫化汞（HgS）	水飞可使朱砂中毒性汞（主要为可溶性汞盐）含量下降，亦可降低铅和铁等重金属的含量
雄黄	二硫化二砷（As_2S_2）	使药物达到极细和纯净，降低毒性，便于制剂
注意事项	①朱砂和雄黄粉碎忌用铁器 ②注意温度：朱砂60℃以下烘干；雄黄见火毒如砒	

【记忆宝】

雄黄朱砂均矿石，加水研磨飞作药，半浮半沉晾干用，有利吸收降毒性。

考点61 干馏法炮制的药物及炮制作用★★

中药	炮制方法	干馏温度	炮制作用
竹沥	取鲜嫩淡竹茎，干馏	350～400℃	清热豁痰，镇惊利窍。对热咳痰稠，具卓效
蛋黄油	将鸡蛋煮熟，去皮即蛋清，取蛋黄，置锅中压碎，炒熬出油（油状液体，具青黄色荧光）	武火（280℃）	清热解毒

考点62 制绒法炮制的药物及炮制作用★★★

炮制品种	炮制方法	炮制作用
艾叶	净制，除去杂质及梗	性燥，祛寒湿力强，但对胃有刺激性，多外用
艾绒	取净艾叶，制绒	为制备艾条、艾柱的原料。功用与艾叶相似，药力较优
醋艾叶	净艾叶醋炙，微黑色，淡清香气，略有醋气（100kg：15kg）	缓和对胃的刺激性，增强逐寒止痛作用
艾叶炭	净艾叶炒炭，表面焦黑色	辛散之性大减，对胃的刺激性缓和，温经止血的作用增强
醋艾炭	净艾叶，炒炭，醋炙，表面黑褐色，具醋香气（100kg：15kg）	温经止血作用增强

考点63 拌衣法炮制的药物及炮制作用★★

中药	炮制品种	炮制方法	炮制作用
灯心草	灯心草	除去杂质，剪成段	生品长于利水通淋
	朱砂拌灯心	朱砂细粉拌衣，表面朱红色（100kg：6.25kg）	降火安神力强，不宜入煎剂
	青黛拌灯心	青黛拌灯心，表面深蓝色（100kg：15kg）	偏于清热凉血，多用于尿血
	灯心炭	取净灯心草，扣锅煅，表面黑色	凉血止血，清热敛疮

考点 64 其他制法炮制代表性药物 ★★★

炮制方法	药物	炮制方法	药物
复制法	半夏、天南星	提净法	芒硝
发酵法	六神曲、淡豆豉	水飞法	朱砂、雄黄
发芽法	麦芽	干馏法	竹沥、蛋黄油
制霜法	西瓜霜、巴豆霜	制绒法	艾叶
煨法	肉豆蔻、木香	拌衣法	灯心草

【记忆宝】
　　复制半夏南星忙，提净芒硝通便强。发酵神曲豆豉香，水飞朱砂雄黄光。发芽麦芽消食好，干馏竹沥蛋黄油。制霜西瓜巴豆霜，制绒艾叶温经方。煨法豆蔻木香暖，拌衣灯心草清凉。

考点 65 以药物纵向串联炮制方法 ★★

注意：生品默认为炮制品种，故不列入表中。

1. 炒法

炮制法	药材	炮制品	炮制法	药材	炮制品
炒黄	牛蒡子	炒牛蒡子	麸炒	枳壳	麸炒枳壳
	芥子	炒芥子		苍术	麸炒苍术、焦苍术
	王不留行	炒王不留行		僵蚕	麸炒僵蚕
	莱菔子	炒莱菔子	米炒	斑蝥	米炒斑蝥
	苍耳子	炒苍耳子		党参	米炒党参、蜜党参
	槐花	炒槐花、槐花炭	土炒	白术	土炒白术、麸炒白术
	决明子	炒决明子		山药	土炒山药、麸炒山药
	酸枣仁	炒酸枣仁	砂炒	马钱子	制马钱子（砂烫、油炸）、马钱子粉
炒焦	山楂	炒山楂、焦山楂、山楂炭		骨碎补	砂炒骨碎补
	槟榔	炒槟榔、焦槟榔		鳖甲	醋鳖甲
	栀子	炒栀子、焦栀子、栀子炭		龟甲	醋龟甲
炒炭	大蓟	大蓟炭		鸡内金	炒鸡内金、砂炒鸡内金、醋鸡内金
	蒲黄	蒲黄炭			
	荆芥	炒荆芥、荆芥炭	滑石粉炒	水蛭	烫水蛭
	干姜	姜炭、炮姜	蛤粉炒	阿胶	蛤粉炒阿胶、蒲黄炒阿胶
	白茅根	茅根炭			
	侧柏叶	侧柏炭			

2. 炙法、煅法

炮制法	药材	炮制品	炮制法	药材	炮制品
酒炙	大黄	酒大黄、熟大黄、大黄炭、醋大黄、清宁片	姜炙	厚朴	姜厚朴
	黄连	酒黄连、姜黄连、萸黄连		竹茹	姜竹茹
	当归	酒当归、土炒当归、当归炭	蜜炙	黄芪	炙黄芪
	蕲蛇	酒蕲蛇、蕲蛇肉		甘草	炙甘草
	白芍	酒白芍、炒白芍、醋白芍、土炒白芍		麻黄	蜜麻黄、麻黄绒、蜜麻黄绒
	丹参	酒丹参		枇杷叶	蜜枇杷叶
	川芎	酒川芎		百合	蜜百合
	续断	酒续断、盐续断		百部	蜜百部
醋炙	甘遂	醋甘遂		紫菀	蜜紫菀
	商陆	醋商陆	油炙	淫羊藿	炙淫羊藿
	芫花	醋芫花		蛤蚧	油酥蛤蚧、酒蛤蚧
	乳香	醋乳香、炒乳香		三七	三七粉、熟三七
	三棱	醋三棱	明煅	白矾	枯矾
	莪术	醋莪术		石膏	煅石膏
	延胡索	醋延胡索、酒延胡索		牡蛎	煅牡蛎
	香附	醋香附、四制香附、酒香附、香附炭		石决明	煅石决明
	柴胡	醋北柴胡、醋南柴胡、鳖血柴胡		珍珠母	煅珍珠母
盐炙	杜仲	盐杜仲	煅淬	赭石	煅赭石
	巴戟天	巴戟肉、盐巴戟天、制巴戟天		自然铜	煅自然铜
	菟丝子	盐菟丝子、酒菟丝子饼、炒菟丝子		磁石	煅磁石
	补骨脂	盐补骨脂		紫石英	煅紫石英
	知母	盐知母		炉甘石	煅炉甘石、制炉甘石（黄连汤制、三黄汤制）
	黄柏	盐黄柏、酒黄柏、黄柏炭			
	泽泻	盐泽泻、麸炒泽泻			
	车前子	盐车前子、炒车前子			
	小茴香	盐茴香			
	橘核	盐橘核			

3. 蒸、煮、燀法

炮制法	药材	炮制品	炮制法	药材	炮制品
蒸	何首乌	制何首乌	煮	藤黄	制藤黄（豆腐制、荷叶制、山羊血制）
	黄芩	黄芩（煮）、酒黄芩、黄芩炭		川乌	制川乌
	地黄	熟地黄、生地炭、熟地炭		草乌	制草乌
	黄精	酒黄精、蒸黄精		附子	盐附子、黑顺片、白附片、炮附片、淡附片
	肉苁蓉	酒苁蓉		吴茱萸	制吴茱萸、盐吴茱萸
	人参	生晒参、红参		远志	制远志、蜜远志、朱砂拌远志
	天麻	天麻（蒸或润）	燀法	苦杏仁	燀苦杏仁、炒苦杏仁
	女贞子	酒女贞子		白扁豆	扁豆衣、炒扁豆
	五味子	醋五味子、酒五味子、蜜五味子			
	桑螵蛸	盐桑螵蛸			

4. 其他制法

炮制法	药材	炮制品	炮制法	药材	炮制品
复制	半夏	清半夏、姜半夏、法半夏	煨	肉豆蔻	麦麸煨肉豆蔻、滑石粉煨肉豆蔻、面裹煨肉豆蔻
				木香	煨木香
发酵	天南星	制南星、胆南星	水飞	朱砂	水飞朱砂
	六神曲	炒神曲、麸炒神曲、焦神曲		雄黄	水飞雄黄
发芽	淡豆豉	淡豆豉	制绒	艾叶	艾绒、醋艾叶、艾叶炭、醋艾炭
	麦芽	炒麦芽、焦麦芽	拌衣	灯心草	朱砂拌灯心、青黛拌灯心、灯心炭

考点 66 常用饮片炮制方法及分类小结 ★★★

炮制方法		分类
净制	清除杂质的方法	挑选、筛选（风选）、水选、磁选
	去除非药用部位的方法	去残根、去残茎、去皮壳、去心、去毛、去核、去瓤、去枝梗、去头尾足翅、去残肉
切制	常用的水处理软化方法	淋法、淘洗法、泡法、漂法、润法
	药材软化程度检查方法	弯曲法、指捏法、穿刺法、手捏法、刀切或折断法
	饮片的切制	手工切制、机器切制
	饮片的干燥方法	自然干燥、人工干燥

续表

炮制方法	分类	
炒法	清炒法（单炒法）	炒黄、炒焦、炒炭
	加辅料炒法（合炒法）	麸炒、米炒、土炒、砂炒、滑石粉炒、蛤粉炒
炙法	酒炙、醋炙、盐炙、姜炙、蜜炙、油炙	
煅法	明煅法、煅淬法、扣锅煅法（闷煅）	
蒸、煮、燀法	蒸、煮、燀法（"水火共制"法）	
其他制法	复制法、发酵法、发芽法、制霜法（去油制霜法、渗析制霜法、升华制霜法）、煨法、提净法、水飞法、干馏法、制绒法、拌衣法	

考点 67 具有交叉炮制方法的药物 ★★

1. 既能土炒又能麸炒的饮片为　白术、山药。
2. 既能炒黄又能炒焦的饮片为　栀子、山楂、槟榔。
3. 既能炒焦又能麸炒的饮片为　苍术。
4. 既能酒炙又能醋炙的饮片为　大黄、白芍、香附、延胡索。

考点 68 重点药物的炮制机理小结 ★★

炮制机理	典型药物	其他要点
保存药效，杀酶保苷	黄芩、槐花、天麻、牛蒡子、芥子、苦杏仁	
降低毒副作用	斑蝥	斑蝥素升华
	马钱子	马钱子碱含量降低
	苍术、枳壳、枳实	挥发油含量降低，缓和燥性
	乳香、没药	降低毒性、刺激性，供内服
	附子、川乌、草乌	双酯型生物碱水解
	苍耳子、蓖麻子、相思子	毒蛋白变性
有效成分改变	大黄、何首乌	结合型蒽醌减少，泻下作用减弱
增加有效成分	延胡索	延胡索乙素与醋成盐，增加溶出
	黄精、地黄	炮制后性味变甘，与还原糖类物质增加有关
	阿胶	阿胶蛤粉炒时，肽键断裂，氨基酸含量增加

考点 69 本章节重要考点回顾 ★★★

大单元	小单元	细目	重要考点
中药材生产和中药饮片炮制	常用饮片炮制方法和作用	炒法、炙法、煅法、蒸、煮、燀法、其他制法	炮制方法、炮制作用、炮制机理（紧密结合生品的功效及临床应用、中药化学、中药药理学等知识）

第三章　中药化学成分与药理作用

第一节　糖和苷

考点1 糖的分类 ★

分类依据	类型	内涵
能否水解以及水解后获得单糖的数目	单糖	组成糖类及其衍生物的基本单元
	低聚糖	由2~9个单糖聚合而成
	多糖	由10个以上的单糖聚合而成

考点2 苷中与苷元连接的常见的单糖 ★★

类型		代表化合物
单糖	五碳醛糖	D-木糖、L-阿拉伯糖、D-核糖
	六碳醛糖	D-葡萄糖、D-甘露糖、D-半乳糖
	甲基五碳醛糖	D-鸡纳糖、L-鼠李糖、D-夫糖
	六碳酮糖	D-果糖
	糖醛酸	D-葡萄糖醛酸、D-半乳糖醛酸
	2,6-二去氧糖	洋地黄毒糖

【记忆宝】
　　五碳阿核木，六碳葡甘乳，鸡鼠夹击夫要命，果然留痛在一身。

考点3 苷的分类 ★★

分类依据	类型		代表化合物
苷元的化学结构	氰苷、香豆素苷、木脂素苷、蒽醌苷、黄酮苷、吲哚苷		苦杏仁苷（氰苷）、七叶内酯苷（香豆素苷）、靛苷（吲哚苷）
存在状况	原生苷	次生苷	苦杏仁苷（原生苷）→野樱苷（次生苷）
苷键原子	氧苷（O-苷）	醇苷	红景天苷、毛茛苷、獐牙菜苦苷
		酚苷	天麻苷、水杨苷
		氰苷	苦杏仁苷
		酯苷	山慈菇苷A
		吲哚苷	靛苷
	硫苷（S-苷）		萝卜苷、芥子苷
	氮苷（N-苷）		腺苷、鸟苷、胞苷、巴豆苷
	碳苷（C-苷）		牡荆素、芦荟苷

续表

分类依据	类型	代表化合物
连接单糖基的个数	单糖苷、二糖苷	/
接糖链的数目	单糖链苷、二糖链苷	/
糖的种类	核糖苷、葡萄糖苷	/
生理作用	强心苷	/
特殊性质	皂苷	/

【记忆宝】

（1）氧苷的分类：春分请指引（春—醇苷；分—酚苷；请—氰苷；指—酯苷；引—吲哚苷）。
（2）醇苷：纯（醇）种红（红景天苷）毛（毛茛苷）丹。
（3）酚苷：水（水杨苷）天（天麻苷）缤纷（酚）多彩。
（4）氰苷：苦（苦杏仁苷）情（氰）戏。
（5）酯苷：山（山慈菇苷A）佛指（酯）。
（6）吲哚苷：银（吲）锭（靛）。
（7）硫苷：白芥子（芥子苷）呛鼻流眼泪，青萝卜（萝卜苷）辣舌硫（硫苷）磺味。
（8）氮苷：腺鸟胞巴，氮苷一家。
（9）碳苷：牡荆烧碳炉（芦荟苷）。

考点4 苷的水解反应 ★★

水解类型	特点/机制	注意点
酸催化	温和水解得到次级苷，剧烈水解得到破坏的苷元 机制：苷原子先质子化，然后断键生成正碳离子或半椅型中间体，在水中溶剂化而成糖	①反应难易与苷原子的电子云密度有关 ②按苷键原子不同，酸水解的易难顺序为：N-苷＞O-苷＞S-苷＞C-苷
碱催化	水解对象：酯苷、酚苷、烯醇苷、β-吸电子基取代的苷	水杨苷、4-羟基香豆素苷、藏红花苦苷
酶催化	①反应专属性强，选择性高 ②条件温和，苷元结构不变 ③获知苷键的构型 ④可以得到次级苷或低聚糖	常用的酶： ①β-果糖苷水解酶：转化糖酶 ②α-葡萄糖苷水解酶：麦芽糖酶 ③β-葡萄糖苷水解酶：苦杏仁酶

【记忆宝】

按苷键原子不同，酸水解的易难顺序为：N-苷＞O-苷＞S-苷＞C-苷[NO!SC（NO!四川）]

考点5 糖的化学检识 ★★

反应名称	试剂	结果	注意点
Molish反应	5%的α-萘酚乙醇溶液和浓硫酸	两液面交界处出现棕色或紫色环	Molish反应呈阳性只能说明有游离或结合的糖，不能判断是苷类还是糖

【记忆宝】

茉莉花糖（Molish的谐音为茉莉，糖即Molish反应可用于检识糖和苷类化合物的存在）。

考点6 含氰苷类化合物的常用中药的主要化学成分及质量控制成分★★★

药物	质控成分	含量要求
苦杏仁	苦杏仁苷	不低于3.0%
桃仁		不低于2.0%
郁李仁		不低于2.0%

【记忆宝】

情（氰）歌三仁（苦杏仁、桃仁、郁李仁）组！

考点7 苦杏仁的药理作用及苦杏仁苷的代谢转化途径★★★

1. 苦杏仁的药理作用

中药名称	功效	药理作用	机制/药效成分
苦杏仁	止咳平喘，润肠通便	镇咳、平喘、祛痰	苦杏仁炮制品水提取物1.2g生药/kg小鼠灌胃、0.72g生药/kg豚鼠灌胃均对氨水引起的咳嗽有镇咳作用，能延长乙酰胆碱和组胺引起的豚鼠呼吸痉挛潜伏期。苦杏仁苷34.84mg/kg灌胃能减少枸橼酸引起的豚鼠咳嗽次数
		增强免疫功能	苦杏仁苷可促进有丝分裂原所致脾脏T淋巴细胞增殖，增强小鼠脾脏NK细胞活性

2. 苦杏仁苷的代谢转化途径 苦杏仁苷既是苦杏仁止咳祛痰的药效物质基础，又是其毒性产生的主要原因，过量服用有毒。

代谢转化途径	口服苦杏仁苷后，该药经肠道菌群的β-糖苷酶催化发生水解反应，双糖苷首先转化成单糖苷野樱苷，再经酶催化水解成苷元，分解释放出少量氢氰酸（HCN）而产生止咳祛痰作用
图示	苦杏仁苷 → 野樱苷 → 苯羟乙腈 → 苯甲醛 + HCN 肠道菌群对苦杏仁苷的代谢作用
注意事项	①苦杏仁苷的药效依赖于肠道菌群β-糖苷酶的催化 ②苦杏仁的口服剂量是临床使用的关键点，应严格控制，避免过量产生毒性反应 ③服用抗生素药物时，同时服用苦杏仁对疾病治疗会有影响 ④炮制和给药方式不同也会影响苦杏仁苷的药效和毒性反应，生苦杏仁口服有毒，炮制可以降低苦杏仁毒性

【记忆宝】

苦杏性微温，肺肠经络循。咳喘痰满盛，便秘它能镇。镇咳平喘灵，祛痰功效真。免疫亦增强，活力满全身。肠菌巧催化，水解三步循。首变野樱苷，再成苷元纯。氢氰酸少量，药效此中存。炮制毒性减，应用更安稳。抗生素相伴，药效被锁困。联用需谨慎，安全记在心。

考点 8 常见苷类化合物结构识别 ★★★

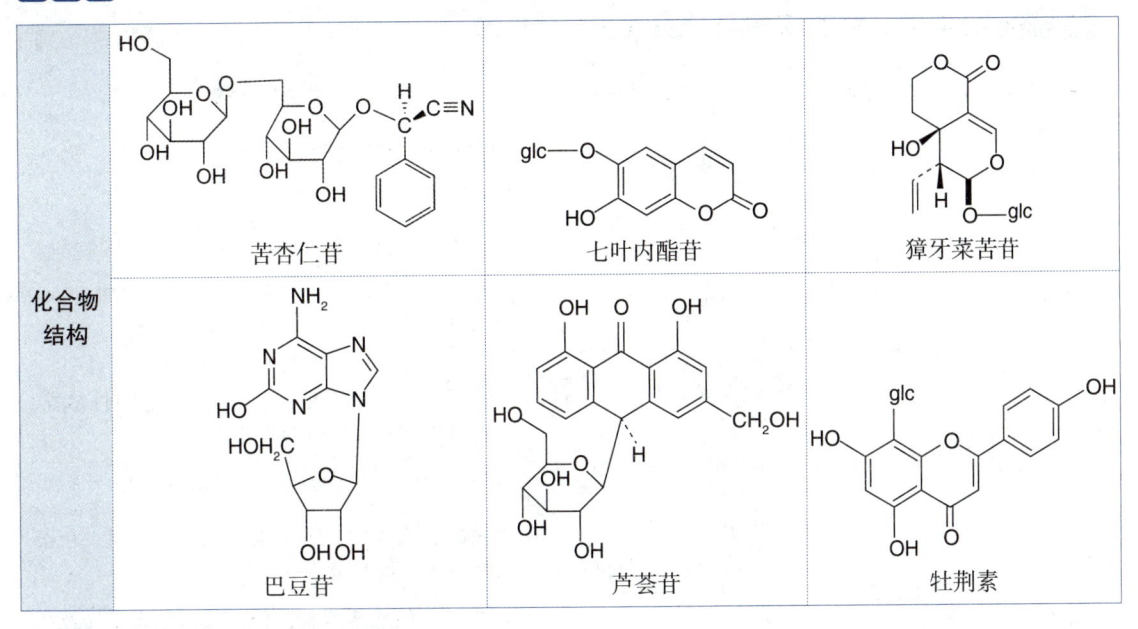

化合物结构	苦杏仁苷	七叶内酯苷	獐牙菜苦苷
	巴豆苷	芦荟苷	牡荆素

考点 9 本章节重要考点回顾 ★★★

大单元	小单元	细目	重要考点
中药化学成分与药理作用	糖和苷	糖和苷的分类、结构特征、化学反应	苷中与苷元连接的常见的单糖
			苷的分类：按苷键原子分类
			苷键的裂解：水解难易的规律
			苷类的显色反应：Molish 反应
		含氰苷类化合物的常用中药	3味含氰苷类化合物的常用中药
			主要化学成分及其在《中国药典》中的质量控制成分
			苦杏仁的药理作用
			苦杏仁苷的代谢转化途径

第二节 醌类化合物

考点 1 醌类化合物基本母核认知 ★★★

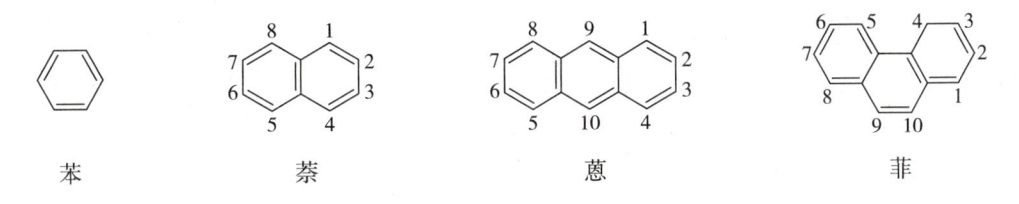

苯　　萘　　蒽　　菲

· 65 ·

【记忆宝】

苯一萘二蒽菲三，菲醌陷入三角恋；三环蒽醌成直线，蒽醌又分成两型；茜草素型单边站，大黄素型分两边。

考点2 醌类化合物的结构与分类★★

类型	二级分类	代表药物	代表化合物
苯醌类	对苯醌	紫草	arnebinol、arnebinone
	邻苯醌		/
萘醌类	α（1,4）	紫草	紫草素、异紫草素
	β（1,2）		/
	amphi（2,6）		/
菲醌类	邻醌	丹参	丹参醌Ⅰ、丹参醌ⅡA、丹参醌ⅡB、隐丹参醌、丹参酸甲酯、羟基丹参醌ⅡA
	对醌		丹参新醌甲、丹参新醌乙、丹参新醌丙
蒽醌类	单蒽核类	大黄、虎杖、芦荟、决明子、何首乌	大黄酸、大黄素、大黄酚、大黄素甲醚、芦荟大黄酚（大黄素型蒽醌）
		茜草	茜草素、羟基茜草素、伪羟基茜草素（茜草素型蒽醌）
	双蒽核类	大黄	番泻苷A

【记忆宝】

一对新人（对菲醌类化合物名称中均含"新"字）。

考点3 醌类化合物的理化性质★★

1. 性状、升华性、溶解性

		理化性质	注意点
性状	醌类化合物	随着助色团酚羟基的引入而表现出一定的颜色	引入的助色团越多，颜色则越深
	苯醌、萘醌	多以游离状态存在	
	蒽醌	往往结合成苷	
升华性	游离醌类	具有升华性	水蒸气蒸馏法（提取、精制）
	小分子苯醌	具有挥发性	
溶解性	游离醌类	可溶于有机溶剂，几乎不溶于水	符合苷类溶解性的一般规律（依据"相似相溶"原理判断）
	醌成苷	溶于亲水性有机溶剂，可溶于热水，几乎不溶于亲脂性有机溶剂	

· 66 ·

2. 酸碱性

物理性质	细目	内容
酸性	酸性来源	羧基（—COOH）、酚羟基（—OH）
	影响酸性强弱的因素	酸性基团的种类、数目及连接位置
	酸性规律	①含羧基的醌类酸性强于不含羧基者 ②酚羟基的数目越多，酸性越强 ③β-羟基的酸性强于α-羟基的酸性
	游离蒽醌酸性强弱顺序	—COOH>2个β—OH>1个β—OH>2个α—OH>1个α—OH
	应用	pH梯度萃取法分离
碱性	碱性来源	羰基氧原子，能接受质子表现微弱的碱性

3. 显色反应

反应名称	反应试剂	适用类型	颜色变化
Feigl反应	醛类和+邻二硝基苯	醌类及其衍生物	生成紫色化合物
无色亚甲蓝显色试验	无色亚甲蓝乙醇溶液	苯醌类及萘醌类（可区别蒽醌类）	白色背景下呈现出蓝色斑点
Bornträger's反应	碱性溶液	羟基醌类	显红至紫红色
Kesting-Craven反应	含有活性次甲基试剂（如乙酰乙酸酯、丙二酸酯等）的醇溶液	醌环上有未被取代的位置的苯醌及萘醌类	呈蓝绿色或蓝紫色
与金属离子的反应	含Pb^{2+}、Mg^{2+}等金属离子的溶液	含有α-酚羟基或邻二酚羟基结构的蒽醌类化合物	-OH的位置和数目不同，呈现不同颜色

【记忆宝】

Feigl显色全醌扬，亚甲蓝分萘苯强；Bornträger's识蒽羟，K-C空环萘苯彰；金属邻α位，蒽醌绽紫芒。

考点4 含醌类化合物的常用中药的化学结构类型及质量控制成分★★★

中药	结构类型	质控成分
大黄	蒽醌类	总蒽醌（芦荟大黄素、大黄酸、大黄素、大黄酚、大黄素甲醚）和游离蒽醌
番泻叶		番泻苷A、番泻苷B（双蒽酮类）
虎杖		大黄素、虎杖苷
何首乌		二苯乙烯苷和结合蒽醌（大黄素、大黄素甲醚）
芦荟		芦荟苷
决明子		大黄酚、橙黄决明素
丹参	菲醌类	丹参酮类（丹参酮Ⅱ$_A$、隐丹参酮和丹参酮Ⅰ）、丹酚酸B（水溶性）
紫草	萘醌类	羟基萘醌总含量（UV-Vis，以左旋紫草素计）、β,β'-二甲基丙烯酰阿卡宁（HPLC）

【记忆宝】

（1）含蒽醌类化合物的常用中药：武松翻（番泻叶）山去打（大黄）虎（虎杖），决（决明子）战会（芦荟）何（何首乌）！

（2）含菲醌类化合物的常用中药：单飞（单—丹、飞—菲）。

（3）含萘醌类化合物的常用中药：这样子（紫）很无奈（萘）。

考点 5 大黄、何首乌、丹参的药理作用 ★★★

1. 大黄

功效	药理作用	机制/药效成分
泻下攻积，清热泻火，解毒，止血，活血化瘀	泻下	致泻的主要成分为结合型蒽醌苷，其中番泻苷泻下作用最强
	抗病原微生物	大黄酸、大黄素在体内外均具有抗菌作用，大黄煎剂及其水、醇、醚提取物在体外对一些致病真菌有抑制作用
	保肝、利胆	大黄素可降低大鼠四氯化碳性肝损伤模型中大鼠血清丙氨酸氨基转移酶（ALT）、碱性磷酸酶（AKP）水平，升高总蛋白（TP）及白蛋白（ALB），减轻肝细胞损伤

2. 何首乌

功效	药理作用	机制/药效成分
①生用：截疟、解毒、润肠通便 ②制用：补益精血，固肾乌须	促进造血功能	显著增加骨髓造血干细胞，提高粒-单系祖细胞产生率及骨髓红系祖细胞数量
	降血脂、抗动脉粥样硬化	可降低 TC、TG 水平，提高 HDL/TC 的比值。何首乌总苷能防止载脂蛋白 E 基因缺陷小鼠动脉粥样硬化病变的形成
	增强免疫功能	增强巨噬细胞吞噬能力，提高 NK 细胞活性；提高老年大鼠外周淋巴细胞 DNA 的损伤修复能力，能促进小鼠 T、B 淋巴细胞增殖

3. 丹参

功效	药理作用	机制/药效成分
活血祛瘀，通经止痛，清心除烦，凉血消痈	改善血液流变性	丹酚酸 B 静脉注射家兔可降低血浆黏度、红细胞压积和聚集指数；丹参素能抑制 ADP 诱导的大鼠血小板体外聚集活性，延长血栓形成时间，降低血瘀大鼠的全血黏度、红细胞压积和聚集指数
	改善微循环作用	丹参酮 II$_A$ 磺酸钠静脉注射，能增加犬心肌缺血再灌注模型的缺血周围区的血流量。丹参素可使微循环血流加快、微动脉扩张、毛细血管网开放数目增多、血液流态得到改善
	抗凝血作用	丹参提取物、丹参酮 II$_A$ 和丹参素均能抑制血小板内磷酸二酯酶的活性，抑制血小板聚集。丹参酮 II$_A$ 磺酸钠静脉注射，可延长大鼠体外血栓形成时间

续表

功效	药理作用	机制/药效成分
活血祛瘀，通经止痛，清心除烦，凉血消痈	抗心肌缺血作用、抗脑缺血作用	丹参可使心功能不良的心肌收缩力增强而不增加心肌耗氧量。丹参酮ⅡA、丹参素具有扩张冠状血管，增加冠脉流量，促进侧支循环的作用。丹参酮ⅡA能减少中性粒细胞缺血区脑组织浸润，减少炎性介质的释放，减轻脑缺血组织的炎症反应，降低血-脑屏障通透性，减轻脑缺血再灌注损伤组织水肿及周围神经元和胶质细胞的破坏
	降血脂、抗动脉粥样硬化	丹参酮ⅡA灌胃可降低小鼠血脂中TC、TG、LDL-C水平；丹酚酸B灌胃，可降低糖尿病动脉粥样硬化小鼠模型的斑块面积

【记忆宝】
　　大黄攻毒通便护肝胆，首乌补血降脂免疫强，丹参通脉活心清血管。

考点 6 番泻苷的代谢转化途径 ★

①口服中药大黄的泻下主要成分是番泻苷（双蒽酮苷类），实际上起泻下作用的化学成分是大黄酸蒽酮（单蒽酮苷类）
②番泻苷经肠菌代谢β-糖苷酶水解成苷元大黄双蒽酮化合物，进一步代谢成大黄酸蒽酮发挥泻下作用

注意事项	大黄的主要化学成分和其各种代谢产物泻下活性研究，代谢产物大黄酸蒽酮的泻下作用最强
	番泻苷口服给药泻下作用显著，静脉注射给药无泻下作用
	预先服用抗生素抑制肠道菌群的作用后，番泻苷的泻下作用明显减弱，但对大黄酸蒽酮的泻下活性无影响

考点 7 常见醌类化合物结构识别 ★★

化合物结构			
	大黄酚	大黄酸蒽酮	大黄素
	番泻苷A	虎杖苷	橙黄决明素

考点 8 本章节重要考点回顾 ★★★

大单元	小单元	细目	重要考点
中药化学成分与药理作用	醌类化合物	醌类化合物的分类和理化性质	四类醌类化合物：苯醌、萘醌、菲醌、蒽醌
			蒽醌类衍生物酸性强弱的排列顺序
			醌类化合物的显色反应
		含醌类化合物的常用中药	9味含醌类化合物的常用中药
			化学结构类型及其在《中国药典》中的质量控制成分
			大黄、何首乌、丹参的药理作用
			番泻苷的代谢转化途径

第三节 苯丙素类化合物

考点 1 香豆素类化合物的基本母核识别 ★★

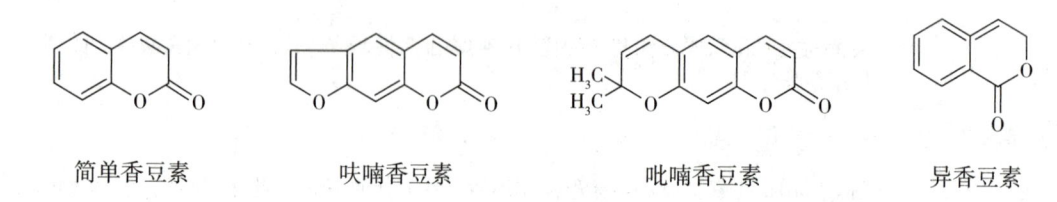

简单香豆素　　　　呋喃香豆素　　　　吡喃香豆素　　　　异香豆素

考点 2 香豆素类化合物的结构与分类 ★★★

类型	定义	代表性化合物
简单香豆素	仅在苯环有取代基的香豆素类	伞形花内酯、七叶内酯、七叶苷、白蜡素、白蜡树苷
呋喃香豆素（线性、角型）	邻酚羟基环合形成呋喃环结构	补骨脂内酯、紫花前胡内酯、异补骨脂内酯
吡喃香豆素（线性、角型）	邻酚羟基环合形成吡喃环结构	花椒内酯、紫花前胡素、邪蒿内酯
异香豆素	香豆素的异构体	茵陈炔内酯、仙鹤草内酯
其他香豆素	α-吡喃酮环上有取代基的香豆素	沙葛内酯、黄檀内酯

【记忆宝】

（1）香豆素，内酯环；带O五边为呋喃；带O六边为吡喃。

（2）简单香豆素类代表性化合物：三（伞）七（七）摆（白）摊，香豆简单不一般。

（3）呋喃香豆素类代表化合物：不（补）要这样子（紫）异想天开。

（4）吡喃香豆素类代表性化合物：花娇（花椒）姑娘爱内脂，紫花（紫花前胡素）仙子藏妙思，鞋好（邪蒿）守护内脂持，吡喃香豆全皆知。

考点 3 香豆素类化合物的理化性质 ★★

1. 性状、溶解性、荧光性质、碱性、光化学毒性

物理性质	细目	内容
性状	游离类	多为结晶，相对分子量小的有挥发性，能随水蒸气蒸馏，能升华
	苷类	多数无挥发性及升华性
溶解性	游离类	溶于沸水，难溶于冷水，易溶于甲醇、乙醇、三氯甲烷和乙醚
	苷类	溶于水、甲醇和乙醇，难溶于乙醚等极性小的有机溶剂
荧光性质	香豆素类	紫外光照射下一般显蓝色或紫色的荧光
	7-羟基类	常有较强的蓝色荧光，加碱后荧光更强，颜色变绿
	应用	呋喃香豆素多显蓝色荧光，荧光性质常用于色谱法检识香豆素
碱性（内酯环性质）	\<反应示意图：香豆素在 OH⁻/H⁺ 下生成顺邻羟桂皮酸（不易游离存在），长时间加热生成反邻羟桂皮酸（安定状态），H⁺ 不环合\>	
光化学毒性	呋喃香豆素类化合物具有一定的光敏毒性，轻则引起皮肤黄褐斑或色素沉着，重则引起皮肤损伤，甚至皮肤癌	
	补骨脂治疗白癜风（补骨脂素和异补骨脂素）	

【记忆宝】
光吃湖南臭豆腐会使骨头脂肪增多，容易中毒（湖南臭豆—呋喃香豆素，骨头脂肪—补骨脂，中毒—光化学毒性）。

2. 显色反应

反应名称	反应试剂	适用类型	现象
异羟肟酸铁反应	盐酸羟胺（碱性）+三氯化铁（酸性）	含内酯环化合物（酯、内酯、酰胺、酸酐结构）	红色
Gibb's 反应	2,6-二氯（溴）苯醌氯亚胺（弱碱性）	酚羟基对位无取代者（如香豆素 C_6 位无取代基）	蓝色
Emerson 反应	氨基安替比林、铁氰化钾	酚羟基对位无取代者（如香豆素 C_6 位无取代基）	红色
三氯化铁反应	三氯化铁试剂	含酚羟基香豆素	蓝绿色

【记忆宝】
铁人三项在峨眉山举行，观众吃香豆干把局部污染了（铁人三项—三氯化铁、峨眉山—Emerson、局部—Gibb's、香豆干—香豆素、污—异羟肟酸铁）。

考点 4 含香豆素类化合物的常用中药 ★★★

中药	化学结构类型		质控成分	记忆宝
秦皮	香豆素类	简单香豆素	七叶内酯（秦皮乙素）、七叶苷（秦皮甲素）	齐秦起夜不简单
前胡		吡喃香豆素	白花前胡甲素、白花前胡乙素	胡子花白
白芷		呋喃香豆素	欧前胡素	止呕比谁香
补骨脂		呋喃香豆素	补骨脂素、异补骨脂素	夫人补衣服
肿节风		简单香豆素	异嗪皮啶、迷迭香酸	迷倒皮开肉绽，肿了

【记忆宝】
含香豆素类化合物的常用中药：秦香莲前天白白肿了脚，还得补骨求安康（"秦"指秦皮，"前"指前胡，"香"暗示香豆素，"白白"对应白芷，"肿了脚"中的"肿"对应肿节风，"补骨"就是补骨脂）。

考点 5 含木脂素类化合物的常用中药 ★★★

中药	化学结构类型		质控成分
五味子	木脂素类	联苯环辛烯型木脂素	五味子醇甲
厚朴		/	厚朴酚、和厚朴酚
连翘		双环氧木脂素及木脂内酯	挥发油、连翘苷和连翘酯苷 A
细辛		双环氧木脂素	细辛脂素、挥发油（甲基丁香酚在挥发油中含量最大）

【记忆宝】
含木脂素类化合物的常用中药：午后联系（午－五味子；后－厚朴；联－连翘；系－细辛）。

考点 6 常见苯丙素类化合物结构识别 ★★

化合物结构	伞形花内酯	补骨脂内酯	白芷内酯
	花椒内酯	欧前胡素	白花前胡甲素

化合物结构	异嗪皮啶	异补骨脂内酯	五味子醇甲
	厚朴酚	连翘酯苷A	L-细辛脂素

考点 7 本章节重要考点回顾★★★

大单元	小单元	细目	重要考点
中药化学成分与药理作用	苯丙素类化合物	香豆素、木脂素的结构特征和理化性质	五大类香豆素：简单香豆素类、呋喃香豆素类、吡喃香豆素类、异香豆素类、其他香豆素类
			香豆素的荧光性质、与碱的作用及其应用
			香豆素类化合物的显色反应
		含香豆素类、木脂素类化合物的常用中药	5味含香豆素类化合物的常用中药
			4味含木脂素类化合物的常用中药
			化学成分及其在《中国药典》中的质量控制成分

第四节 黄酮类化合物

考点 1 黄酮类化合物的定义及基本母核识别★★

（1）名称来源　由于最先发现的黄酮类化合物结构中都有一个酮式羰基，且又呈淡黄色或黄色，故称为黄酮。

（2）基本母核　主要为2-苯基色原酮或3-苯基色原酮或苯基色原酮开环等结构。

（3）现代定义　黄酮类化合物则泛指两个苯环（A环与B环）通过中央3个碳原子（C环或C环开环）相互联结而成的一系列化合物。

色原酮（苯骈 γ-吡喃酮）	2-苯基色原酮	$C_6-C_3-C_6$

考点 2 黄酮类化合物的结构与分类 ★★★

分类标准：中央三碳链的氧化程度、B-环连接位置（2-或3-位）以及三碳链是否成环。

分类	三碳链部分结构	分类	三碳链部分结构
黄酮类		黄酮醇类	
二氢黄酮类		二氢黄酮醇类	
异黄酮类		二氢异黄酮	
查耳酮类		二氢查尔酮类	
橙酮类		花色素类	
黄烷醇类		双苯吡酮类	
		高异黄酮类	

考点 3 黄酮类化合物的酸碱性 ★★★

理化性质	细目	内容
酸性	酸性来源	分子中多酚羟基—显酸性
	影响因素	酚羟基数目及位置
	酸性排序	以黄酮为例，其酚羟基酸性强弱顺序依次为：7,4′-二羟基＞7或4′-羟基＞一般酚羟基＞5-羟基
	酸性差异应用	适用于分离酸性强弱不同的黄酮苷元
碱性	碱性来源及应用	γ-吡喃酮环上的醚氧原子，因有未共用电子对—显微弱的碱性——可与强无机酸（H_2SO_4、HCl）等生成盐

【记忆宝】

74′5—气死我：酸性由强到弱。

考点 4 黄酮类化合物的显色反应 ★★

显色反应		适用类型	现象
还原反应	盐酸-镁粉反应	黄酮、黄酮醇、二氢黄酮、二氢黄酮醇	橙红~紫红色
	四氢硼钠反应	二氢黄酮、二氢黄酮醇	红~紫色
金属盐类试剂络合反应	三氯化铝反应	含3-OH、5-OH或邻二酚羟基的黄酮类化合物	黄色并有荧光
	锆盐-枸橼酸反应	3-OH黄酮或3-OH、5-OH黄酮	黄色不减退
		含5-OH，无3-OH的黄酮类化合物	黄色减退
	氨性氯化锶反应	含邻二酚羟基的黄酮类化合物	绿色~棕色~黑色沉淀
	三氯化铁反应	含酚羟基的黄酮类化合物	紫色、绿色、蓝色等
硼酸显色反应		5-OH黄酮、2′-OH查耳酮	亮黄色

考点 5 含黄酮类化合物常用中药的化学结构类型及质量控制成分 ★★★

化学成分	结构类型	中药	质控成分
黄酮类	异黄酮类	葛根	葛根素
	黄酮类	黄芩	黄芩苷
		银杏叶	总黄酮醇苷、萜类内酯
		槐花	总黄酮、芦丁
		蒲黄	异鼠李素-3-O-新橙皮苷、香蒲新苷
	黄酮醇类	沙棘	异鼠李素
	二氢黄酮	陈皮	橙皮苷
		满山红	杜鹃素

【记忆宝】

含黄酮类化合物的常用中药：黄琴（黄芩）搁根（葛根）迎（银杏叶）贵客，槐花陈皮摆上桌。满山红果映日灼，蒲黄沙棘也不错，黄酮中药都来贺。

考点6 黄芩、葛根的药理作用★★

1.黄芩

功效	药理作用	机制/药效成分
清热燥湿，泻火解毒，凉血止血，清热安胎	抗病原微生物	①活性成分主要是黄芩素与黄芩苷 ②黄芩苷具有降解内毒素的作用 ③对常见致病菌包括细菌、真菌等具有广谱的抗菌作用
	解热、抗炎	黄芩素、黄芩苷是其抗炎的有效成分
	抗过敏	黄芩苷、黄芩素对豚鼠离体气管过敏性收缩及整体动物过敏性哮喘均有缓解作用

2.葛根

功效	药理作用	机制/药效成分
解肌退热，透疹，生津，升阳止泻	解热	葛根素是解热作用的主要有效成分
	降血糖	葛根水煎剂具有降低糖尿病大鼠血糖作用；葛根醇提物能降低胰岛素抵抗大鼠空腹血清胰岛素水平及胰岛素抵抗指数
	对心脑血管系统的作用	葛根素有防治动脉硬化和软化血管的作用
	保肝	葛根水提取物对酒精性肝损伤模型大鼠血清及肝组织SOD的活力有提高作用，可降低肝组织 γ-GT活性和甘油三酯TG含量

【记忆宝】

生病高热炎症缠，黄芩抗菌来救援，过敏症状一并拦。血糖高了血管乱，葛根解热把糖管，保肝护血难关攀。

考点7 黄芩苷的体内代谢过程及代谢动力学★

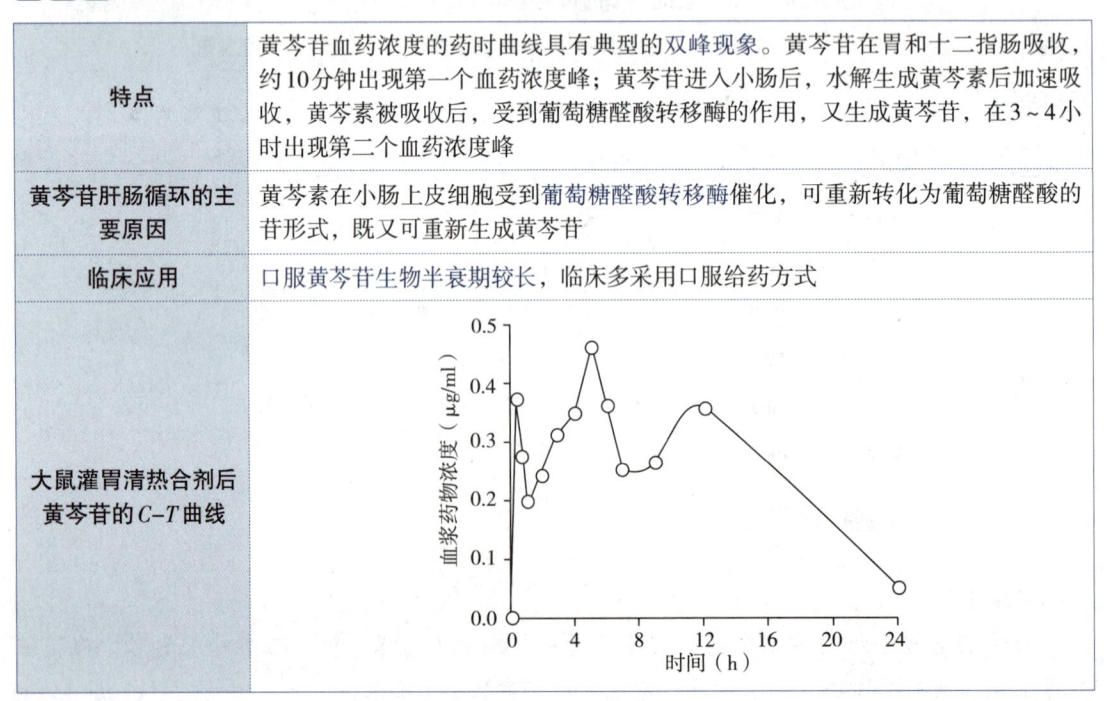

特点	黄芩苷血药浓度的药时曲线具有典型的<u>双峰现象</u>。黄芩苷在胃和十二指肠吸收，约10分钟出现第一个血药浓度峰；黄芩苷进入小肠后，水解生成黄芩素后加速吸收，黄芩素被吸收后，受到葡萄糖醛酸转移酶的作用，又生成黄芩苷，在3~4小时出现第二个血药浓度峰
黄芩苷肝肠循环的主要原因	黄芩素在小肠上皮细胞受到<u>葡萄糖醛酸转移酶</u>催化，可重新转化为葡萄糖醛酸的苷形式，既又重新生成黄芩苷
临床应用	<u>口服黄芩苷生物半衰期较长</u>，临床多采用口服给药方式
大鼠灌胃清热合剂后黄芩苷的 C-T 曲线	

考点 8 芦丁的体内代谢转化途径 ★

芦丁在肠道菌群的作用下，水解生成槲皮素，槲皮素在人体的生物半衰期很短，约8.8分钟。芦丁到达结肠部位，可被一些混合菌完全水解，形成开环产物3,4-二羟基苯乙酸，进一步生成3-羟基苯乙酸或4-羟基-3-甲氧基苯乙酸等。

考点 9 常见黄酮类化合物结构识别 ★★

化合物结构	黄芩苷	大豆素	大豆苷
	葛根素	木犀草素	芦丁
	橙皮苷	杜鹃素	槲皮素

续表

| 化合物结构 | 异鼠李素-3-O-新橙皮苷 | 异鼠李素 | 香蒲新苷 |

考点 10 本章节重要考点回顾 ★★★

大单元	小单元	细目	重要考点
中药化学成分与药理作用	黄酮类化合物	黄酮类化合物的结构类型和理化性质	黄酮类化合物的结构分类
			酸性、显色反应、溶解性
		含黄酮类化合物的常用中药	8味含黄酮类化合物的常用中药
			化合物的化学结构类型及其在《中国药典》中的质量控制成分
			黄芩、葛根的药理作用
			黄芩苷的体内代谢动力学
			芦丁的体内代谢转化途径

第五节 萜类和挥发油

考点 1 萜类的分类及存在形式 ★★

类别	通式（C_5H_8）$_n$	碳原子数	存在形式
单萜	n=2	10	挥发油
倍半萜	n=3	15	挥发油
二萜	n=4	20	植物醇、叶绿素、苦味素、树脂
二倍半萜	n=5	25	海绵、植物病菌、昆虫代谢物
三萜	n=6	30	皂苷、树脂、植物乳汁
四萜	n=8	40	植物胡萝卜素
多萜	n>8	$7.5 \times 10^3 \sim 3 \times 10^5$	橡胶、硬橡胶

【记忆宝】

几萜含碳的个数 = 几 × 10

考点 2 萜类的主要类型及代表化合物 ★★★

1. 单萜

分类标准	类型	代表化合物	化合物性质/应用
碳环数目	无环单萜	香叶醇	香叶醇可与无水氯化钙形成结晶性分子复合物（分离提纯）
	单环单萜	薄荷醇	弱的镇痛、止痒和局麻作用，防腐、杀菌、清凉作用
	双环单萜	冰片	具升华性，具有发汗、兴奋、镇痛及抗氧化的药理作用
	三环单萜	三环白檀醇	/（化合物较少）
结构特点：具有半缩醛及环戊烷环	环烯醚萜	环烯醚萜苷：栀子苷、京尼平苷、京尼平苷酸、鸡屎藤苷、梓醇、梓苷	
		裂环环烯醚萜苷：龙胆苦苷、獐牙菜苷、獐牙菜苦苷	

【记忆宝】

（1）常见的环烯醚萜苷类化合物：北京（京尼平苷、京尼平苷酸）的栀（栀子苷）子（梓醇、梓苷）花开了，有鸡（鸡屎藤苷）环（环烯醚萜苷）绕在树下。

（2）常见的裂环环烯醚萜苷类化合物：吓的胆（龙胆苦苷）和牙（獐牙菜苷、獐牙菜苦苷）齿都裂（裂环环烯醚萜苷）了。

2. 倍半萜

分类标准	类型	代表化合物	化合物性质/应用
碳环数目	链状倍半萜	金合欢醇	无色油状液体，名贵香料
	单环倍半萜	青蒿素	抗恶性疟疾
	双环倍半萜	马桑毒素、羟基马桑毒素	治疗精神分裂症
		薁类化合物	莪术醇：抗肿瘤
	三环倍半萜	环桉醇	抗金黄色葡萄球菌、抗白色念珠球菌

【记忆宝】

陪伴我的是马，我煮青蒿给马吃（陪伴—倍半萜；马—马桑毒素、羟基马桑毒素；我煮—莪术醇；青蒿—青蒿素）。

3. 二萜

分类标准	类型	代表化合物	化合物性质/应用
碳环数目	无环二萜	植物醇	叶绿素的组成成分，维生素E和K_1的合成原料
	单环二萜	维生素A	人体所必需的物质，鱼肝中含量丰富
	双环二萜	穿心莲内酯	抗菌、消炎
	三环二萜	雷公藤甲素、雷公藤乙素、雷公藤内酯、16-羟基雷公藤内酯醇	雷公藤甲素对乳癌和胃癌细胞系集落形成有抑制作用，16-羟基雷公藤内酯醇具有较强的抗炎、免疫抑制和雄性抗生育作用
	四环二萜	甜菊苷	高甜度、低能量、有致癌作用的报道

【记忆宝】

双人为雷公传甜植物（双—二萜；为—维生素A；雷公—雷公藤甲素；甜—甜菊苷）

考点3 环烯醚萜苷类化合物的显色反应及检识 ★

性质	内容	应用举例
化学性质	环烯醚萜苷易被水解，生成的苷元为半缩醛结构，易进一步发生氧化聚合等反应，使颜色变深	地黄及玄参等中药在炮制及放置过程中变黑
显色反应	苷元遇酸、碱、羰基化合物和氨基酸都能变色	/
	游离的苷元遇氨基酸并加热，最后生成蓝色沉淀	环烯醚萜苷与皮肤接触，也能使皮肤染成蓝色
	苷元溶于冰醋酸溶液中，加少量铜离子，加热显蓝色	/

考点4 含萜类化合物的常用中药的化学成分结构类型 ★★★

中药	结构类型	质控成分
穿心莲	二萜	穿心莲内酯、新穿心莲内酯、14-去氧穿心莲内酯、脱水穿心莲内酯
青蒿	倍半萜	/
龙胆	裂环环烯醚萜苷类	龙胆苦苷
栀子	环烯醚萜类	栀子苷

【记忆宝】

莲炎蒿疟，胆火栀热。

考点5 青蒿的药理作用 ★★

功效	药理作用	机制/药效成分
退虚热，凉血，解暑热，截疟	抗病原微生物	青蒿素及其衍生物具有过氧桥（C-O-O-C）结构，在虫体血红蛋白酶催化下，降解释放出血红素和少量游离的Fe^{2+}，Fe^{2+}催化裂解青蒿素过氧桥，产生大量自由基和活性氧，破坏疟原虫的膜系结构，导致疟原虫死亡
	对免疫功能的影响	青蒿素具有促进细胞免疫和抑制体液免疫作用
	抗肿瘤	对包括白血病、乳腺癌、宫颈癌、卵巢癌、胃癌、结肠癌、肝癌、胰腺癌、肺癌、骨瘤癌及前列腺癌等在内多种肿瘤细胞具有一定的抑制或杀灭作用

【记忆宝】

青蒿作用真不少，抗菌抗疟它来搞。免疫调节有一套，促进细胞抑体液。肿瘤细胞见它跑，过氧结构立功劳。

考点6 挥发油的组成 ★★★

类型	主要组成	代表化合物
萜类化合物	单萜、倍半萜及其含氧衍生物	薄荷油中的薄荷醇、山苍子油中的柠檬醛
芳香族化合物	大多是苯丙素衍生物	桂皮醛、百里香酚、花椒油素
脂肪族化合物	小分子的醇、醛、酮、羧类成分	陈皮中的正壬醇、鱼腥草挥发油中的癸酰乙醛
其他类化合物	其他经过水蒸气蒸馏能分解出挥发性的成分	芥子油、原白头翁素、大蒜油

【记忆宝】

贴（萜）房（芳）脂（脂）单倍氧（"贴"代表萜类化合物；"房"谐音芳香族化合物；"脂"代表脂肪族化合物；"单倍氧"分别对应单萜、倍半萜及其含氧衍生物）。

考点7 挥发油的通性★★

性质		内容	注意点
性状	色	无色或微带淡黄色，少数具有其它颜色	薁类多显蓝色，佛手油显绿色，桂皮油显红棕色
	味	大多具有浓烈的特异性气味，是其品质优劣的重要标志	/
	形态	常温液态，有的在冷却时可能结晶（脑）	薄荷脑、樟脑
	挥发性	在常温下自行挥发而不留痕迹	利用留迹实验区分脂肪油和挥发油
溶解性		不溶于水，易溶于石油醚、乙醚、二硫化碳、油脂等亲脂性有机溶剂，在高浓度的乙醇中能溶解	
物理常数		相对密度、比旋度、折光率、沸点	
稳定性		与空气及光线经常接触会逐渐氧化变质，装入棕色瓶内密塞并低温保存	
化学反应		与溴及亚硫酸氢钠发生加成反应、与肼类产生缩合反应、银镜反应、异羟肟酸铁反应、皂化反应及遇碱成盐反应等	

【记忆宝】

（1）挥发油遇低温，便可析出固结晶；常温条件可挥发，涂在纸上不留"疤"；有机溶媒多能溶，避光密闭放低温。

（2）物理常数：相对密度、比旋度、折光率、沸点（物理常数四兄弟，相比折沸。）

考点8 挥发油的化学常数★★★

化学常数	指标意义	表示方式	数学关系
酸值	代表挥发油中游离羧酸和酚类成分的含量	中和1g挥发油中游离酸性成分所消耗氢氧化钾的毫克数	皂化值=酸值+酯值
酯值	代表挥发油中酯类成分的含量	水解1g挥发油中所含酯需消耗氢氧化钾的毫克数	
皂化值	代表挥发油中游离羧酸、酚类成分和结合态酯的总量	皂化1g挥发油所消耗氢氧化钾的毫克数	

考点9 含挥发油类化合物的常用中药的化学成分结构类型★★★

中药	结构类型	质控成分
薄荷	单萜类	挥发油、薄荷脑
莪术	倍半萜类	挥发油
艾叶	单萜类	桉油精（桉叶素）和龙脑
肉桂	/	桂皮醛（指标成分）、挥发油（质量控制指标）

【记忆宝】

我（莪）爱（艾）吃用薄荷（薄荷）油（挥发油）做的肉（肉桂）。

考点 10 莪术的药理作用 ★★

功效	药理作用	机制/药效成分
破血行气，消积止痛	抗凝血作用	莪术水煎液和莪术二酮能延长小鼠凝血时间
	改善血液流变性作用	莪术可降低全血黏度，加快血流速度，改善血液循环，抑制血栓形成
	抗血小板聚集作用	莪术水提醇沉液可显著抑制ADP诱导的血小板聚集，抑制体内血栓形成，总黄酮静脉注射可显著抑制血栓形成
	抗肿瘤	对多种肿瘤细胞如小鼠肉瘤、宫颈癌、艾氏腹水瘤等均有不同程度的抑制作用

【记忆宝】

饿猪抗瘤凝血流（"饿猪"谐音"莪术"；"抗瘤"对应抗肿瘤作用；"凝血"取抗凝血作用；"流"指代改善血液流变性作用）。

考点 11 常见萜类和挥发油类化合物结构识别 ★★

化合物结构			
	L-薄荷醇	龙脑	栀子苷
	梓醇	京尼平苷	龙胆苦苷
	青蒿素	莪术醇	穿心莲内酯
	桂皮醛	薄荷酮	肉桂醛

考点 12 本章节重要考点回顾 ★★★

大单元	小单元	细目	重要考点
中药化学成分与药理作用	萜类和挥发油	萜类化合物的分类	萜的分类（单萜、环烯醚萜类、倍半萜、二萜）
		挥发油的组成和理化性质	挥发油的化学组成、性质及化学常数
		含萜类、挥发油类化合物的常用中药	4味含萜化合物的常用中药
			4味含挥发油类化合物的常用中药
			主要萜类化学成分的结构类型
			青蒿、莪术的药理作用

第六节 三萜类与甾体类化合物

考点 1 三萜皂苷的结构与分类 ★★

类型		结构	实例
四环三萜	羊毛甾烷型	C-10、C-13位均有 β-CH$_3$，C-14位有 α-CH$_3$，C-17位为 β 侧链，C-20为R构型（即C-20为 β-H）	猪苓酸A
	达玛烷型	C-8、C-10上各有一个 β-CH$_3$，C-14上有一个 α-CH$_3$，C-13上为 β-H，C-17位为 β 侧链，C-20的构型不定（R型或S型）	20（S）-原人参二醇
五环三萜	齐墩果烷型	E环为六元环，D/E环为顺式，E环上二甲基均位于C-20位，为偕二甲基	齐墩果酸
	乌苏烷型	E环为六元环，D/E环为顺式，E环上二甲基有异，位于C-19和C-20位	乌苏酸（又称熊果酸）
	羽扇豆烷型	E环为五元碳环，在E环C-19位有异丙基以 α 构型取代	羽扇豆醇，白桦醇和白桦酸

【记忆宝】

猪羊手牵手，乌熊向前走，白羽天上瞅。

考点 2 甾体皂苷的结构与分类 ★★

1.甾体皂苷的基本母核是环戊烷骈多氢菲的甾核。

2.分类

分类依据	分类	实例列举
①甾核四个环的稠合方式 ②C$_{17}$位的侧链	螺旋甾烷醇型	菝葜皂苷元、剑麻皂苷元、知母皂苷AⅢ
	异螺旋甾烷醇型	薯蓣皂苷元、沿阶草皂苷D苷元
	呋甾烷醇型	原蜘蛛抱蛋皂苷
	变形螺旋甾烷醇型	燕麦皂苷B

【记忆宝】

螺旋菝剑知A三，异螺薯沿D苷元。呋甾原蛛抱蛋苷，变螺燕麦皂苷B。

考点3 皂苷的理化性质★

1.性状、溶解性、发泡性、溶血性、水解反应

理化性质	内容
性状	①极性大，不易结晶，为无定形（常春藤皂苷—针状结晶） ②粉末和吸湿性（干燥保存） ③苦和辛辣味（甘草皂苷—甜味） ④对人体黏膜有刺激性 ⑤酸碱性（特殊：人参皂苷、柴胡皂苷→中性）
溶解性	①大多数皂苷极性较大，易溶于水、热甲醇和乙醇 ②皂苷有助溶性能，可促进其他成分在水中的溶解 ③皂苷在正丁醇中有较大的溶解度→提取皂苷的溶剂
发泡性	皂苷水溶液经强烈振荡能产生持久性的泡沫，且不因加热而消失（对比：蛋白质和黏液质的水溶液虽也能产生泡沫，但不能持久，加热后很快消失）
溶血性	①皂苷的水溶液大多能破坏红细胞，产生溶血现象 ②人参总皂苷没有溶血现象
皂苷的水解	光分解法、SAmith氧化降解发、酶解法或土壤微生物淘汰培养法

2.显色反应

反应名称	反应现象	三萜皂苷和甾体皂苷的不同
Liebermann反应	呈黄→红→蓝→紫→绿等颜色变化，最后褪色	/
醋酐-浓硫酸反应（Liebermann-Burchard）		三萜皂苷最后呈红色或紫色甾体皂苷最终呈蓝绿色
三氯乙酸反应	红色渐变为紫色	甾体皂苷加热至60℃显色，三萜皂苷加热至100℃显色
五氯化锑反应	显蓝色、灰蓝色或灰紫色斑点	/
芳香醛-硫酸或高氯酸反应	甾体皂苷的显色剂	/

考点 4 含三萜皂苷类化合物的常用中药的化学结构及质量控制成分 ★★★

中药	结构类型		质控成分
人参	三萜皂苷类	人参皂苷二醇型（A型）、人参皂苷三醇型（B型）和齐墩果烷型（C型），A型、B型的皂苷元属于四环三萜，C型皂苷元则属于五环三萜	人参皂苷Rg_1和人参皂苷Re的总量不得少于0.30%，人参皂苷Rb_1不得少于0.20%
三七		单体皂苷成分大多数为达玛烷型	人参皂苷Rg_1、人参皂苷Rb_1及三七皂苷R_1，三者总量不得少于5.0%
甘草		齐墩果酸型五环三萜	甘草苷（黄酮苷）和甘草酸
黄芪		四环三萜及五环三萜苷类	黄芪甲苷和毛蕊异黄酮葡萄糖苷
合欢皮		五环三萜类齐墩果烷型衍生物	(−)-丁香树脂酚-4-O-β-D-呋喃芹糖基-(1→2)-β-D-吡喃葡萄糖苷
商陆		五环三萜类齐墩果烷型	商陆皂苷甲（商陆皂苷A）
柴胡		齐墩果烷衍生物五环三萜	柴胡皂苷a和柴胡皂苷d

【记忆宝】

（1）三奇（三萜）人生（人参），五七（五七）柴商（柴胡、商陆），赶（甘草）黄（黄芪）河（合欢皮）。

（2）甘草酸＝甘草皂苷＝甘草甜素（甘草的甜味成分）；甘草次酸＝甘草皂苷元；甘草苷＝黄酮苷。

考点 5 人参、三七、甘草、黄芪、柴胡的药理作用 ★★★

1. 人参

功效	药理作用	机制/药效成分
大补元气，补脾益肺，生津止渴，安神益智	增强免疫功能	人参总皂苷、三醇皂苷、二醇皂苷和人参多糖均能调节机体免疫功能
	提高记忆作用	人参皂苷Rg_1和Rb_1对多种化学物造成的实验动物记忆获得、记忆巩固和记忆再现障碍均有改善作用
	改善心功能	人参皂苷Re、Rb_1、Rg_2、Rh_2等治疗剂量有增强心功能的作用，可增加多种动物的心肌收缩力、减慢心率、增加心排出量和冠脉流量
	调血脂作用	人参总皂苷可降低高脂模型小鼠血清中TC、TG、LDL-C水平人参皂苷Rb_1可显著降低TG、LDL-C，提高HDL-C水平，并降低血清FFA水平

2. 三七

功效	药理作用	机制/药效成分
化瘀止血，活血定痛	抗血栓形成作用	三七总皂苷可抑制血小板聚集，激活尿激酶，促进纤维蛋白溶解。人参皂苷Rg_1、人参皂苷Rb_1人参三醇皂苷均能抑制血栓的形成
	对血液学作用	三七皂苷可舒张血管，其中对冠状动脉的血管舒张作用最强，并具有一定的血管内皮依赖性

续表

功效	药理作用	机制/药效成分
化瘀止血，活血定痛	抗脑缺血、抗动脉粥样硬化	三七总皂苷、三七人参三醇皂苷和人参皂苷Rb_1可改善心肌缺血时的心电图变化，缩小心肌梗死面积。三七皂苷可减小脑损伤大鼠的脑水肿和脑梗死面积。同时，三七皂苷可调节脂代谢、抗动脉粥样硬化、改善斑块稳定性，可改善内皮功能、抑制整合素的表达

3. 甘草

功效	药理作用	机制/药效成分
益气补中，祛痰止咳，解毒，缓急止痛，缓和药性	抗溃疡	对多种实验性溃疡模型均有抑制作用，能促进溃疡愈合
	镇咳、祛痰	甘草流浸膏、甘草次酸、甘草黄酮
	解毒	①甘草次酸具有肾上腺素皮质激素样作用，提高机体对毒物的耐受能力 ②甘草酸水解后释放出的葡萄糖醛酸与体内含有羟基或羧基的毒物和药物结合，形成无毒或低毒的葡萄糖醛酸结合物由尿排出 ③甘草酸可通过激活孕烷（PXR）受体，进而诱导肝细胞CYP3A4基因及蛋白表达的增加，加快毒物和致癌物的代谢

4. 黄芪

功效	药理作用	机制/药效成分
补气升阳，益卫固表，托毒生肌，利水消肿	调节免疫功能	黄芪水煎液、黄芪多糖、黄芪总黄酮和黄芪皂苷等具有增强免疫功能，通过增加吞噬能力或促进小鼠脾淋巴细胞增殖或抑制炎症因子等发挥作用
	抗疲劳	含黄芪甲苷、毛蕊异黄酮的黄芪提取液可延长大鼠负重游泳时间，降低血清乳酸含量，降低血清乳酸脱氢酶（LDH）、尿素氮（BUN）和丙二醛（MDA）含量
	促进造血	黄芪总黄酮灌胃，可提高γ射线照射小鼠模型小鼠脾脏指数，减轻小鼠脾脏的损伤，促进造血功能的恢复

5. 柴胡

功效	药理作用	机制/药效成分
解表退热，疏肝解郁，升举阳气	解热、抗炎	①柴胡、柴胡挥发油及其粗皂苷等对多种原因引起的动物实验性发热均有明显的解热作用 ②柴胡皂苷、皂苷元A和挥发油是柴胡解热的主要有效成分 ③柴胡水提取物、柴胡粗皂苷、柴胡皂苷和柴胡挥发油有抗炎作用
	对肝肾功能的影响	①柴胡皂苷对动物实验性肝损伤具有保护作用，能降低AST、ALT活性，减轻肝组织损伤 ②柴胡可增加实验动物的胆汁排出量，降低胆汁中胆酸、胆色素和胆固醇浓度
	对免疫功能的影响	柴胡皂苷a、d、f可增加小鼠胸腺、脾脏重量，增加T细胞和B细胞的活性，柴胡皂苷a、d可提高血浆中IgA和IgG的水平。柴胡皂苷和柴胡多糖对特异性免疫及非特异性免疫功能具有调节作用

考点 6 甘草酸的体内代谢转化途径★

甘草酸的体内代谢转化途径	①甘草酸具有较高的血浆蛋白结合率、小肠不易吸收、生物利用度低等特点 ②在肠道菌群的作用下，甘草酸在人体中的主要代谢产物为甘草次酸，其脂溶性增强，易于吸收，并可透过血脑屏障 ③甘草酸的药动力学显示非线性动力学性质。甘草酸可代谢为甘草次酸可再次葡萄糖醛酸化，体现类肝肠循环的性质

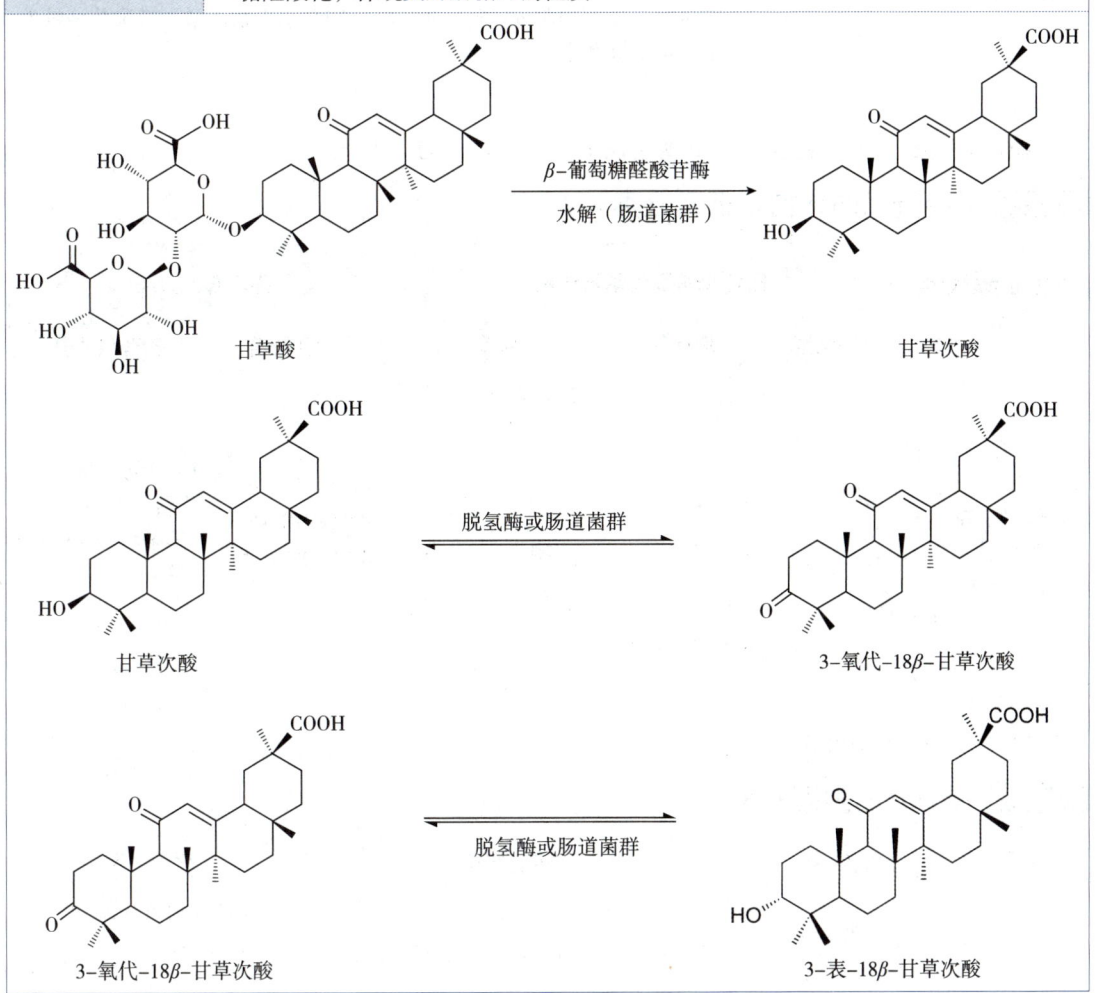

考点 7 含甾体皂苷类化合物的常用中药的化学结构类型及质量控制成分★★★

中药		结构类型	质控成分
麦冬	甾体皂苷	螺旋甾烷醇型	以鲁斯可皂苷元为对照品，测定麦冬总皂苷含量
知母		螺甾烷醇类（如知母皂苷 A Ⅲ）、异螺甾烷醇类（如知母皂苷 Ⅰ）和呋甾烷醇类（如知母皂苷 B Ⅴ）	知母皂苷 B Ⅱ 和芒果苷

【记忆宝】

甾体皂苷，知麦相伴。

考点 8 知母的药理作用 ★★

功效	药理作用	机制/药效成分
清热泻火，滋阴润燥	解热镇痛、抗炎	①解热特点：起效慢，但作用持久 ②解热的主要有效成分是菝葜皂苷元和知母皂苷 ③大鼠脚爪水肿模型试验中芒果苷有显著的抑制作用
	降血糖	知母皂苷能够抑制 α-葡萄糖苷酶。知母水提物能增加细胞葡萄糖消耗，增加肝糖原含量

【记忆宝】

知母本领强，抗病炎症消。血糖它能降，记忆也变好。

考点 9 强心苷元的结构特征及分类 ★★

甾体母核稠和方式	甾体母核取代基及结构			强心苷元分类	
	取代位置	取代基	构型	甲型强心苷	乙型强心苷
A/B环有顺、反两种形式，但多为顺式；B/C环均为反式；C/D环多为顺式	C_3	-OH	多数为 β 型，少数 α 型	C-17侧链为五元不饱和内酯环（$\Delta\alpha\beta$-γ-内酯）	C-17侧链为六元不饱和内酯环（$\Delta\alpha\beta$，$\gamma\delta$-δ-内酯）
	C_{10}	-CH₃、-CHO、-COOH	β 型		
	C_{13}	-CH₃、	β 型		
	C_{14}	-OH	β 型		
	C_{17}	不饱和内酯环	β 型		

【记忆宝】

甲5乙6——甲午遗留。

考点 10 强心苷的类型 ★★

类型	分类依据	连接方式	化合物举例
Ⅰ型	糖的种类及其与苷元的连接方式	苷元-（2,6-二去氧糖）x-（D-葡萄糖）y	紫花洋地黄苷A
Ⅱ型		苷元-（6-去氧糖）x-（D-葡萄糖）y	黄夹苷甲
Ⅲ型		苷元-（D-葡萄糖）y	绿海葱苷

【记忆宝】

"Ⅰ26，葡花地"，"Ⅱ6葡，黄夹苷"，"Ⅲ葡葡，绿海葱"。

考点 11 强心苷的颜色反应及其应用 ★★★

作用部位	反应名称	注意点	记忆宝
甾体母核	①Liebermann-Burchard反应（醋酐-浓硫酸反应） ②Salkowski反应 ③Tschugaev反应 ④三氯化锑反应 ⑤三氯乙酸-氯胺T反应	/	载3、5辆特斯拉

续表

作用部位	反应名称	注意点	记忆宝
C-17位上不饱和内酯环	①Legal反应 ②Raymond反应 ③Kedde反应 ④Baljet反应	区别甲、乙型强心苷	甲开的一个红面包车
α-去氧糖	①Keller-Kiliani（K-K）反应 ②呫吨氢醇（Xanthydrol）反应 ③对-二甲氨基苯甲醛反应 ④过碘酸钠-对硝基苯胺反应	区分强心苷类化合物与其他类别化合物	两K吨碘去养

考点 12 强心苷酸水解反应特点 ★

方法	试剂	特点及注意事项
温和酸水解	0.02～0.05mol/L盐酸或硫酸	①裂解部位：α-去氧糖与苷元间，及α-去氧糖之间； ②适用于Ⅰ型强心苷
强烈酸水解	3～5%的盐酸或硫酸	①裂解部位：所有苷键 ②适用于Ⅱ、Ⅲ型强心苷 ③常得到脱水苷元
氯化氢-丙酮法	1%氯化氢的丙酮溶液	①裂解部位：具有C-2羟基和C-3羟基的苷 ②适合于多数Ⅱ型强心苷

考点 13 含强心苷类化合物的常用中药的化学结构类型、毒性表现及质控成分 ★★★

中药	结构类型	化学成分	毒性表现
香加皮	甲型强心苷	杠柳毒苷和杠柳次苷	中毒后血压先升而后下降，心收缩力增强，继而减弱，心律不齐，乃至心肌纤颤而死亡
罗布麻叶		1个苷元：毒毛旋花子苷元；3个苷：加拿大麻苷、毒毛旋花子苷元-β-D-毛地黄糖苷、毒毛旋花子苷元-β-D-葡萄糖基-（1→4）-β-D-毛地黄糖苷	毒性较低，但剂量不宜过大，否则亦会引起心脏等方面的毒性反应
蟾酥	强心苷元	蟾毒灵、华蟾酥毒基和脂蟾毒配基	/

【记忆宝】
香家（加）皮，罗叶攀，蟾儿（酥）强心苷来参。

考点 14 胆汁酸的显色反应 ★

反应名称	阳性反应现象	注意点
Pettenkofer反应	两液界面出现紫色环	所有胆汁酸均呈阳性反应
Gregory-Pascoe反应	溶液显蓝色	用于胆酸含量测定
Hammarsten反应	胆酸显紫色	鹅去氧胆酸不显色
改良Hammarsten反应	胆酸显紫色	去氧胆酸、鹅去氧胆酸不显色

考点 15 牛黄、熊胆、牛膝的主要化学成分结构类型 ★

中药	化合物类型		质控成分/主要成分
牛黄	甾体化合物	胆汁酸类	胆酸和胆红素
熊胆			牛磺熊去氧胆酸
牛膝		蜕皮激素类	β-蜕皮甾酮

考点 16 牛膝的药理作用 ★

（1）**抗心肌缺血作用** 怀牛膝总皂苷能改善缺血后大鼠心电图的变化，减少心肌酶的释放，增加SOD活力，升高NO含量，降低MDA含量。对急性心肌缺血损伤有保护作用。

（2）**增强免疫作用** 怀牛膝水煎液和牛膝多糖能促进小鼠脾细胞增殖，增强NK细胞活性。

考点 17 常见三萜和甾体类化合物结构识别 ★★

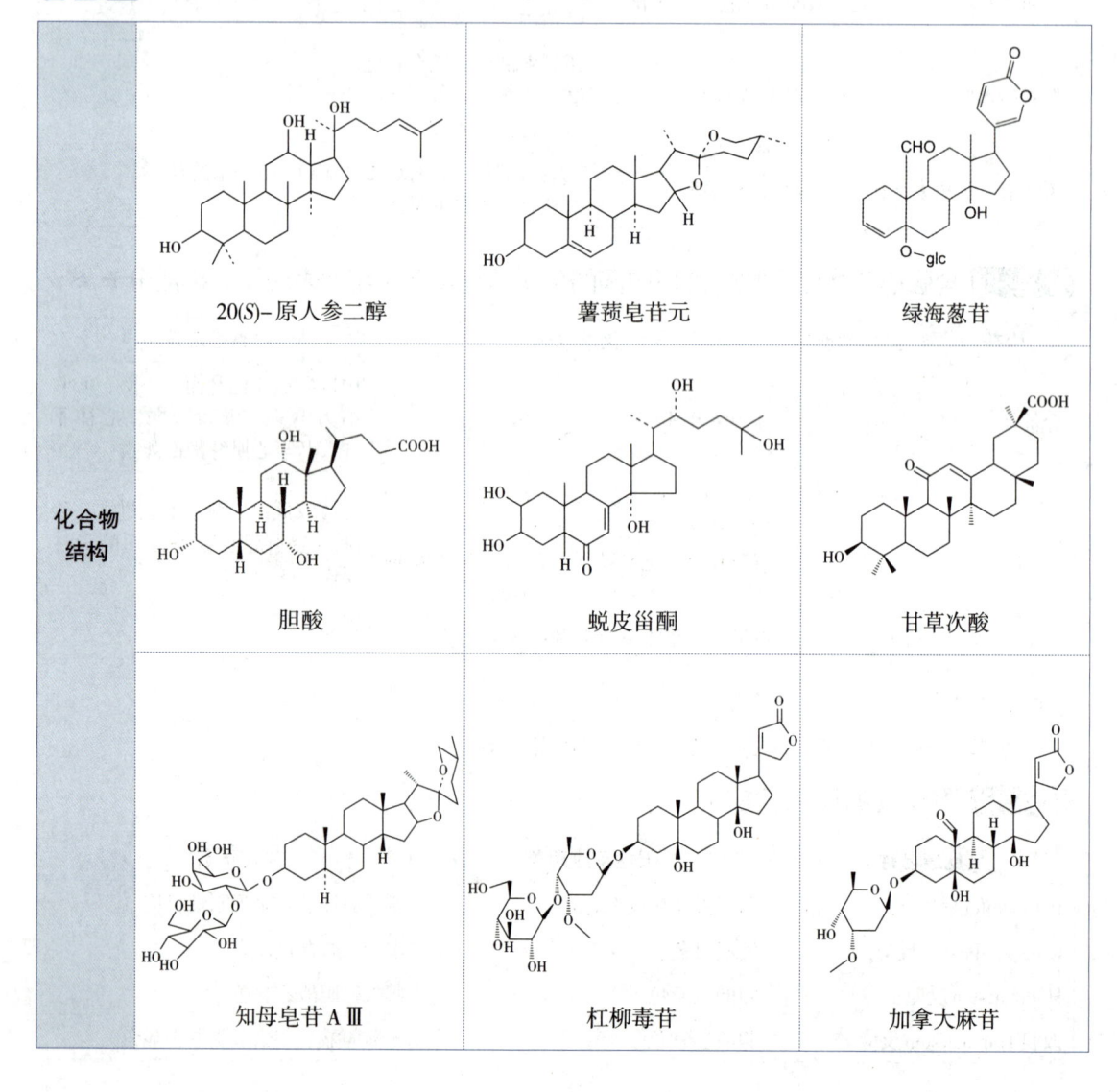

化合物结构			
	20(S)-原人参二醇	薯蓣皂苷元	绿海葱苷
	胆酸	蜕皮甾酮	甘草次酸
	知母皂苷 A Ⅲ	杠柳毒苷	加拿大麻苷

续表

化合物结构	熊去氧胆酸	华蟾酥毒基	牛膝甾酮

考点18 甾体类化合物结构对比 ★★

类型	结构特点	代表中药
甾体皂苷	C-17位为含氧螺杂环	麦冬、知母
强心苷	C-17位为不饱和内酯环，C-3羟基和糖成苷	香加皮、罗布麻叶
胆汁酸	C-17位为戊酸	牛黄、熊胆
蟾毒类	C-17位为不饱和内酯环，C-3羟基游离或与酸形成酯	蟾酥
蜕皮激素	甾核上带7位双键和6-酮基	牛膝

考点19 本章节重要考点回顾 ★★★

大单元	小单元	细目	重要考点
中药化学成分与药理作用	三萜和甾体类化合物	三萜、甾体类化合物的结构特点、分类和理化性质	三萜皂苷和甾体皂苷的分类 性状、溶解性、发泡性和溶血性 水解反应和显色反应 强心苷元部分的结构分类及特征 强心苷的溶解性、显色反应和水解反应 胆汁酸类化学成分的结构特点 蜕皮激素类化学成分的结构特点
		含三萜皂苷类化合物的常用中药	7味含三萜皂苷类化合物的常用中药 化学结构类型及其质量控制成分 人参、三七、甘草、黄芪和柴胡的药理作用 甘草酸的体内代谢转化途径
		含甾体皂苷类化合物的常用中药	2味含甾体皂苷类化合物的常用中药 化学结构类型及其质量控制成分 知母的药理作用
		含强心苷类化合物的常用中药	香加皮和罗布麻叶中强心苷类成分的化学结构类型、毒性表现 蟾酥的化学成分及其质量控制成分
		含胆汁酸类成分的常用动物药	牛黄和熊胆中主要化学成分的结构类型
		含蜕皮激素类化合物的常用中药	牛膝的主要化学成分与药理作用

第七节 生物碱

考点1 生物碱的定义 ★

定义	来源于生物界（主要是植物界）的一类含氮有机化合物
特点	①多数由C、H、O、N组成 ②N多在环上，少数在环外 ③大多具碱性，可与酸成盐 ④多具显著的生理活性
注意	氨基酸、氨基糖、肽类、蛋白质、核酸、核苷酸以及含氮维生素等动、植物体必需的含氮有机化合物不属于生物碱的范畴

【记忆宝】

简单（碱N），生物碱都含氮≠含氮的都是生物碱。

考点2 生物碱在自然界中的分布特点 ★★

（1）在植物中多集中分布于某一器官或某一部位（金鸡纳—树皮；麻黄—髓部；黄柏—树皮；三颗针—根皮）。

（2）在不同植物中含量差别很大。

（3）同科同属的植物常含有相同结构类型的生物碱。

（4）生物碱极少和萜类和挥发油共存于一植物中。

（5）绝大多数以有机盐类存在。

考点3 生物碱的分类及结构特征 ★★★

类型	二级分类		代表化合物
N原子在环内	吡啶类	简单吡啶类	槟榔碱、槟榔次碱、烟碱、胡椒碱
		双稠哌啶类	苦参碱、氧化苦参碱、金雀花碱
	莨菪烷类	/	莨菪碱、古柯碱
	异喹啉类	简单异喹啉	萨苏林
		苄基异喹啉	1-苄基异喹啉类：罂粟碱、去甲乌药碱、厚朴碱 双苄基异喹啉类：蝙蝠葛碱、汉防己甲素和汉防己乙素、异汉防己甲素
		原小檗碱类	小檗碱、延胡索乙素
		吗啡烷类	吗啡、可待因、青风藤碱
	吲哚类	简单吲哚类	大青素B、靛苷
		色胺吲哚类	吴茱萸碱
		单萜吲哚类	利血平、士的宁
		双吲哚类	长春碱、长春新碱
N原子在环外	有机胺类		麻黄碱、秋水仙碱、益母草碱

【记忆宝】

（1）简单吡啶类：兵（槟）临（林）城下烟（烟）火胡（胡）同，吡啶家族来集合。

（2）双稠哌啶类：苦参氧化金雀花，双稠哌啶是一家。

（3）莨菪烷类：鼓（古）浪（莨）屿。

（4）吗啡烷类：马（吗）可（可待因）波罗两袖清风（青风藤碱）。

（5）简单吲哚类：修筑大（大青素B）殿（靛苷）不简单。

（6）色胺吲哚类：午（吴）安（胺）。

（7）单萜吲哚类：利血士宁，单萜吲哚行。

（8）双吲哚类：长春双人游。

（9）有机胺类：黄母种秋水仙，用有机肥。

考点 4 生物碱的结构特征识别中芳杂环的认知 ★★★

五元杂环	结构式	呋喃	噻吩	吡咯
	结构式	噁唑	噻唑	咪唑
	结构式	吡唑	/	/
六元杂环	结构式	吡啶	嘧啶	吡喃
苯并杂环	结构式	吲哚	喹啉	异喹啉
杂环并杂环	结构式	嘌呤	/	/

【记忆宝】

杂原子有氮氧硫，放在环里叫杂环；五环一氧是呋喃，五环一氮叫吡咯；噻吩环里有个硫，两氮相邻是吡唑；两氮分开是咪唑，一硫一氮是噻唑；一氧一氮是噁唑，一氮三键是吡啶；两氮相间是嘧啶，苯并吡咯是吲哚；苯并吡啶叫喹啉，嘧咪相稠是嘌呤。

考点 5 生物碱的理化性质 ★★

1. 性状、旋光性、溶解性

理化性质	内容		特例
性状	一般为无色或白色		小檗碱、蛇根碱呈黄色；药根碱、小檗红碱呈红色
	多为结晶固体		烟碱、槟榔碱、毒芹碱（液体）
	多为苦味，少数辛辣味		甜菜碱（甜味）
	有固定溶点、沸点		汉防己乙素（具有双熔点）
	麻黄碱、烟碱（有挥发性）→水蒸气蒸馏法提取		
	咖啡因（具有升华性）、利血平（具有荧光）		
旋光性	多为左旋		胡椒碱无旋光性；麻黄碱在水中呈右旋性，在三氯甲烷中呈左旋性
溶解性	亲脂性生物碱：多数具仲胺和叔胺氮原子的生物碱		
	亲水性生物碱：季铵型生物碱、含 N-氧化物结构的生物碱、小分子生物碱、酰胺类生物碱		
	具特殊官能团的生物碱	酸碱两性生物碱：槟榔次碱、吗啡	
		具内酯或内酰胺结构：喜树碱、苦参碱	
	生物碱盐：一般易溶于水，可溶于醇类，难溶或不溶于亲脂性有机溶剂		

【记忆宝】

（1）季铵型生物碱：厚朴碱、小檗碱、巴马汀、黄连碱、甲基黄连碱、药根碱。

（2）含 N-氧化物结构的生物碱：氧化苦参碱。

（3）小分子生物碱：麻黄碱、烟碱（既可溶于水，也可溶于三氯甲烷）。

（4）酸碱两性生物碱：槟榔次碱、吗啡。

（5）具内酯或内酰胺结构：喜树碱、苦参碱。

2. 碱性

	产生碱性强弱的原因和结论			实例列举
碱性强弱与分子结构的关系	氮原子的杂化方式		sp^3>sp^2>sp	四氢异喹啉>异喹啉 可待因>罂粟碱
	电性效应	诱导效应	①供电子基使碱性增强 ②吸电子基使碱性减弱	苯异丙胺>麻黄碱>去甲麻黄碱
		共轭效应	N原子上孤电子对与 π 电子形成 p-π 共轭时，碱性减弱	胡椒碱、秋水仙碱、咖啡碱碱性弱
碱性强弱与分子结构的关系	空间效应		立体障碍，不利于其接受质子，则碱性减弱	莨菪碱>山莨菪碱>东莨菪碱
	氢键效应		形成稳定的分子内氢键时，其共轭酸稳定，碱性强	钩藤碱>异钩藤碱
①生物碱碱性强度统一用其共轭酸的酸式离解常数 pKa 值表示。pKa 越大，该碱的碱性越强 ②碱性由强到弱的一般顺序：胍基>季铵碱>N-烷杂环>脂肪胺>芳香胺≈N-芳杂环>酰胺≈吡咯				

【记忆宝】

表示碱性强度 pKa，数值越大碱愈强；胍季N，脂芳酰咯，从强至弱依次排；影响碱性因素多，分子结构关系密；杂化共轭与诱导，空间效应与氢键；实例分析牢记心，多选题中把分拿。

3. 沉淀反应（生物碱酸水溶液 + 生物碱沉淀试剂 → 生成复盐和络盐）

试剂名称	组成	反应特征
碘化铋钾试剂	$KBiI_4$	黄色至橘红色无定形沉淀
碘化汞钾试剂	K_2HgI_4	类白色沉淀
碘−碘化钾试剂	$KI-I_2$	红棕色无定形沉淀
硅钨酸试剂	$SiO_2-12WO_3 \cdot nH_2O$	浅黄色或灰白色无定形沉淀
饱和苦味酸试剂	2,4,6−三硝基苯酚	黄色沉淀或结晶
雷氏铵盐试剂	$NH_4[Cr(NH_3)_2(SCN)_4]$	红色沉淀或结晶（季铵碱）
注意点： ①仲胺一般不易与生物碱沉淀试剂反应，如麻黄碱 ②利用沉淀反应鉴别生物碱时，应注意假阳性和假阴性反应 ③蛋白质、鞣质、多肽等可产生假阳性反应 ④定性鉴别时应用3种以上试剂分别反应，均阳性或阴性方有可信性		

【记忆宝】

乌龟升仙苦恼，雷氏点化！

考点6 含生物碱类化合物的常用中药的化学结构类型及质量控制成分 ★★★

代表中药	结构类型	质控成分
苦参	双稠哌啶类	苦参碱、氧化苦参碱
山豆根		
麻黄	有机胺类	盐酸麻黄碱、盐酸伪麻黄碱
黄连	异喹啉类	小檗碱（以盐酸小檗碱计）
延胡索		延胡索乙素（dl-四氢巴马汀）
功劳木		小檗碱、药根碱、巴马汀、非洲防己碱
防己		粉防己碱和防己诺林碱
川乌	双酯型生物碱	乌头碱、次乌头碱、新乌头碱
附子		
洋金花	莨菪烷类	东莨菪碱
天仙子		东莨菪碱、莨菪碱
马钱子	吲哚类	士的宁（番木鳖碱）、马钱子碱
千里光	吡咯里西啶类	阿多尼弗林碱
雷公藤	倍半萜大环内酯生物碱类和精眯类生物碱	雷公藤甲素（二萜类化合物）

【记忆宝】

苦山麻黄连延功，防己洋天川附马，千里雷公全记下。

考点 7 含生物碱类化合物的常用中药的毒性及炮制过程中的变化 ★★★

中药	细目	内容
川乌	主要毒性成分	乌头碱、次乌头碱、新乌头碱
	致死剂量	2~4mg
	临床应用	"十八反"
	炮制减毒	水浸、加热（水解反应）
马钱子	毒性成分	士的宁和马钱子碱
	致死剂量	30mg
千里光	毒性分布	肝、肾毒性和胚胎毒性
雷公藤	毒性分布	主要毒性为生殖毒性，肝、肾、心脏、局部刺激

【记忆宝】

阿多吡咯千里光，肝肾胚胎都受伤。

考点 8 麻黄、黄连、延胡索、川乌、附子的药理作用 ★★

1. 麻黄

功效	药理作用	机制/药效成分
发汗解表，宣肺平喘，利水消肿	解热、发汗	①影响下丘脑体温调节中枢，启动散热过程 ②兴奋外周 α_1 受体 ③阻碍汗腺导管对钠离子的重吸收
	止咳、平喘	甲基麻黄碱具有止咳作用
	利尿	D-伪麻黄碱的利尿作用最明显
	对心血管系统的作用	伪麻黄碱、甲基麻黄碱和麻黄碱能激动肾上腺素受体，加快心率、增加心肌收缩及心排血量，收缩血管升高血压，产生兴奋心脏的作用

2. 黄连

功效	药理作用	机制/药效成分
清热燥湿，泻火解毒	抗病原微生物	抗菌谱广，抗菌有效成分主要是小檗碱
	抗细菌毒素	小檗碱能提高机体对多种细菌毒素的耐受力，小檗碱能对抗蓖麻油、番泻叶等所致的小鼠腹泻，也能对抗霍乱弧菌毒素和大肠埃希菌所致的严重腹泻
	解热、抗炎	小檗碱对多种实验性炎症早期渗出、水肿和晚期肉芽增生都有明显的抑制作用
	降血糖	黄连素片可显著改善胰岛素敏感性，提升血清胰岛素水平，降低血糖。黄连煎剂及小檗碱能降低肾上腺素、四氧嘧啶和自发性糖尿病动物的血糖水平，并改善葡萄糖耐量

3. 延胡索

功效	药理作用	机制/药效成分
活血，行气，止痛	镇痛	①镇痛作用的有效成分：延胡索甲素、乙素、丙素、丑素，其中延胡索乙素作用最强 ②无成瘾性，也无呼吸抑制、便秘等副作用
	改善血液流变性作用	延胡索乙素可改善老年血瘀模型大鼠血液流变学机制，提高 Na^+、K^+-ATP活性，降低膜胆固醇含量、提高膜SOD活性、降低MDA含量；延胡索乙素静脉给药对大鼠实验性血栓形成有明显的抑制作用，并剂量依赖性地抑制ADP、花生四烯酸和胶原诱导的血小板聚集
	抗心肌缺血	增加冠脉流量，降低心肌耗氧，改善心肌血氧供需平衡，减小心肌梗塞范围
	抗脑缺血	明显减轻脑水肿造成的神经功能障碍及脑组织病理损害

4. 川乌 镇痛、抗炎、免疫抑制、降血压及强心作用。

5. 附子

（1）对心血管系统的作用 附子双酯型生物碱、单酯型生物碱和去甲乌药碱能增加离体蛙心的收缩幅度，双酯型生物碱对心衰大鼠具有强心作用；去甲乌药碱具有扩张小鼠大动脉的作用；黑顺片提取的附子总生物碱小鼠灌胃能对抗垂体后叶素引起的心肌缺血，调节心肌差异性蛋白的表达。

（2）镇痛作用 制附子粉、黑顺片水煎剂、附子水提醇沉液均具有镇痛作用。

【记忆宝】

麻黄发汗又解热，止咳平喘能镇痛，抗炎利尿心兴奋，血压升高功效全。
黄连抗菌抗毒素，抗炎解热还止泻，血糖降低作用妙，多种功效要记牢。
延胡镇痛效果强，血流变好心缺血，心律正常脑不缺，多种作用保健康。
川乌镇痛又抗炎，免疫抑制血压减，强心作用也明显，牢记功效不混淆。
附子强心升血压，血管扩张护心肌，能量代谢促得快，抗炎镇痛身体佳。

考点 9 汉防己甲素和异汉防己甲素的代谢动力学 ★★★

异汉防己甲素是中药十大功劳的化学成分	
双苄基异喹啉生物碱的吸收与分布	①该类生物碱极性较小，容易被胃肠道所吸收 ②该类生物碱亲脂性强，易被肝脏摄取，也易透过血脑屏障分布于脑组织。体内分布较广，表观分布容积较大
双苄基异喹啉生物碱的药物代谢动力学	①人体药代动力学 C-T 曲线为二室模型 ②异汉防己甲素大鼠灌胃给药，剂量为25～50mg/kg时表现为线性动力学，半衰期较长，$t_{1/2}$ 为68小时，给药剂量为50mg/kg以上时，表现为非线性动力学，$t_{1/2}$ 由68小时延长至97.6小时。该药的 C-T 曲线呈现典型的双峰现象，具有典型的肝肠循环特点

异汉防己甲素	大鼠灌胃异汉防己甲素后的 C-T 曲线 （● 100mg/kg；▲ 250mg/kg）

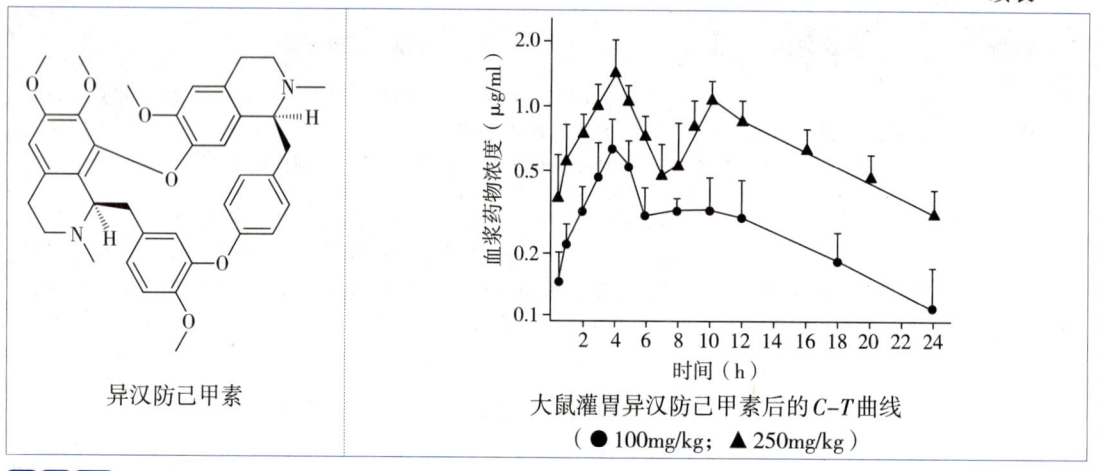

考点 10 常见生物碱类化合物结构识别 ★★

化合物结构			
	胡椒碱	氧化苦参碱	古柯碱
	罂粟碱	延胡索乙素	吗啡
	吴茱萸碱	士的宁	麻黄碱
	秋水仙碱	乌头次碱	乌头原碱

续表

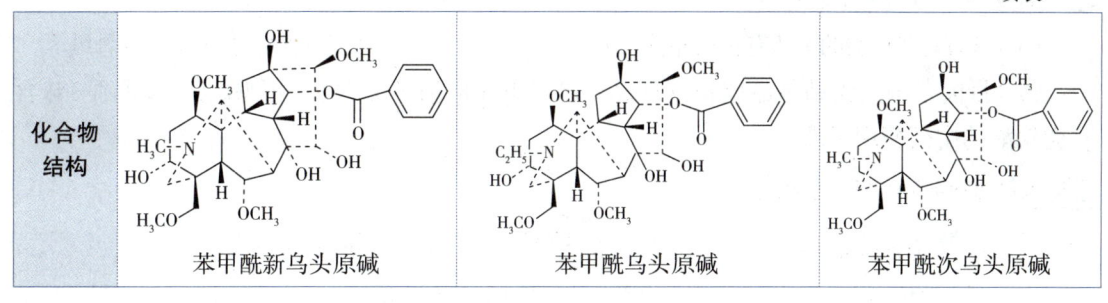

化合物结构	苯甲酰新乌头原碱	苯甲酰乌头原碱	苯甲酰次乌头原碱

考点 11 本章节重要考点回顾 ★★★

大单元	小单元	细目	重要考点
中药化学成分与药理作用	生物碱	生物碱的分类、结构特征和理化性质	生物碱的定义（含N有机化合物）
			五种基本母核类型生物碱的结构特征
			碱性强弱与分子结构的关系
			性状、溶解性中的特例
			常用的生物碱沉淀试剂
			沉淀反应的条件和阳性结果的判定
		含生物碱类化合物的常用中药	14味含生物碱的常用中药
			常用中药所含主要生物碱的化学结构类型及其质量控制成分
			川乌中所含主要生物碱的化学结构类型、质量控制成分、毒性及其在炮制过程中的变化
			马钱子、千里光和雷公藤中所含主要生物碱的化学结构类型、毒性及其质量控制成分
			麻黄、黄连、延胡索、川乌的药理作用
			异汉防己甲素的代谢动力学

第八节　其他化学成分

考点 1 含有机酸的常用中药的化学结构类型及药理作用 ★★★

中药	主要有机酸	质控成分	药理作用或活性
金银花	绿原酸、异绿原酸	木犀草苷、绿原酸、酚酸类的总量	抗病毒、抗菌、抗内毒素、解热、抗炎
当归	阿魏酸	阿魏酸和挥发油	促进造血作用、降血脂作用、抗肝损伤作用
丹参	丹酚酸A、丹酚酸C	丹参酮类和丹酚酸B	抗氧化、抗动脉粥样硬化
马兜铃	马兜铃酸	/	肾毒性

【记忆宝】

当家花旦骑马！

考点 2 含马兜铃酸的中药 ★★

（1）含有马兜铃酸的中药有：马兜铃、关木通、广防己、细辛、天仙藤、青木香、寻骨风等。

（2）目前，国家食品药品监督管理总局已经下文取消了关木通、广防己、青木香3味含马兜铃酸的中药药用标准。

考点 3 鞣质的理化性质 ★★

理化性质		内容
物理性质	性状	多为无定形粉末，具有吸湿性
	溶解性	有较强的极性，可溶于水、甲（乙）醇、丙酮等亲水性溶剂，难溶于乙醚、三氯甲烷等亲脂性溶剂
化学性质	还原性	鞣质为强还原剂，能还原多伦试剂和斐林试剂
	与蛋白质作用	与蛋白质能生成不溶的复合物而沉淀
	与三氯化铁作用	呈蓝黑色或绿黑色（蓝黑墨水的制造）
	与重金属作用	与乙酸铅、乙酸铜、氯化亚锡等重金属盐产生沉淀→提取分离或除去鞣质
	与生物碱作用	与生物碱生成难溶或不溶的沉淀，可用作生物碱沉淀试剂
	与铁氰化钾的氨溶液作用	反应呈深红色，并很快变成棕色

考点 4 除去鞣质的方法 ★

除去中药提取液中鞣质的方法：冷热处理法、石灰法、铅盐法、明胶法、聚酰胺吸附法、溶剂法。

【记忆宝】

冷热石灰聚溶明铅。

考点 5 含其他成分的中药的化学成分 ★★

中药	结构类型	主要成分/质控成分	主要活性
五倍子	可水解鞣质	五倍子鞣质（单宁酸）	/
水蛭	蛋白质类	水蛭素	抗凝血、抗血栓形成、改变血液流变性等
麝香	/	麝香酮（L-3甲基十五环酮）	麝香酮使麝香具有特殊的香气，对冠心病有与硝酸甘油同样的疗效，且副作用小
斑蝥	单萜类	斑蝥素	抗肿瘤作用

考点 6 常见其他成分类化合物结构识别 ★★

化合物结构	绿原酸	阿魏酸	迷迭香酸

续表

化合物结构	丹参素	原儿茶酸	没食子酸
	麝香酮	麝香吡啶	斑蝥素

考点 7 本章节重要考点回顾 ★★★

大单元	小单元	细目	重要考点
中药化学成分与药理作用	其他化学成分	有机酸	金银花、当归和丹参中有机酚酸的化学结构类型
			金银花、当归的药理作用
			马兜铃的主要化学成分与毒性
		鞣质	鞣质的理化性质
			除去鞣质的主要方法
			五倍子主要化学成分
		蛋白质	水蛭中的主要化学成分
		其他化学成分	麝香、斑蝥中的主要化学成分

考点 8 含各类成分的常用中药总结 ★★★

成分类型	常用中药
生物碱	苦参、山豆根、麻黄、黄连、延胡索、功劳木、防己、洋金花、天仙子、川乌、附子、马钱子、千里光、雷公藤
氰苷	苦杏仁、桃仁、郁李仁
醌类	大黄、番泻叶、虎杖、何首乌、芦荟、决明子、丹参、紫草
香豆素	秦皮、前胡、白芷、肿节风、补骨脂
木脂素	五味子、厚朴、连翘、细辛
黄酮	黄芩、葛根、银杏叶、槐花、陈皮、满山红、蒲黄、沙棘
萜类	穿心莲、青蒿、龙胆、栀子
挥发油	薄荷、莪术、艾叶、肉桂
三萜皂苷	人参、三七、甘草、黄芪、合欢皮、商陆、柴胡
甾体皂苷	麦冬、知母
蜕皮激素类	牛膝
强心苷	香加皮、罗布麻叶
有机酸	金银花、当归、丹参、马兜铃

考点 9 常用中药结构类型及质量控制成分 ★★★

分类	结构	常用中药	主要成分/质控成分
苷类	氰苷类	苦杏仁	苦杏仁苷
		桃仁	
		郁李仁	
醌类	蒽醌类	大黄	总蒽醌和游离蒽醌
		虎杖	大黄素、虎杖苷
		何首乌	二苯乙烯苷和结合蒽醌（大黄素和大黄素甲醚）
		番泻叶	番泻苷A、番泻苷B
		芦荟	芦荟苷
		决明子	大黄酚、橙黄决明素
	菲醌类	丹参	丹参酮类和丹酚酸B
	萘醌类	紫草	β,β'-二甲基丙烯酰阿卡宁和羟基萘醌总含量
香豆素类	简单香豆素类	秦皮	秦皮甲素、秦皮乙素
	7,8-吡喃骈香豆素型（角型）	前胡	白花前胡甲素、白花前胡乙素
	线型吡喃香豆素	白芷	欧前胡素
	简单香豆素	肿节风	异嗪皮啶、迷迭香酸
香豆素类	6,7-呋喃骈香豆素型（线型） 7,8-呋喃骈香豆素型（角型）	补骨脂	补骨脂素（线型）、异补骨脂素（角型）
木脂素类	联苯环辛烯型木脂素类	五味子	五味子醇甲
	联苯二酚型	厚朴	厚朴酚、和厚朴酚
	/	连翘	挥发油、连翘苷、连翘酯苷A
	/	细辛	细辛脂素、挥发油
黄酮类	黄酮类	黄芩	黄芩苷
	异黄酮类	葛根	葛根素
	黄酮类	银杏叶	总黄酮醇苷、萜类内酯
	黄酮类	蒲黄	异鼠李素-3-O-新橙皮苷和香蒲新苷
	黄酮醇类	沙棘	异鼠李素
	二氢黄酮	槐花	总黄酮、芦丁
	二氢黄酮	满山红	杜鹃素
萜类	二萜类	穿心莲	穿心莲内酯、14-去氧穿心莲内酯、新穿心莲内酯、脱水穿心莲内酯
	倍半萜类	青蒿	青蒿素
	环烯醚萜类	栀子	栀子苷
	裂环环烯醚萜苷	龙胆	龙胆苦苷

续表

分类	结构	常用中药	主要成分/质控成分
挥发油类	单萜类	薄荷	挥发油（薄荷脑）
	倍半萜类	莪术	挥发油
	单萜类	艾叶	桉油精、龙脑
	/	肉桂	桂皮醛、挥发油
三萜皂苷类	达玛烷型	人参	人参皂苷Rg_1、人参皂苷Re、人参皂苷Rb_1
	四环三萜	三七	人参皂苷Rg_1、人参皂苷Rb_1、三七皂苷R_1
	五环三萜	甘草	甘草酸、甘草苷
	四环三萜及五环三萜苷	黄芪	黄芪甲苷、毛蕊异黄酮葡萄糖苷
	五环三萜类齐墩果烷型	合欢皮	(-)-丁香树脂酚-4-O-β-D-呋喃芹糖基-(1→2)-β-D-吡喃葡萄糖苷
	五环三萜类齐墩果烷型	商陆	商陆皂苷甲
	齐墩果烷衍生物五环三萜	柴胡	柴胡皂苷a、柴胡皂苷d
甾体皂苷类	/	麦冬	鲁斯可皂苷元
	/	知母	知母皂苷BⅡ、芒果苷
强心苷	甲型	香加皮	杠柳毒苷、杠柳次苷
	甲型	罗布麻叶	/
	乙型	蟾酥	蟾毒灵、脂蟾毒配基、华蟾酥毒基
胆汁酸	/	牛黄	胆酸、胆红素
	/	熊胆	熊去氧胆酸
生物碱	吡啶类	苦参	苦参碱、氧化苦参碱
		山豆根	
	有机胺类	麻黄	盐酸麻黄碱、盐酸伪麻黄碱
	异喹啉类	黄连	小檗碱
		延胡索	延胡索乙素（dl-四氢巴马汀）
		防己	粉防己碱和防己诺林碱
		功劳叶	小檗碱、药根碱、巴马汀和非洲防己碱
	双酯型生物碱	川乌	乌头碱、次乌头碱、新乌头碱
		附子	
	莨菪烷类	洋金花	东莨菪碱
		天仙子	莨菪碱、东莨菪碱
	吲哚类	马钱子	士的宁（番木鳖碱）、马钱子碱
	吡咯里西啶类	千里光	阿多尼弗林碱
	三环二萜类（不是生物碱）	雷公藤	雷公藤甲素

续表

分类	结构	常用中药	主要成分/质控成分
其他成分	/	麝香	麝香酮（L-3-甲基十五环酮）
	单萜类	斑蝥	斑蝥素
	蛋白质类	水蛭	水蛭素
有机酸类	一分子咖啡酸与一分子奎宁酸结合而成的酯	金银花	木犀草苷、绿原酸、酚酸类的总量
	/	当归	阿魏酸、挥发油
	/	丹参	丹参酮类、丹酚酸B
	/	马兜铃	马兜铃酸
鞣质	可水解鞣质	五倍子	鞣酸
蜕皮激素	甾体类	牛膝	β-蜕皮甾酮

考点 10 常用中药的药理作用总结 ★★★

成分类型	中药名称	功用类别	药理作用
氰苷类	苦杏仁	化痰止咳平喘药	镇咳、祛痰、平喘、抗炎、镇痛、增强免疫
醌类	大黄	泻下药	泻下、抗病原微生物、保肝、利胆
	何首乌	补虚药	促进造血功能、抗动脉粥样硬化、增强免疫功能
	丹参	活血祛瘀药	改善血液流变性、改善微循环、抗凝血、抗心肌缺血、抗脑缺血、抗肝纤维化、抗肿瘤
黄酮类	黄芩	清热药	抗病原微生物、解热、抗炎、抗过敏、解毒
	葛根	解表药	解热、改善心肌缺血、抗动脉硬化、降血糖、抗肿瘤、保肝
萜类	青蒿	清热药	抗病原微生物、抗内毒素、解热、镇痛、抗炎、抗肿瘤、调节免疫
挥发油类	莪术	活血祛瘀药	抗凝血、改善血液流变性、抗血小板聚集、抗肿瘤、抗纤维化、镇痛
三萜皂苷类	人参	补虚药	增强免疫功能、抗疲劳、调血脂、延缓衰老、提高记忆
	三七	止血药	抗血栓形成、抗脑缺血、抗心肌损伤、抗心律失常、抗炎、改善学习记忆、抗疲劳
	甘草	补虚药	抗消化道溃疡、调节免疫、止咳平喘祛痰、镇痛、解毒、抗肝损伤
	黄芪	补虚药	调节免疫功能、抗疲劳、促进造血、抗肺损伤、抗肝损伤、调血脂、降血糖
	柴胡	解表药	解热、抗炎、抗病毒、调节消化系统及提高免疫功能
蜕皮激素类	牛膝	活血祛瘀药	抗凝血、抗心肌缺血、抗衰老、增强免疫、抗肿瘤
甾体皂苷类	知母	清热药	抗病原微生物、抗炎、降血糖、改善学习记忆能力

续表

成分类型	中药名称	功用类别	药理作用
生物碱类	麻黄	解表药	解热、发汗、止咳、平喘、镇痛、抗炎、利尿、兴奋心脏、升高血压
	黄连	清热药	抗病原微生物、抗细菌毒素、抗炎、解热、止泻、降血糖
	延胡索	活血祛瘀药	镇痛、改善血液流变性、抗心肌缺血、抗心律失常、抗脑缺血
	川乌	祛风湿药	镇痛、抗炎、免疫抑制、降血压、强心
	附子	温里药	强心、升高血压、扩张血管、保护心肌、促进能量代谢、抗炎、镇痛
有机酸类	金银花	清热药	抗菌、抗病毒、抗内毒素、解热、抗炎
	当归	补虚药	促进造血、抗肝损伤、抗炎镇痛、降血脂

考点 11 肠菌代谢 ★★★

中药	成分	特点
十大功劳	异汉防己甲素	双峰现象，肝肠循环
苦杏仁	苦杏仁苷	β-糖苷酶，苯甲醛、氢氰酸（少量）
大黄	番泻苷	β-糖苷酶，大黄酸蒽酮（番泻苷是前体药物）
黄芩	黄芩苷	双峰现象，肝肠循环
槐花	芦丁	酶解生成槲皮素
甘草	甘草次酸	可透过血-脑屏障，类肝肠循环

考点 12 含有多种化学成分的中药 ★★★

中药	化学成分
雷公藤	倍半萜大环内酯类和精眯类生物碱：雷公藤碱
	二萜类：雷公藤甲素
丹参	菲醌：丹参酮类（脂溶性）
	有机酸：丹酚酸B（水溶性）
银杏叶	黄酮醇苷类：槲皮素、山奈素、异鼠李素
	二萜类：银杏内酯A、B、C和白果内酯
知母	甾体皂苷：知母皂苷BⅡ
	黄酮苷：芒果苷
甘草	五环三萜皂苷：甘草酸
	黄酮苷：甘草苷

考点 13 重点显色反应小结 ★★

化学成分	显色反应	反应类型
生物碱	沉淀试剂：一盐二酸三碘化（碘化铋钾试剂、碘化汞钾试剂、碘-碘化钾试剂、硅钨酸试剂、饱和苦味酸试剂、雷氏铵盐试剂）	生物碱类，除麻黄碱、吗啡、咖啡碱
糖和苷	Molish 反应	/
醌类	Feigl 反应	所有醌类
	Borntrager's 反应	羟基蒽醌
	无色亚甲蓝反应	苯醌及萘醌
香豆素	异羟肟酸铁反应	内酯环
黄酮类	盐酸-镁粉反应	黄酮（除查耳酮、橙酮、儿茶素等）
	四氢硼钠反应	二氢黄酮
皂苷，强心苷，胆汁酸	Liebermann-Burchard 反应	三萜皂苷和甾体皂苷 强心苷（甾体母核） 胆汁酸（甾体母核）
强心苷	Keller-Kiliani（K-K）反应	α-去氧糖
胆汁酸	Gregory Pascoe 反应	胆酸含量测定

【记忆宝】

一盐二酸三碘化，生物碱除麻二啡；Molish 糖苷 Feigl 醌，羟 B 亚甲苯萘醌；盐酸镁粉对黄酮，不显色有查儿橙；四氢对二氢有香，L-B 皂苷强心苷；定性还有胆汁酸，胆酸定量靠 G-P；强心苷有去氧糖，K-K 反应鉴别强。

第四章 常用中药的鉴别

第一节 常用植物类中药的鉴别

一、根及根茎类中药

考点 1 单子叶植物与双子叶植物根及根茎的性状鉴别 ★

1. 单子叶植物与双子叶植物根的性状鉴别要点

区别点	单子叶植物	双子叶植物
性状	一般为须根系，有的须根先端膨大成纺锤块根	一般为直根系，主根发达，侧根较细，主根常为圆柱形、圆锥形或纺锤形
表面	常为表皮或较薄的栓化组织	常为栓皮，较粗糙
横断面	无放射状结构；内皮层环较明显；木部较皮部小；中央有髓	自中心向外的放射状结构；形成层环多明显；木部较皮部大；中央常无髓

2. 单子叶植物与双子叶植物根茎断面的性状鉴别要点

区别点	单子叶植物	双子叶植物
外表	无木栓层	常有木栓层
形成层	无	有
内皮层环	明显	不明显
维管束排列情况	不呈放射状结构	呈放射状结构
髓部	无	有

【记忆宝】
（1）双子叶树木形形色色（双：栓皮，木：木部明显，形形色色：形成层环、射线明显）。
（2）双根无（双子叶植物的根没有髓）。

3. 双子叶植物根及根茎常见的异常构造

根常见的异常构造	
黄白色异型维管束	牛膝、川牛膝（筋脉点）、商陆（罗盘纹）
皮部异型维管束	何首乌（云锦状花纹）
根茎常见的异常构造	
髓部异型维管束	大黄（星点）
应注意根茎断面组织中有无分泌组织散布，如川芎、白术的油点等	

考点 2 蕨类中药（狗脊、绵马贯众）的鉴别要点 ★★

中药	科属/药用部位	产地	性状鉴别
狗脊	蚌壳蕨科/根茎	福建、四川	近边缘0.1～0.4cm处有1条棕黄色隆起的木质部环纹或条纹，偶有金黄色绒毛残留
绵马贯众	鳞毛蕨科/根茎和叶柄残基	黑龙江、吉林、辽宁（东北贯众）	呈长倒卵形，略弯曲，有的纵剖为两半，表面密被排列整齐的叶柄残基及鳞片，断面有黄白色维管束5～13个，环列，气特异，味初淡而微涩，后渐苦、辛
彩图辨识	狗脊		绵马贯众

考点 3 细辛的鉴别要点 ★★★

科属/药用部位	马兜铃科/根和根茎
基原	三基原：北细辛、汉城细辛、华细辛
产地	以东北所产"辽细辛"为道地药材
性状鉴别	常卷曲成团。根茎横生呈不规则圆柱形，具短分枝，分枝顶端有碗状的茎痕。气辛香，味辛辣、麻舌

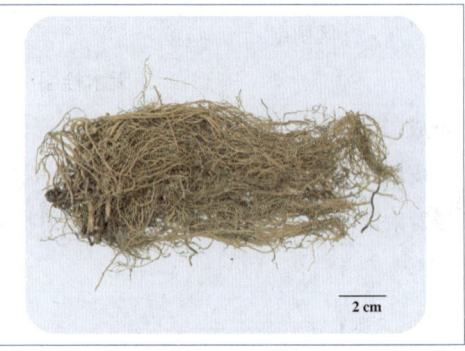

【记忆宝】
细辛辽华马兜铃，卷曲横生不规则。

考点 4 蓼科中药的鉴别要点 ★★★

1. 来源于蓼科的中药 大黄、虎杖、何首乌、蓼大青叶、青黛。
2. 大黄、虎杖、何首乌

中药	药用部位	性状鉴别	异常构造	显微鉴别
大黄	根及根茎	刮去外皮忌用铁器，除尽外皮可见类白色网状纹理及"星点"（异型维管束）散在，气清香，味苦而微涩，嚼之粘牙，有沙粒感	存在于根茎髓部	草酸钙簇晶多而大，粉末微量升华，可见菱状针晶或羽状结晶

续表

中药	药用部位	性状鉴别	异常构造	显微鉴别
虎杖	根茎及根	切面皮部较薄，木部宽广，射线呈放射状，皮部与木部较易分离。根茎髓中有隔或呈空洞状	无	/
何首乌	块根	皮部有4～11个类圆形异型维管束环列，形成云锦状花纹，中央木部较大，有的呈木心	存在于皮部	/
彩图辨识		掌叶大黄（药材） / 掌叶大黄（饮片） 药用大黄（药材） / 药用大黄（饮片） 唐古特大黄 / 虎杖		

续表

中药	药用部位	性状鉴别	异常构造	显微鉴别
彩图辨识		何首乌		

【记忆宝】

（1）药用部位为块根的中药：甘遂、太子参、麦冬、何首乌、草乌、百部、天冬、地黄、郁金（快跟随太子卖二乌，百天遍地是黄金）。

（2）大黄：大猩猩随心所欲（大：大黄；猩：星点；随：髓部）。

（3）虎杖：虎杖木广髓空隔。

（4）何首乌：乌云（云锦状花纹）、纹身在皮部（异常构造在皮部）。

（5）大黄：大（大黄）型促（含草酸钙簇晶）销。

考点 5 苋科中药的鉴别要点 ★★

区别点	牛膝	川牛膝
来源	苋科牛膝的根	苋科川牛膝的根
产地	河南	四川
形状	呈细长圆柱形	近圆柱形，少数分支
表面	灰黄色或淡棕色	黄棕色或灰褐色
质地	硬脆，易折断	韧，难折断
筋脉点	2～4轮	数轮同心环
味	微甜而稍苦涩	味甜（甜牛膝）
彩图辨识		

【记忆宝】

(1) 苋科：风吹艹低见牛羊（艹见——苋科、牛——牛膝、川牛膝）。

(2) 牛膝苋科质硬脆，川膝苋科质柔韧。

考点6 商陆的鉴别要点 ★

科属/药用部位	商陆科/根
基原	二基原：商陆、垂序商陆
性状鉴别	切面浅黄棕色或黄白色，异型维管束隆起，其木部明显，形成数个突起的同心性环轮，习称"罗盘纹"。气微，味稍甜，久嚼麻舌

【记忆宝】

上路带罗盘，不然会有麻烦（上路：商陆；罗盘：罗盘纹；麻烦：久嚼麻舌）。

考点7 石竹科中药的鉴别要点 ★★

来源于石竹科的中药：银柴胡、太子参。

中药	药用部位	产地加工	性状鉴别
银柴胡	根	/	表面多具孔穴状或盘状凹陷，习称"砂眼"，根头部略膨大，有密集的呈疣状突起的芽苞或茎的残基，习称"珍珠盘"
太子参	块根	置沸水中略烫后晒干或直接干燥	呈细长纺锤形或细长条形，稍弯曲，表面灰黄色至黄棕色
彩图辨识	银柴胡（药材）		太子参

【记忆宝】

(1) 银子的失主是太子（银——银柴胡、失主——石竹科、太子——太子参）。

(2) 珍珠银盘（珍珠盘、银柴胡）亮砂了我的眼（砂眼）。

考点8 毛茛科中药的鉴别要点 ★★

1.来源于毛茛科的中药　川乌、草乌、威灵仙、附子、白头翁、白芍、赤芍、黄连、升麻、川木通、牡丹皮。

【记忆宝】

三乌二仙附，二芍二连升，木通牡丹皮。

2. 威灵仙

科属/药用部位		毛茛科/根和根茎		
基原		三基原：威灵仙、棉团铁线莲、东北铁线莲		
性状鉴别	药材	威灵仙	棉团铁线莲	东北铁线莲
	木部形状	略方形	圆形	近圆形
	味道	淡	咸	辛辣

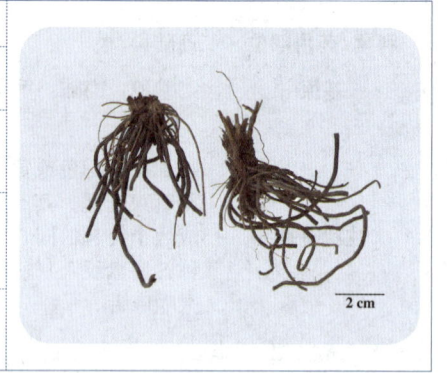

【记忆宝】

威淡棉咸北辛辣。

3. 川乌、草乌、附子

中药	科属	药用部位	性状鉴别	
川乌	毛茛科	乌头的干燥母根	①形成层环纹多角形 ②气微，味辛辣、麻舌	
草乌		北乌头的块根	①乌鸦头，不定根残基（习称"钉角"） ②形成层环多角形或类圆形 ③味辛辣、麻舌	
附子		乌头的子根加工品	盐附子	横切面灰褐色，可见充满盐霜的小空隙及多角形形成层环纹
			黑顺片	切面暗黄色，油润具光泽，半透明状
			白附片	无外皮，黄白色，半透明
彩图辨识				

川乌　　　　　　草乌

续表

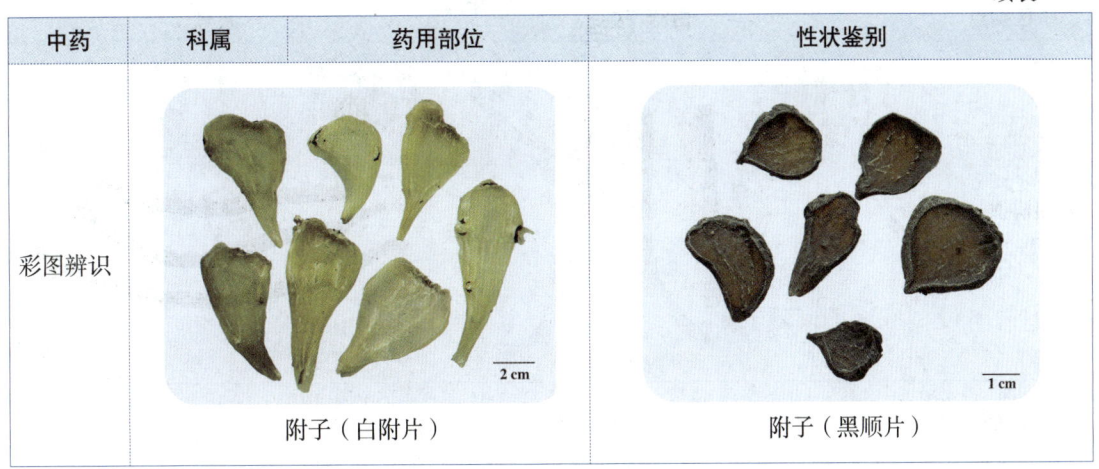

中药	科属	药用部位	性状鉴别
彩图辨识		附子（白附片）	附子（黑顺片）

【记忆宝】

（1）草乌：北方一块大草原（北—北乌头、块—块根、草—草乌）。

（2）草乌：乌鸦住在草窝里（草乌—乌鸦头）。

4. 白头翁

科属/药用部位	毛茛科/根
性状鉴别	根头部稍膨大，有白色绒毛，有的可见鞘状叶柄残基。质硬而脆，断面皮部黄白色或淡黄棕色，木部淡黄色。气微，味微苦涩

5. 白芍和赤芍

区别点	白芍	赤芍
来源	栽培芍药	野生芍药、川赤芍
加工	去外皮	不去外皮
表面	光洁，类白色或淡红棕色	粗糙，棕褐色
质地	坚实	硬而脆
断面	类白色或略带棕红色	粉白色或粉红色
气味	气微，味微苦、酸	气微香，味微苦、酸涩
显微鉴别	糊化淀粉团块甚多，草酸钙簇晶，纤维长棱形	/

续表

区别点	白芍	赤芍
彩图辨识		

【记忆宝】

(1) 白芍：在狡猾（角滑）的地主煎煮下，白毛女生活酸苦。

(2) 白芍含草酸钙簇晶（白醋（簇））。

6. 黄连

区别点	味连	雅连	云连
来源	黄连	三角叶黄连	云连
药用部位	根茎		
产地	四川石柱县	四川洪雅、峨嵋等地	云南
性状鉴别	多分枝，形如鸡爪，有"过桥"	多单枝，略呈圆柱形，微弯，"过桥"较长	多单枝，弯曲呈钩状，较细小
显微鉴别	中柱鞘纤维束鲜黄色，石细胞类方形、类圆形、类长方形或近多角形，鳞叶表皮细胞绿黄色或黄棕色		
彩图辨识	黄连（黄连片） / 黄连（雅连）		黄连（味连） / 黄连（云连）

【记忆宝】

黄连"重视您"[重视您—中(中柱鞘纤维束)、石(石细胞)、鳞(鳞叶表皮细胞)]。

7. 升麻

科属/药用部位	毛茛科/根茎
基原	三基原：大三叶升麻、兴安升麻、升麻
性状鉴别	表面黑褐色或棕褐色，粗糙不平，有坚硬的细须根残留，上面有数个圆形空洞的茎基痕，洞内壁显网状沟纹；断面黄绿色或淡黄白色

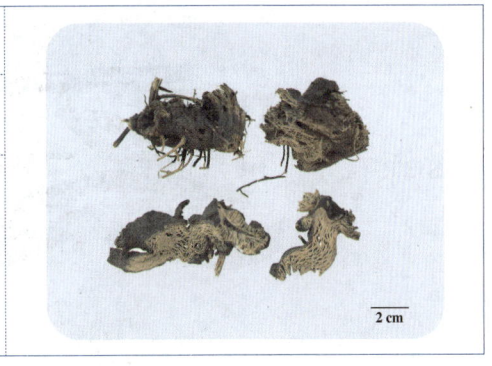

【记忆宝】

鬼脸升麻、绿升麻。

考点9 防己科中药的鉴别要点 ★★

来源于防己科的中药：防己、北豆根。

1. 防己

科属/药用部位	防己科/粉防己/根
性状鉴别	呈不规则圆柱形、半圆柱形或块状，多弯曲，在弯曲处常有深陷横沟而成结节状的瘤块样。断面平坦，有排列较稀疏的放射状纹理。气微，味苦

【记忆宝】

防己很胖，像猪的大肠，有粉，还有轮子（车轮纹）。

2. 北豆根与山豆根

区别点	北豆根	山豆根
来源	防己科/蝙蝠葛/根茎	豆科/越南槐/根及根茎
形状	细长圆柱形，弯曲，有分枝	根茎呈不规则结节状，顶端常残存茎基，其下着生根数条。根呈长圆柱形，长短不等
表面	表面黄棕色至暗棕色，可见突起的根痕和纵皱纹，外皮易剥落	表面棕色至棕褐色，有不规则的纵皱纹及横长皮孔样突起
质地	质韧，不易折断	质坚硬，难折断
断面	不整齐，纤维细，木部淡黄色，呈放射状排列，中心有髓	断面皮部浅棕色，木部淡黄色

续表

区别点	北豆根	山豆根
气味	气微，味苦	有豆腥气，味极苦
彩图辨识		

【记忆宝】

有豆腥气（味）的中药：黄芪、山豆根、沙苑子、白扁豆（黄山沙白）。

考点 10 延胡索的鉴别要点 ★★

科属/药用部位	罂粟科/块茎
主产地	浙江东阳、磐安（"浙八味"）
采收加工	夏初茎叶枯萎时采挖，置沸水中煮至恰无白心
性状鉴别	不规则扁球形，表面黄色或黄褐色，有不规则网状皱纹，顶端有略凹陷的茎痕，底部常有疙瘩状突起。质硬而脆，断面黄色，角质样，有蜡样光泽

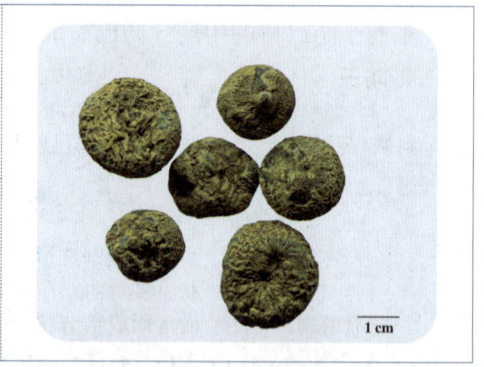

【记忆宝】

（1）以块茎入药的中药：天麻、天南星、三棱、泽泻、延胡索、半夏、白及、白附子（块茎：两天三泻胡半白）。

（2）延胡索凹突黄蜡苦。

考点 11 板蓝根与南板蓝根的鉴别要点 ★★

区别点	板蓝根	南板蓝根
来源	十字花科菘蓝/根	爵床科马蓝/根茎及根
外形	圆柱形，稍扭曲	类圆形，多弯曲，有分支
表面	淡灰黄色或淡棕黄色	灰棕色
质地	略软	硬而脆
断面	皮部黄白色，木部黄色	皮部蓝灰色，木部灰蓝色至淡黄褐色
味道	味微甜后苦涩	味淡

续表

区别点	板蓝根	南板蓝根
彩图辨识		

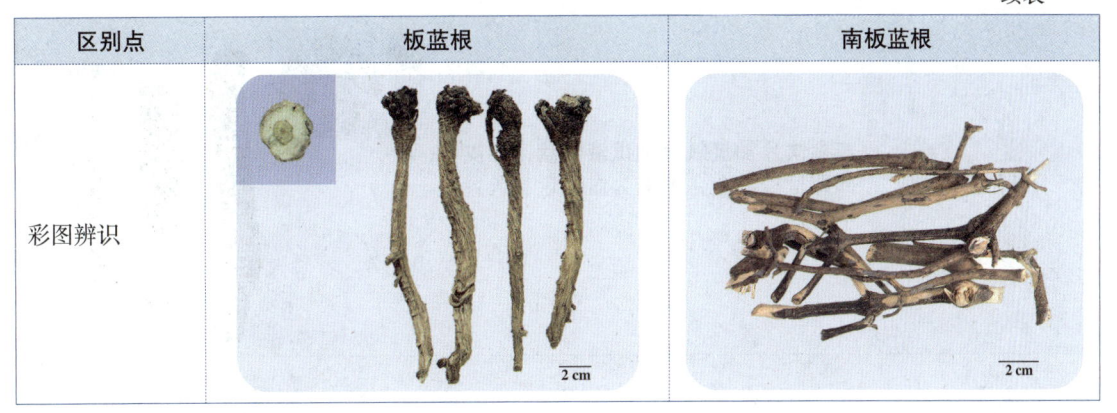

【记忆宝】

（1）来源于爵床科的中药：南板蓝根、穿心莲、青黛。

（2）来源于十字花科的中药：大青叶、板蓝根、葶苈子、芥子、莱菔子。

考点 12 地榆的鉴别要点★★

科属/药用部位	蔷薇科/根
基原	二基原：地榆、长叶地榆（绵地榆）
性状鉴别	绵地榆：断面皮部有多数黄白色或黄棕色绵状纤维，木部淡黄色，放射状纹理不明显。气微，味微苦涩

【记忆宝】

（1）来源于蔷薇科的中药：地榆、枇杷叶、郁李仁、木瓜、山楂、苦杏仁、桃仁、金樱子、乌梅、仙鹤草。（地枇郁木山，苦桃金乌仙）。

（2）地榆：在黄土地（地榆）里长眠（棉状纤维）。

考点 13 豆科中药的鉴别要点★★

1. 来源于豆科的中药 黄芪、沙苑子、槐花、儿茶、决明子、甘草、苦参、苏木、降香、番泻叶、鸡血藤、广金钱草、葛根、补骨脂、合欢皮、白扁豆、淡豆豉（黄沙槐儿决，甘草苦苏降，番鸡广葛补，合欢白扁淡）。

2. 苦参

科属/药用部位	豆科/根
主产地	山西
性状鉴别	外皮薄，多破裂反卷，易剥落，剥落处显黄色，断面纤维性。切面黄白色，具放射状纹理及裂隙，有的具异型维管束呈同心性环列或不规则散在。气微，味极苦

续表

理化鉴别	苦参饮片加氢氧化钠试液数滴，栓皮部即呈橙红色，渐变为血红色，久置不消失

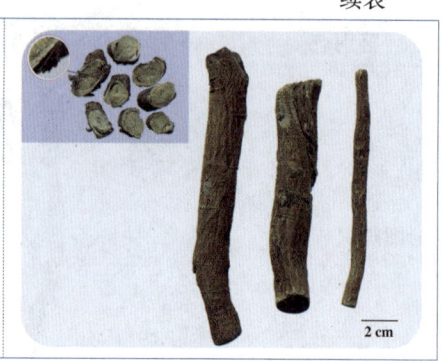

【记忆宝】

（1）味极苦的中药：苦参、黄连、胡黄连、黄柏、山豆根、穿心莲、龙胆（味甚苦）、马钱子、鸦胆子。

（2）苦（苦参、味极苦）的掉皮（外皮薄，多破裂反卷，易剥落）。

3. 葛根、粉葛

区别点	葛根（野葛）	粉葛
原植物	野葛	甘葛藤
质地	体轻，质韧	体重，质硬
断面	纤维性较强	粉性较强
彩图辨识		

4. 甘草、黄芪

	科属/药用部位	豆科/根及根茎
甘草	基原	三基原：甘草、胀果甘草、光果甘草
	主产地	内蒙古
	性状鉴别	根呈圆柱形，外皮松紧不一，红棕色、暗棕色或灰褐色，有显著的纵皱纹、沟纹、皮孔及稀疏的细根痕。质坚实而重，断面略显纤维性，黄白色，有粉性，形成层环明显，射线放射状，至皮部偏弯，常有裂隙，显"菊花心"。气微，味甜而特殊
	显微鉴别	纤维成束，含草酸钙方晶，形成晶纤维，木栓细胞红棕色，具缘纹孔导管

续表

黄芪	科属/药用部位	豆科/根
	基原	二基原：蒙古黄芪、膜荚黄芪
	主产地	内蒙古
	性状鉴别	呈圆柱形，表面淡棕黄色或淡棕褐色。质硬而韧，不易折断，断面纤维性强，并显粉性，皮部黄白色，木部淡黄色，具放射状纹理及裂隙。老根中心偶呈枯朽状，黑褐色或呈空洞。气微，味微甜，嚼之微有豆腥味
	显微鉴别	纤维成束或散离，初生壁常与次生壁分离，两端断裂成帚状或较平截，具缘纹孔导管无色或橙黄色，木栓细胞表面观为类多角形或类方形
	彩图辨识	甘草　　黄芪

【记忆宝】

黄芪：显微鉴定可见纤维两端断裂成帚状（扫帚（帚状）打扫整齐（芪））。

考点 14 远志的鉴别要点 ★★

科属/药用部位	远志科/根
基原	二基原：远志、卵叶远志
采收加工	去木心（"远志筒""远志肉"）
性状鉴别	表面有较密并深陷的横皱纹、纵皱纹及裂纹，老根的横皱纹更密更深陷，略呈结节状。断面皮部棕黄色，抽去木心者中空，未去净者木部黄白色，皮部易与木部剥离。气微，味苦、微辛，嚼之有刺喉感

【记忆宝】

远志离家，如鲠在喉（离家：皮部易与木部剥离；鲠：嚼之有刺喉感）。

考点 15 甘遂的鉴别要点 ★

科属/药用部位	大戟科/块根
基原	陕西、河南、山西等地

续表

采收加工	春季开花前或秋末茎叶枯萎后采挖,撞去外皮,晒干
性状鉴别	呈椭圆形、长圆柱形或连珠形,表面类白色或黄白色,凹陷处有棕色外皮残留;质脆,易折断;断面粉性,白色,木部微显放射状纹理,长圆柱状者纤维性较强。气微,味微甘而辣

考点16 五加科中药的鉴别要点★★

1. 来源于五加科的中药 人参、红参、西洋参、三七、通草、五加皮。

【记忆宝】

五个山西人脸通红（五—五加皮/五加科、山—三七、西—西洋参、人—人参、通—通草、红—红参）。

2. 人参、红参、西洋参、三七

区别点	人参	红参	西洋参	三七
来源	五加科植物人参	五加科植物人参的栽培品经蒸制加工而成	五加科植物西洋参	五加科植物三七
药用部位	根及根茎	根及根茎	根	根及根茎
表面	表面灰黄色、上部或全体有疏浅断续的粗横纹及明显纵皱纹	表面红棕色,半透明,偶有不透明的暗黄褐色斑块,具有纵沟、皱纹及细根痕;上部有时具断续的不明显环纹	表面浅黄褐色或黄白色,有细横纹及不规则的纵皱纹	表面灰褐色或灰黄色,有断续的纵皱纹、支根痕。顶端有茎痕,周围有瘤状突起
质地	质较硬	质硬而脆	质坚实,难折断	体重,质坚实,击碎后皮部与木部长分离
商品名	根茎——芦头;不定根——艼;茎痕——芦碗			主根——三七;支根——筋条;根茎——剪口;须根——绒根
显微鉴别	树脂道碎片易见,草酸钙簇晶棱角锐尖,木栓细胞表面观为类方形或多角形	/	/	/
彩图辨识				

【记忆宝】

(1) 人参：百年树（树脂道）人（人参）、人（人参）簇（簇—草酸钙簇晶）无害。

(2) 三七：支筋茎剪须根绒。

考点 17 伞形科中药的鉴别要点 ★★★

1. 来源于伞形科的中药 北沙参，小茴香，当归，蛇床子，防风，前胡、柴胡，羌活，独活，阿魏，白芷，藁本，川芎。

记忆宝：北回归，蛇防风，胡活阿魏芷藁芎。

2. 伞形科中药的共性特征 都有香气，分泌组织是分泌腔，无草酸钙晶体（除川芎含有草酸钙晶体外），都含有挥发油。

3. 白芷

科属/药用部位	伞形科/根
基原	二基原：白芷、杭白芷
商品名	"禹白芷" "祁白芷" "杭白芷" "川白芷"
性状鉴别	呈长圆锥形，根头部钝四棱形或近圆形；表面灰黄色至黄棕色，具纵皱纹、支根痕及皮孔样横向突起，习称"疙瘩丁"，散生或排列成四纵行。断面白色或灰白色，粉性，形成层近方形或近圆形，皮部散有多数棕色油点。气芳香，味辛、微苦

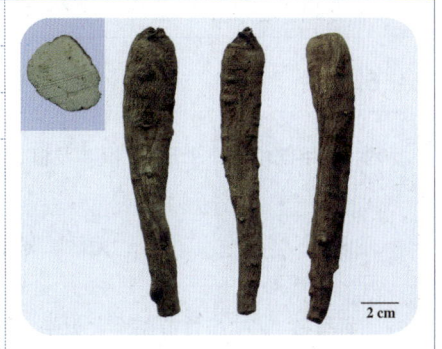

4. 当归

科属/药用部位	伞形科/根
采收加工	捆成小把，上棚，以烟火慢慢熏干
主产地	甘肃岷县
性状鉴别	略呈圆柱形，下部有支根3~5条或更多。根头（归头）具环纹，上端圆钝，或具数个明显突出的根茎痕；主根（归身）表面凹凸不平；支根（归尾）上粗下细，多扭曲，有少数须根痕。质柔韧，断面黄白色或淡棕黄色，皮部厚，有裂隙及多数棕色点状分泌腔，木部色较淡，形成层环黄棕色。香气浓郁，味甘、辛、微苦
显微鉴别	韧皮薄壁细胞纺锤形，梯纹导管和网纹导管多见，有时可见油室碎片

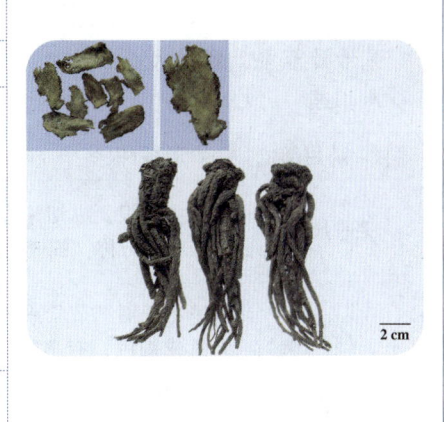

5. 独活

科属/药用部位	伞形科/根
基原	单基原：重齿毛当归
主产地	湖北、四川

续表

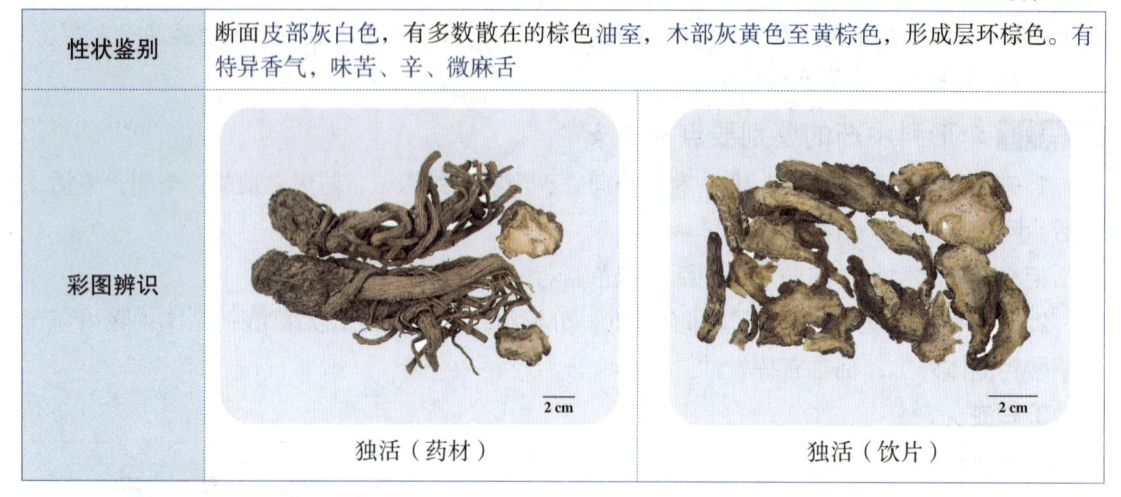

性状鉴别	断面皮部灰白色，有多数散在的棕色油室，木部灰黄色至黄棕色，形成层环棕色。有特异香气，味苦、辛、微麻舌
彩图辨识	独活（药材）　独活（饮片）

6.羌活

科属/药用部位	伞形科/根茎及根
基原	二基原：羌活、宽叶羌活
商品名	竹节羌、大头羌、条羌、蚕羌
性状鉴别	节间缩短，呈紧密隆起的环状

【记忆宝】

羌活竹节蚕，宽叶大头条。

7.川芎

科属/药用部位	伞形科/根茎
采收加工	撞去须根，纵切片边缘不整齐，呈蝴蝶状，习称"蝴蝶片"
性状鉴别	呈不规则结节状拳形团块，表面黄褐色或褐色，有多数平行隆起的轮节，顶端有凹陷的类圆形茎痕，下侧及轮节上有多数小瘤状根痕。质坚实，不易折断，断面黄白色或灰黄色，可见波状环纹（形成层）及错综纹理，散有黄棕色小油点（油室），气浓香

【记忆宝】

四川人民要雄起，抡起拳头加油干；波澜壮阔展宏图，蝴蝶翩翩好风光。

8. 藁本、防风

	科属/入药部位	伞形科/根茎及根
藁本	基原	二基原：藁本、辽藁本
	性状鉴别	根茎呈不规则结节状圆柱形，稍扭曲，断面黄色或黄白色，纤维状，气浓香，味辛、苦、微麻
	科属/入药部位	伞形科/根
防风	基原	东北（"关防风"）
	性状鉴别	根头部有明显密集的环纹，习称"蚯蚓头"，环纹上有的有棕褐色毛状残存叶基。断面不平坦，皮部棕黄色至棕色，有裂隙，散生黄棕色油点，木质部浅黄色，气特异
彩图辨识		藁本　　　　　　　　防风

【记忆宝】
刮风下雨吹散了菊花，蚯蚓也跑出来了。

9. 南柴胡、北柴胡

区别点	南柴胡	北柴胡
形状	较细，圆锥形	圆柱形或长圆锥形
表面	红棕色或黑棕色	黑褐色或浅棕色
分枝	不分枝或稍分枝	分枝多
质地	质稍软，纤维不强，易折断	质硬而韧，纤维性强，不易折断
气味	败油气	气微香，味微苦
彩图辨识		

10. 北沙参、南沙参

区别点	北沙参	南沙参
科属/基原	伞形科/珊瑚菜/根	桔梗科/轮叶沙参、沙参/根
形状	细长圆柱形，偶有分枝	圆锥形或圆柱形，略弯曲
表面	淡黄白色	黄棕色至灰棕色
质地	质脆，易折断	质松泡，易折断
断面	皮部浅黄白色，木部黄色	不平坦，黄白色
气味	气特异，味微甘	气微，味微甘
彩图辨识		

考点18 龙胆科中药的鉴别要点 ★

区别点	龙胆	秦艽
入药部位	根及根茎	根
基原	四基原：条叶龙胆、龙胆、三花龙胆、坚龙胆	四基原：秦艽、麻花秦艽、粗茎秦艽、小秦艽
主产地	东北地区	甘肃
采收加工	/	"发汗"：秦艽、麻花艽
形状	根茎：不规则块状根，圆柱形，略扭曲	类圆柱形，扭曲不直
表面	暗灰棕色或深棕色	黄棕色或灰黄色
质地	质脆，易折断	质硬而脆，易折断
气味	气微，味甚苦	气特异，味苦、微涩
彩图辨识	坚龙胆　　关龙胆	秦艽

考点19 萝藦科中药的鉴别要点 ★

1. 来源于萝藦科的中药 白前、白薇、徐长卿、香加皮。

【记忆宝】

落寞的徐长卿想家,百威花百钱。

2. 徐长卿、白前、白薇

区别点	徐长卿	白前	白薇
入药部位	根及根茎		
形状	根茎:不规则状,有盘节根:细长圆柱形	根茎:细长圆柱形,有分枝	根茎:粗短,有结节,多弯曲
表面	淡黄白色至淡棕黄色或棕色	黄白色或黄棕色	棕黄色
质地	质脆,易折断	质脆	质脆,易折断
断面	粉性	中空,习称"鹅管白前"	皮部黄白色,木部黄色
气味	气香(含丹皮酚),味微辛、性凉	气微,味微甜	气微,味微苦
彩图辨识			/

【记忆宝】

因含丹皮酚而具有特殊香气的中药:牡丹皮、徐长卿。

考点20 紫草的鉴别要点 ★

区别点	软紫草	硬紫草
来源	新疆紫草	内蒙紫草
入药部位	根	
产地	新疆	内蒙古、甘肃
形状	不规则的长圆柱形,多扭曲	圆锥形或圆柱形,扭曲
表面	紫红色或紫褐色	紫红色或暗紫色
皮部	疏松,呈条形片状,常10余层重叠,易剥落	皮部略薄,常数层相叠,易剥离
质地	松软,易折断	硬而脆,易折断
断面	不整齐,木部较小,黄白色或黄色	较整齐,皮部紫红色,木部较小,黄白色
气味	气特异,味微苦、涩	气特异,味涩

续表

区别点	软紫草	硬紫草
彩图辨识		

考点21 唇形科中药的鉴别要点★★

1. 唇形科植物特征 唇形花科花唇形，叶子对生茎生棱；二强雄蕊轮伞花，果为四个小坚果。

2. 丹参

科属/药用部位	唇形科/根及根茎
产地	四川栽培品产量最大，习称"川丹参"
性状鉴别	表面棕红色或暗棕红色，粗糙，具纵皱纹。老根外皮疏松，多显紫棕色，常呈鳞片状剥落。质硬而脆，断面疏松，有裂隙或略平整而致密，皮部棕红色，木部灰黄色或紫褐色，导管束黄白色，呈放射状排列

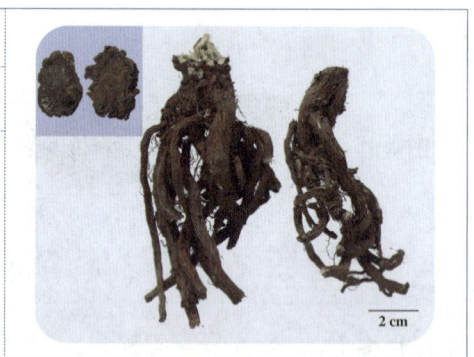

3. 黄芩

科属/药用部位	唇形科/根
主产地	河北
采收加工	撞去粗皮，晒干
性状鉴别	呈圆锥形，表面棕黄色或深黄色，有扭曲的纵皱纹或不规则的网纹。质硬而脆，易折断，断面黄色，中心红棕色；老根中心呈枯朽状或中空，暗棕色或棕黑色。气微，味苦
显微鉴别	韧皮纤维多单个散在，石细胞类圆形、类方形或长方形，壁较厚或甚厚。木薄壁细胞纺锤形，木纤维多碎断，有稀疏的斜纹孔

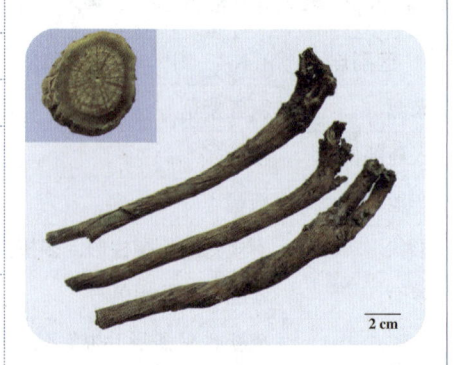

考点22 玄参科中药的鉴别要点★★

1. 来源于玄参科的中药 玄参、地黄、胡黄连。

【记忆宝】

皇帝唐玄宗老来糊涂。

2. 玄参

科属/药用部位	玄参科/根
主产地	浙江（"浙八味"）
采收加工	堆放3~6天"发汗"，反复数次至干燥
性状鉴别	呈类圆柱形，中部略粗或上粗下细，有的微弯曲。表面灰黄色或灰褐色，有不规则的纵沟、横长皮孔样突起及稀疏的横裂纹和须根痕。质坚实，不易折断，断面黑色，微有光泽，气特异似焦糖

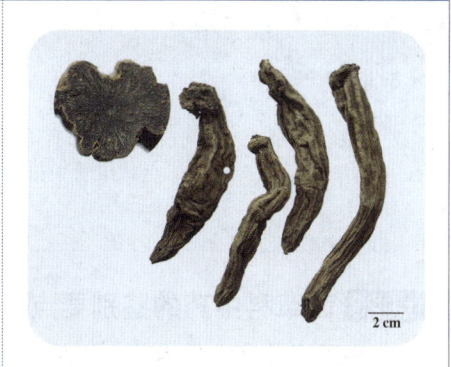

【记忆宝】

有焦糖气的中药：玄参、瓜蒌（焦糖黑瓜子）

3. 地黄

科属/药用部位	玄参科/块根	
主产地	河南省武陟、温县、博爱等地（"四大怀药"）	
采收加工	鲜地黄	生地黄
性状鉴别 形状	纺锤形或条状	不规则的团块状或长圆形
表面	浅红黄色	棕黑色或棕灰色
断面	皮部淡黄白色，可见橘红色油点，木部黄白色，导管呈放射状排列	棕黄色至黑色或乌黑色，有光泽，具黏性
气味	气微，味微甜、微苦	气微，味微甜
显微鉴别	薄壁组织灰棕色至黑棕色，内含棕色核状物。分泌细胞内含橙黄色或橙红色油滴状物	
彩图辨识		

【记忆宝】

地核（地–地黄、核–核状物）、地沟油（油–油滴状物）。

4. 胡黄连

科属/药用部位	玄参科/根茎
主产地	西藏
性状鉴别	断面略平坦，淡棕色至暗棕色，木部有4~10个类白色点状维管束排列成环

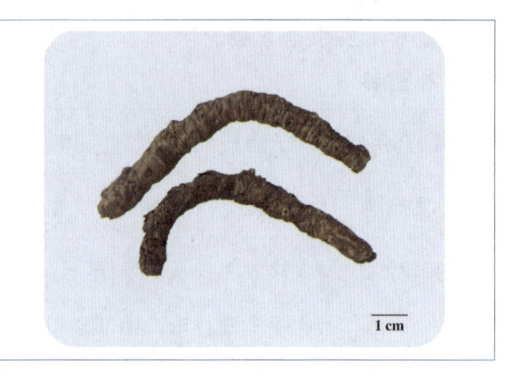

考点23 茜草科中药的鉴别要点★★

1. 来源于茜草科的中药 巴戟天、茜草、钩藤、栀子、白花蛇舌草

【记忆宝】

巴蛇茜草荡秋千，钩住栀子笑开颜。

2. 巴戟天

科属/药用部位	茜草科/根
主产地	广东
产地加工	轻轻捶扁，晒干
性状鉴别	扁圆柱形，略弯曲，表面灰黄色或暗灰色，具纵纹及横裂纹，有的皮部横向断离露出木部，形似连珠。断面皮部厚，紫色或淡紫色，易与木部剥离；木部坚硬，黄棕色或黄白色

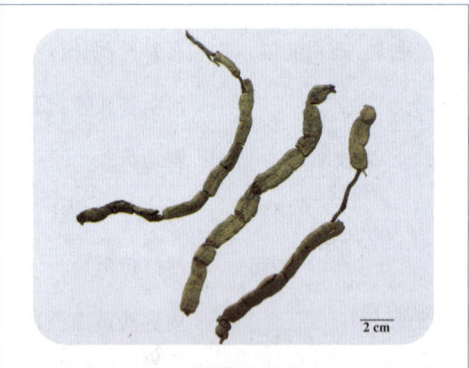

3. 茜草

科属/药用部位	茜草科/根及根茎
性状鉴别	根茎呈结节状，丛生粗细不等的根。皮部易剥落，露出黄红色木部。气微，味微苦，久嚼刺舌

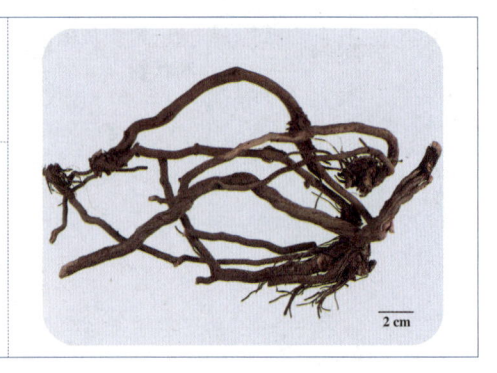

考点24 续断的鉴别要点★

科属/药用部位	川续断科/根
采收加工	除去根头和须根，用微火烘至半干，堆置"发汗"至内部变绿色时，再烘干

续表

性状鉴别	断面不平坦，皮部墨绿色或棕色，横切面外缘褐色或淡褐色，木部黄褐色，导管束呈放射状排列。气微香，味苦、微甜而后涩

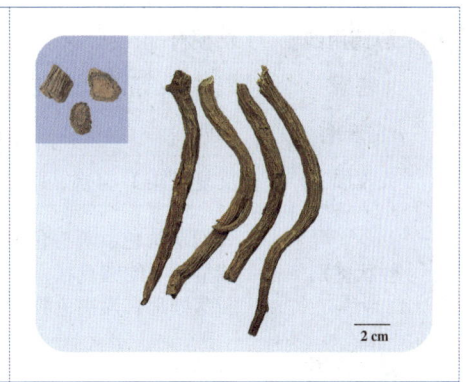

考点 25 天花粉的鉴别要点★★

科属/药用部位	葫芦科/根
基原	二基原：栝楼、双边栝楼
采收加工	除去外皮，切段或纵剖成瓣，干燥
性状鉴别	呈不规则圆柱形、纺锤形或瓣块状，表面黄白色或淡棕黄色，有纵皱纹、细根痕及略凹陷的横长皮孔；有的有黄棕色外皮残留。富粉性，横切面可见黄色小孔（导管），略呈放射状排列，纵切面可见黄色条纹状木质部。气微，味微苦

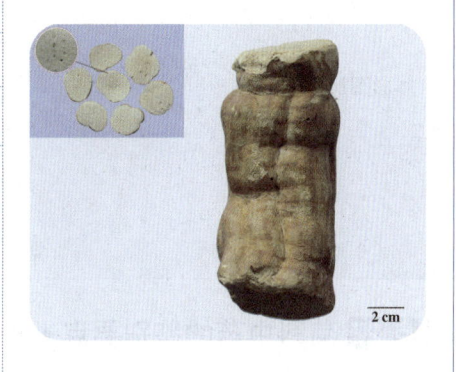

考点 26 桔梗科中药的鉴别要点★★

1. 来源于桔梗科的中药　桔梗、党参、南沙参。

【记忆宝】

桔梗党，南沙帮。

2. 桔梗

科属/药用部位	桔梗科/根
性状鉴别	表面淡黄色至黄色，不去外皮的表面黄棕色至灰棕色，具纵扭皱沟，并有横长的皮孔样斑痕及支根痕，上部有横纹。有的顶端有较短的根茎或不明显，其上有数个半月形茎痕。断面皮部黄白色，形成层环棕色，木部淡黄色。气微，味微甜后苦

· 129 ·

3. 党参

科属/药用部位	桔梗科/根
基原	三基原：党参、素花党参、川党参
主产地	山西
采收加工	反复搓揉3~4次，晒至七八成干时，捆成小把，晒干
性状鉴别	表面灰黄色、黄棕色至灰棕色，根头部有多数疣状突起的茎痕及芽，每个茎痕的顶端呈凹下的圆点状，习称"狮子头"；全体有纵皱纹及散在的横长皮孔样突起，支根断落处常有黑褐色胶状物。有特殊香气，味微甜
显微鉴别	联结乳管、石细胞、菊糖
彩图辨识	党参　素花党参

考点27 菊科中药的鉴别要点 ★★

1. 来源于菊科的中药　木香、川木香、白术、苍术、款冬花、菊花、红花、茵陈、青蒿、蒲公英、牛蒡子、紫菀、千里光。

【记忆宝】

木香2术冬菊红，茵陈青，公牛紫，看千里。

2. 木香、川木香

区别点	木香	川木香
药用部位	根	
基原	木香	川木香、灰毛川木香
产地	云南	四川
形状	圆柱形或半圆柱形或枯骨形	圆柱形或有纵槽的半圆柱形
表面	黄棕色至灰褐色	黄褐色或棕褐色，外皮脱落处可见丝瓜络状细筋脉；根头偶有黑色发黏的胶状物，习称"油头"
质地	质坚，不易折断	质硬脆，易折断
断面	灰褐色至暗褐色，有放射状纹理及散在的褐色点状油室	黄白色或黄色，有深黄色稀疏油点及裂隙，木部宽广，有放射状纹理，有的中心呈枯朽状
气味	气香特异，味微苦	气微香，味苦，嚼之粘牙

续表

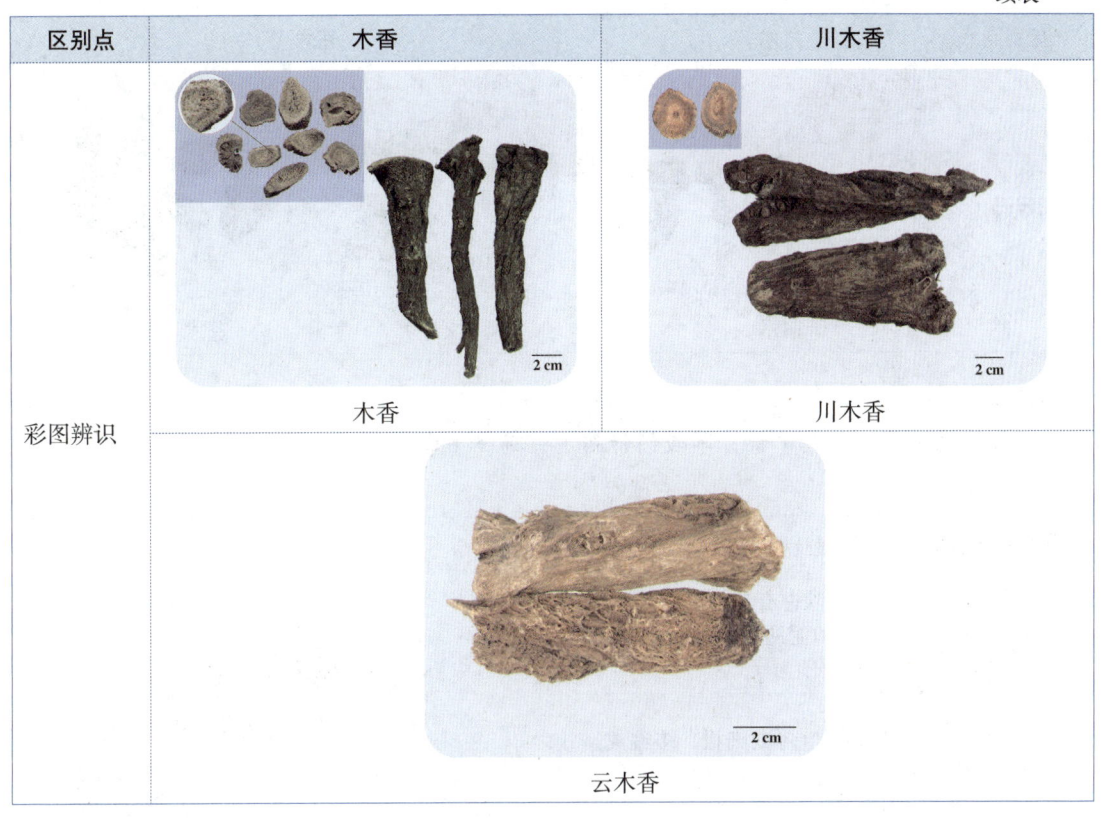

区别点	木香	川木香
彩图辨识	木香	川木香
	云木香	

【记忆宝】

川木香：吃完川香（川木香）丝瓜火锅（丝瓜络状细筋脉），头很油（"油头"）。

3. 白术、苍术

<table>
<tr><th colspan="2">区别点</th><th>白术</th><th colspan="2">苍术</th></tr>
<tr><td colspan="2">来源</td><td>菊科/白术/根茎</td><td colspan="2">菊科/茅苍术或北苍术/根茎</td></tr>
<tr><td rowspan="5">性状鉴别</td><td rowspan="2">形状</td><td rowspan="2">不规则的肥厚团块</td><td>茅苍术</td><td>北苍术</td></tr>
<tr><td>不规则连珠状或结节状圆柱形</td><td>疙瘩块状或结节状圆柱形</td></tr>
<tr><td>表面</td><td>灰黄色或灰棕色</td><td>灰棕色</td><td>黑棕色，除去外皮者黄棕色</td></tr>
<tr><td>质地</td><td>质坚硬，不易折断</td><td>质坚实</td><td>质较疏松</td></tr>
<tr><td>断面</td><td>黄白色至淡棕色，有棕黄色的点状油室散在；烘干者断面角质样，色较深，或有裂隙</td><td>黄白色或灰白色，散有多数棕红色或橙黄色油点（油室），暴露稍久，可析出白色细针状结晶（起霜）</td><td>散有黄棕色油点（油室）</td></tr>
<tr><td>气味</td><td>气清香，味甘、微辛，嚼之略带黏性</td><td>气香特异，味微甘、辛、苦</td><td>香气较淡，味辛、苦</td></tr>
<tr><td colspan="2">显微鉴别</td><td>草酸钙针晶、石细胞、菊糖</td><td colspan="2">/</td></tr>
</table>

续表

区别点	白术	苍术	
彩图辨识	白术	苍术（饮片）	苍术（药材）

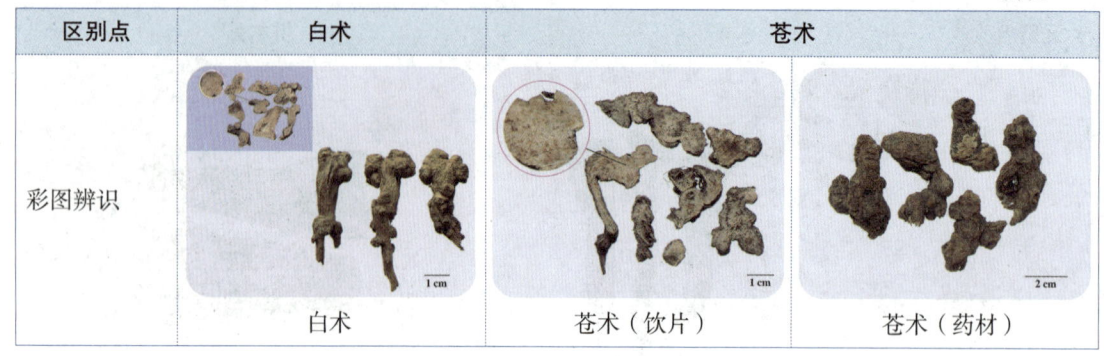

【记忆宝】

白术：糖（菊糖）蒸（针，草酸钙针晶）白鸡腿（白术）。

4. 紫菀

科属/药用部位	菊科/根及根茎
采收加工	采挖后除去有节的根茎（习称"母根"）和泥沙，编成辫状晒干，或直接晒干
性状鉴别	根茎簇生多数细根，多编成辫状；表面紫红色或灰红色，有纵皱纹，质较柔韧

【记忆宝】

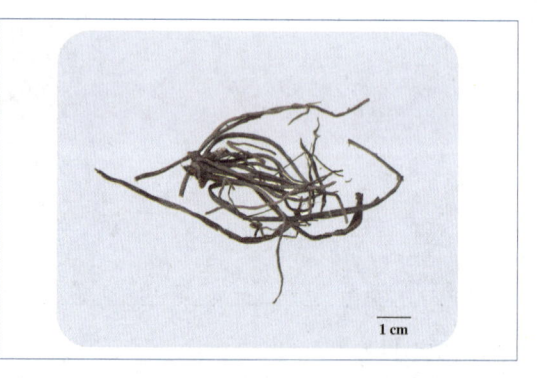

（1）紫菀是个美女，喜欢扎辫子。

（2）以根及根茎为入药部位的中药：三七、白薇、人参、茜草、大黄、虎杖、紫菀、龙胆、南板蓝根、山豆根、藁本、细辛、甘草、徐长卿、羌活、威灵仙、丹参（三白人欠黄虎紫胆，南山高细草长抢仙丹）。

考点28 三棱的鉴别要点 ★

科属/药用部位	黑三棱科/块茎
商品名	"荆三棱"
采收加工	冬季至次年春采挖，洗净，削去外皮，晒干
性状鉴别	表面黄白色或灰黄色，有刀削痕，须根痕小点状，略呈横向环状排列。体重，质坚实。气微，味淡，嚼之微有麻辣感

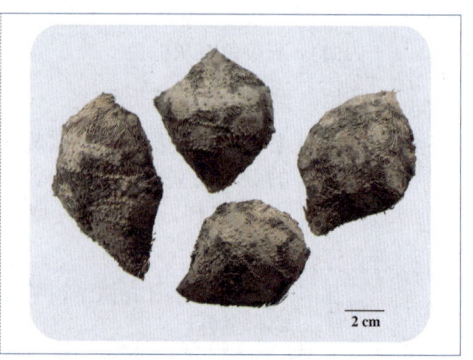

【记忆宝】

有刀削痕的中药：三棱、莪术、沉香、苏木、刮丹皮（粉丹皮）。

考点 29 泽泻的鉴别要点 ★★

科属/药用部位	泽泻科/块茎
主产地	福建
性状鉴别	表面淡黄色至淡黄棕色，有不规则的横向环状浅沟纹和多数细小突起的须根痕，底部有的有瘤状芽痕。质坚实，断面黄白色，粉性，有多数细孔。气微，味微苦

考点 30 白茅根的鉴别要点 ★

科属/药用部位	禾本科/根茎
采收加工	除去须根和膜质叶鞘，捆成小把
性状鉴别	呈长圆柱形，表面黄白色或淡黄色，微有光泽，具纵皱纹，节明显，稍突起，节间长短不等。体轻，质略脆，断面皮部白色，多有裂隙，放射状排列，中柱淡黄色，易与皮部剥离。气微，味微甜

【记忆宝】

白茅根，孔孔（断面多有裂隙）甜（味微甜）。

考点 31 香附的鉴别要点 ★

科属/药用部位	莎草科/根茎
采收加工	燎去毛须，置沸水中略煮或蒸透后晒干，或燎后直接晒干
性状鉴别	多呈纺锤形，表面棕褐色或黑褐色，有纵皱纹，并有6～10个略隆起的环节，节上有未除净的棕色毛须及须根断痕；质硬，经蒸煮者断面黄棕色或红棕色，角质样

【记忆宝】

水深火热（煮，燎）60（6～10个略隆起的环节）享福（香附）。

考点 32 天南星科中药的鉴别要点 ★★

1. 来源于天南星科的中药 半夏、白附子、石菖蒲、天南星。

【记忆宝】

半夏白天去市场（石菖——石菖蒲）看天南星。

2. 半夏、天南星

区别点		半夏	天南星
药用部位		天南星科/块茎	
基原		半夏	三基原：天南星、异叶天南星、东北天南星
性状鉴别	形状	类球形，有的稍有偏斜	扁球形
	表面	白色或浅黄色	类白色或淡棕色
	顶端	有凹陷的茎痕，周围有麻点状根痕	
	质地	质坚实	质坚硬，不易破碎
	断面	洁白，富粉性	不平坦，色白，粉性
	气味	气微，味辛辣、麻舌而刺喉	气微辛，味麻辣
显微鉴别		淀粉粒、草酸钙针晶束、螺纹导管	/
彩图辨识			

3. 白附子

科属/药用部位	天南星科/块茎
性状鉴别	呈椭圆形或卵圆形，表面白色至黄白色，略粗糙，有环纹及须根痕，顶端有茎痕或芽痕。质坚硬，断面白色，粉性。气微，味淡、麻辣刺舌

4. 石菖蒲

科属/药用部位	天南星科/根茎
性状鉴别	扁圆柱形，多弯曲，常有分枝，有疏密不均的环节，具细纵纹，一面残留须根或圆点状根痕；叶痕呈三角形，左右交互排列，有的其上有鳞毛状的叶基残余。断面内皮层环纹明显，并可见多数维管束小点及棕色油点。气芳香，味苦、微辛

【记忆宝】

三角牌石油（叶痕呈三角形、油点）。

考点33 百部的鉴别要点★

科属/药用部位	百部科/块根
基原	三基原：直立百部、蔓生百部、对叶百部
采收加工	置沸水中略烫或蒸至无白心，取出，晒干
性状鉴别	直立百部：呈纺锤形，上端较细长，皱缩弯曲，表面黄白色或淡棕黄色，有不规则深纵沟，间或有横皱纹。质脆，易折断，断面平坦，角质样，淡黄棕色或黄白色，皮部较宽，中柱扁缩（对叶百部：中柱较大）
彩图辨识	蔓生百部　　　　对叶百部

考点34 百合科中药的鉴别要点★★★

1.来源于百合科的中药　百合、玉竹、重楼、黄精、川贝母、浙贝母、知母、天冬、麦冬、土茯苓。

【记忆宝】

百合玉楼藏黄精，三母二冬土茯苓。

2.川贝母、浙贝母

区别点	川贝母		浙贝母
来源	百合科——川贝母、暗紫贝母、甘肃贝母、梭砂贝母、太白贝母或瓦布贝母——鳞茎		百合科——鳞茎
产地	四川		浙江
性状鉴别	松贝	外层鳞叶2瓣，大小悬殊，大瓣紧抱小瓣，未抱部分呈新月形，习称"怀中抱月"；顶部闭合	大贝：为鳞茎外层单瓣鳞叶，略呈新月形
	青贝	外层鳞叶2瓣，大小相近，相对抱合，顶端开裂	
	炉贝	外层鳞叶2瓣，大小相近，相对抱合，顶端开裂而略尖，基部稍尖或较钝	珠贝：外层鳞叶2瓣，肥厚，略呈肾形，互相抱合
显微鉴别	淀粉粒、表皮细胞、不定式气孔		淀粉粒、表皮细胞、草酸钙结晶

续表

区别点	川贝母	浙贝母
彩图辨识		

3. 黄精、玉竹

区别点	黄精		玉竹
科属/入药部位	百合科/根茎		
基原	三基原：滇黄精、黄精、多花黄精		玉竹
商品名	"大黄精""鸡头黄精""姜形黄精"		/
采收加工	置沸水中略烫或蒸至透心		反复揉搓、晾晒至无硬心，晒干
形状	大黄精	肥厚肉质的结节块状	长圆柱形
	鸡头黄精	结节状弯柱形	
	姜形黄精	长条结节块状	
表面	大黄精	表面淡黄色至黄棕色，具环节，有皱纹及须根痕	黄白色或淡黄棕色，半透明，具纵皱纹和微隆起的环节，有白色圆点状须根痕和圆盘状茎痕
	鸡头黄精	黄白色或灰黄色，半透明，有纵皱纹	
	姜形黄精	灰黄或黄褐色，粗糙	
	茎痕对比	大黄精：圆盘状	
		鸡头黄精：圆形	
		姜形黄精：圆盘状	
质地	质硬而韧，不易折断		质硬而脆或稍软，易折断
气味	气微，味甜，嚼之有黏性		气微，味甘，嚼之发黏
彩图辨识	滇黄精	黄精	玉竹

4. 重楼

科属/药用部位	百合科/根茎 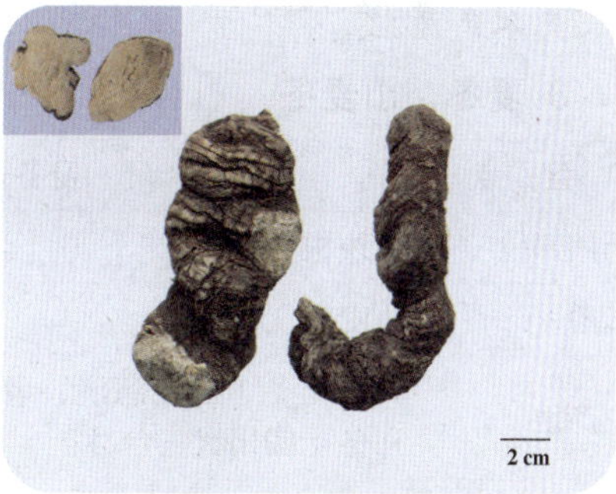
基原	二基原：云南重楼、七叶一枝花
性状鉴别	呈结节状扁圆柱形，表面黄棕色或灰棕色，外皮脱落处呈白色；密具层状突起的粗环纹，一面结节明显，结节上具椭圆形凹陷茎痕，另一面有疏生的须根或疣状须根痕，顶端具鳞叶和茎的残基

5. 土茯苓

科属/药用部位	百合科/光叶菝葜/根茎 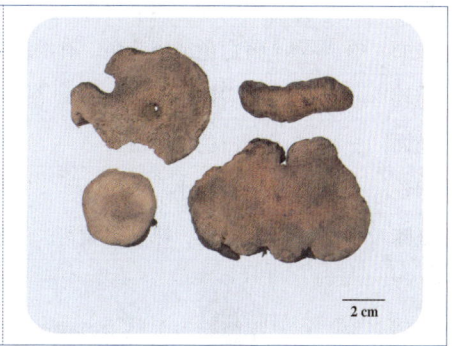
性状鉴别	质略韧，折断时有粉尘飞扬，以水湿润后有黏滑感，饮片切面可见点状维管束及多数小亮点

6. 百合

科属/药用部位	百合科/肉质鳞叶
基原	卷丹、百合、细叶百合
采收加工	秋季采挖，洗净，剥取鳞叶，置沸水中略烫，干燥
性状鉴别	表面黄白色至淡棕黄色，有的微带紫色，有数条纵直平行的白色维管束。顶端稍尖，基部较宽，边缘薄，微波状，略向内弯曲；质硬而脆，断面较平坦，角质样。气微，味微苦

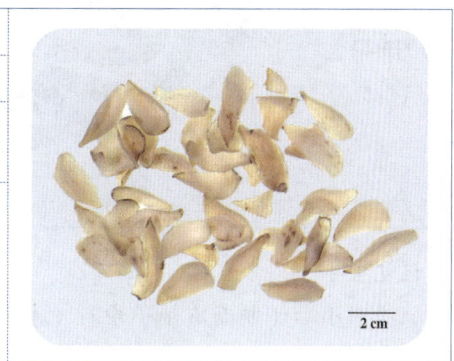

【记忆宝】

百合平行脉纹（有数条纵直平行的白色维管束）苦（微苦）。

7. 天冬

科属/药用部位	百合科/块根 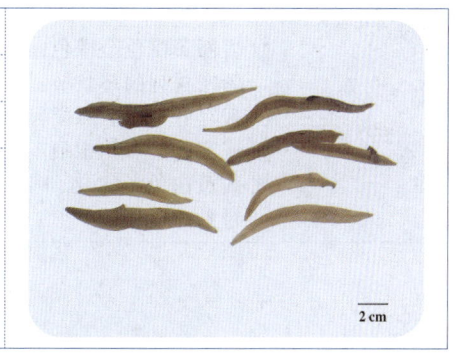
主产地	贵州
采收加工	置沸水中煮或蒸至透心
性状鉴别	呈长纺锤形，略弯曲，表面黄白色至淡黄棕色，半透明，质硬或柔润，有黏性，断面角质样，中柱黄白色。气微，味甜、微苦

· 137 ·

【记忆宝】

天冬角质黏。

8. 麦冬、山麦冬

区别点	麦冬	山麦冬
药用部位	块根	
基原	麦冬	湖北麦冬、短葶山麦冬
主产地	杭麦冬（浙江慈溪、余姚、杭州）、川麦冬（四川省三台县）	湖北、四川、浙江、广西
采收加工	反复暴晒	
形状	纺锤形，两端略尖	
表面	黄白色或淡黄色，有细纵皱纹	淡黄色至棕黄色，具不规则纵皱纹
质地	质柔韧	质柔软
断面	黄白色，半透明	淡黄色至棕黄色，角质样
中柱	中柱细小	
气味	气微香，味甘、微苦	气微，味甜，嚼之发黏
彩图辨识		

【记忆宝】

麦冬小心（断面有细小中柱（木质部））甜。

9. 知母

科属/药用部位	百合科/根茎
主产地	河北
采收加工	"毛知母""知母肉"（"光知母"）
性状鉴别	表面黄棕色至棕色，上面有一凹沟，具紧密排列的环状节，节上密生黄棕色的残存叶基；下面隆起略皱缩，并有凹陷或突起的点状根痕。质硬，易折断，断面黄白色。气微，味微甜、略苦，嚼之带黏性

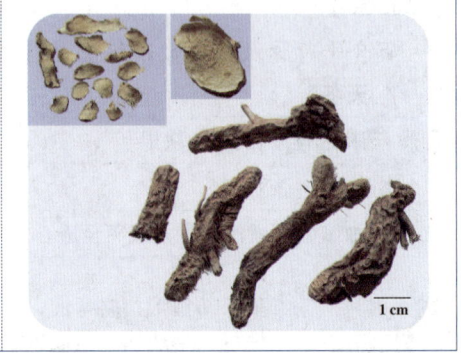

考点 35 山药的鉴别要点 ★★

科属/药用部位	薯蓣科/根茎
主产地	河南（"四大怀药"）
性状鉴别	表面黄白色或淡黄色，有纵沟、纵皱纹及须根痕，偶有浅棕色的外皮残留。体重，质坚实，不易折断，断面白色，粉性。气微，味淡，微酸，嚼之发黏
显微鉴别	草酸钙针晶束存在于黏液细胞中，淀粉粒三角状卵形或矩圆形，脐点短缝状或人字状

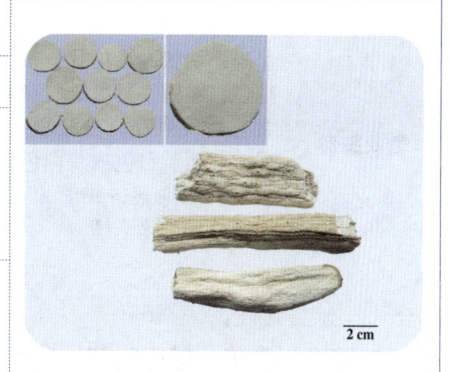

【记忆宝】

（1）山（山药）珍（针——草酸钙针晶）海味。

（2）山药、天花粉、粉葛对比：山药酸黏天花苦，粉葛味甜均粉性。

考点 36 射干的鉴别要点 ★

1. 来源于鸢尾科的中药 射干、西红花。

【记忆宝】

射（射干）中西边（西红花）一只鸟（鸢—鸢尾科）。

2. 射干

科属/药用部位	鸢尾科/根茎
性状鉴别	呈不规则的结节状，表面黄褐色、棕褐色或黑褐色，有较密的环纹。上面有数个圆盘状凹陷的茎痕，偶有茎基残存；下面有残留的细根及根痕。质硬，断面黄色，颗粒性。气微，味苦、微辛

【记忆宝】

射干黄硬颗粒苦。

考点 37 姜科中药的鉴别要点 ★★

1. 来源于姜科的中药 干姜、姜黄、益智、郁金、莪术、豆蔻、草豆蔻、砂仁。

【记忆宝】

干姜姜黄益郁金，莪术豆蔻草砂仁。

2. 干姜

采收加工	冬季采挖，除去须根和泥沙，晒干或低温干燥。趁鲜切片晒干或低温干燥者称为"干姜片"

续表

性状鉴别	呈扁平块状,具指状分枝;表面灰黄色或浅灰棕色,粗糙,具纵皱纹和明显的环节,分枝处常有鳞叶残存,分枝顶端有茎痕或芽;质坚实,断面黄白色或灰白色,粉性或颗粒性,内皮层环纹明显,维管束及黄色油点散在。气香、特异,味辛辣

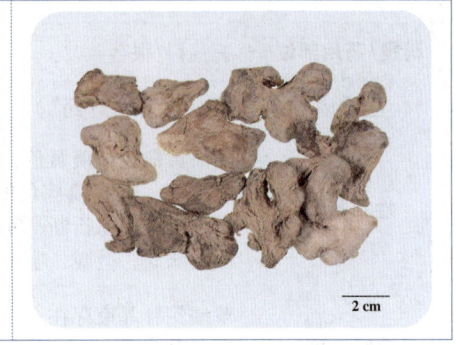

3. 莪术、姜黄、郁金三药的药材与植物的关系

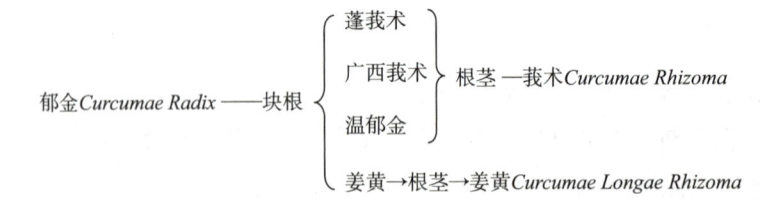

郁金 Curcumae Radix ── 块根 { 蓬莪术 / 广西莪术 / 温郁金 } 根茎 ── 莪术 Curcumae Rhizoma

姜黄 → 根茎 → 姜黄 Curcumae Longae Rhizoma

4. 莪术

来源	姜科/蓬莪术、广西莪术、温郁金("温莪术")/根茎
采收加工	蒸或煮至透心,晒干或低温干燥后除去须根和杂质
性状鉴别	蓬莪术	表面灰黄色至灰棕色,有的可见刀削痕。体重,质坚实,断面灰褐色至蓝褐色、蜡样,常附有灰棕色粉末,皮层与中柱易分离,内皮层环纹棕褐色
	广西莪术	断面黄棕色至棕色,内皮层环纹黄白色
	温莪术	断面黄棕色至棕色
	饮片	切面黄绿色、黄棕色或棕褐色,内皮层环纹明显,散在"筋脉"小点
彩图辨识	莪术(药材) 莪术(饮片)

5. 姜黄

来源	姜科/姜黄/根茎
采收加工	煮或蒸至透心,晒干,除去须根

续表

性状鉴别	质坚实，不易折断。断面棕黄色至金黄色，角质样，有蜡样光泽，内皮层环纹明显，维管束呈点状散在

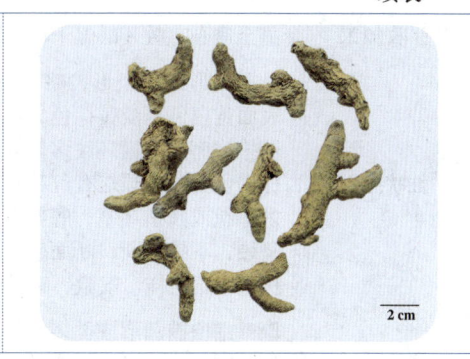

6. 郁金

来源	姜科/温郁金、姜黄、广西莪术、蓬莪术/块根
采收加工	煮或蒸至透心，干燥
性状鉴别	表面灰褐色或灰棕色，具不规则纵皱纹，纵纹隆起处颜色较浅。质坚实，横断面灰棕色，角质样，内皮层环明显

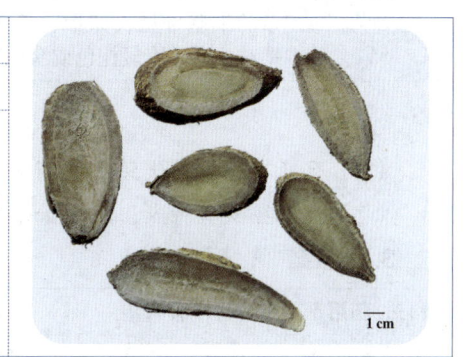

【记忆宝】

内皮层环纹明显的药材、饮片：

（1）香附（药材、饮片）：内皮层环纹明显。

（2）石菖蒲（药材）：内皮层环纹明显。

（3）干姜（药材）：内皮层环纹明显。

（4）莪术（广西莪术、饮片）：内皮层环纹明显。

（5）姜黄（药材、饮片）：内皮层环纹明显。

（6）郁金（药材、饮片）：内皮层环纹明显。

嫦娥府内有干姜和黄金（嫦—石菖蒲；娥—莪术；府—香附；内—内皮层环纹；干姜—干姜；黄—姜黄；金—郁金）。

考点38 兰科中药的鉴别要点★★

1. 来源于兰科的中药 天麻、白及、山慈菇、石斛、铁皮石斛。

【记忆宝】

在蓝天（兰科、天麻）与白云（白及）相呼应的山上采菌菇（山慈菇）与石斛（石斛、铁皮石斛）。

2. 天麻

科属/药用部位	兰科/块茎
主产地	四川、云南

采收加工	蒸至透心，敞开低温干燥
性状鉴别	呈椭圆形或长条形，略扁，皱缩而稍弯曲。表面黄白色至淡黄棕色，有纵皱纹及由潜伏芽排列而成的横环纹多轮，有时可见鳞叶或棕褐色菌索。顶端有红棕色至深棕色鹦嘴状的芽苞或残留茎基；底部有圆脐形疤痕。质坚硬，不易折断，断面较平坦，黄白色至淡棕色，角质样。气微，味甘
显微鉴别	厚壁细胞椭圆形或类多角形，木化，纹孔明显。草酸钙针晶成束或散在。用甘油醋酸试液装片含糊化多糖类物的薄壁细胞无色，有的细胞可见长卵形、长椭圆形或类圆形颗粒，遇碘液显棕色或淡棕紫色

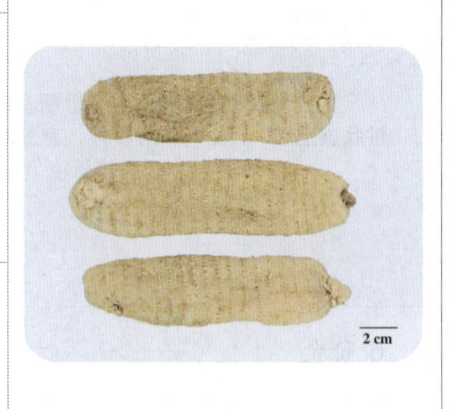

【记忆宝】

（1）天麻有芽（潜伏芽）有嘴（鹦哥嘴）有肚脐（圆脐形疤痕）。

（2）天麻显微有特点，厚壁如墙（厚壁细胞）针晶尖（草酸钙针晶）。

3. 山慈菇

科属/药用部位	兰科/假鳞茎
基原	杜鹃兰（"毛慈菇"）、独蒜兰或云南独蒜兰（"冰球子"）
主产地	贵州、四川
采收加工	置沸水锅中蒸煮至透心，干燥
性状鉴别	毛慈菇：呈不规则扁球形或圆锥形，顶端渐突起，基部有须根痕。表面黄棕色或棕褐色，有纵皱纹或纵沟，中部有2~3条微突起的环节，节上有鳞片叶干枯腐烂后留下的丝状纤维。质坚硬，难折断，断面灰白色或黄白色，略呈角质。气微，味淡，带黏性 冰球子：呈圆锥形，瓶颈状或不规则团块，顶端渐尖，尖端断头处呈盘状，基部膨大且圆平，中央凹入，有1~2环节，多偏向一侧

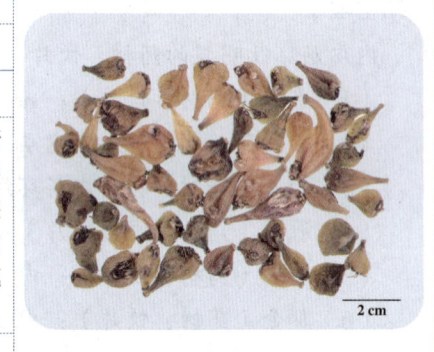

【记忆宝】

（1）毛菇二三腰箍，冰球一二瓶颈。

（2）易混药用部位对比：鳞茎—川贝母、浙贝母，假鳞茎—山慈菇，肉质鳞叶—百合，带鳞叶的肉质茎—肉苁蓉，肉质茎—锁阳。

4. 白及

科属/药用部位	兰科/块茎
主产地	贵州
采收加工	置沸水中煮或蒸至无白心

续表

性状鉴别	呈不规则扁球形，多有2~3个爪状分枝，少数具4~5个爪状分枝。表面灰白色至灰棕色，或黄白色，有数圈同心环节和棕色点状须根痕，上面有突起的茎痕，下面有连接另一块茎的痕迹。质坚硬，不易折断，切面类白色，角质样。气微，味苦，嚼之有黏性

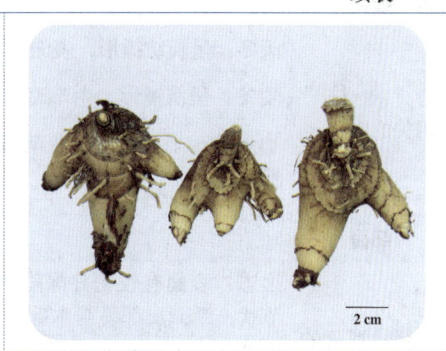

【记忆宝】

用白白的手的2~3个爪子去抓东西，原来是黏黏的，味道又苦。

考点39 根及根茎类中药中的常考要点小结★★★

细目	要点
与数值区间相关的中药	狗脊：近边缘0.1~0.4cm处有1条棕黄色隆起的木质部环纹或条纹
	绵马贯众：叶柄残基断面有黄白色维管束5~13个
	何首乌：皮部有4~11个类圆形异型维管束环列
	牛膝：外周散有多数黄白色点状维管束（筋脉点），断续排列成2~4轮
	胡黄连：木部有4~10个类白色点状维管束排列成环
	香附：表面有纵皱纹，6~10个略隆起的环节
	山慈菇：毛慈菇中部有2~3条微突起的环节，冰球子有1~2环节
	白及：多有2~3个爪状分枝，少数具4~5个爪状分枝

细目	要点
断面（切面）有同心环的中药	川牛膝：断面浅黄色或棕黄色，维管束点状，排列成数轮同心环
	商陆：异形维管束隆起，木部明显。形成数个突起的同心性环轮，习称"罗盘纹"
	粉葛：富粉性，横切面可见有纤维形成的浅棕色同心性环纹
	苦参：外皮薄，多破裂反卷，易剥落。断面有的具异形维管束呈同心性环列或不规则散在，味极苦

细目	要点
有特殊形成层环纹的中药	白芷：断面显粉性，皮部散有多数棕色油点（分泌腔），形成层近方形或近圆形
	川芎：呈不规则结节状拳形团块。断面可见波状环纹（形成层）及错综纹理，散有黄棕色小油点
	川乌：断面类白色或者浅灰黄色，形成层环纹呈多角形
	草乌：断面灰白色或暗灰色，有裂隙，形成层环纹多角形或类圆形，髓部较大或中空
	附子：断面可见充满盐霜的小空隙及多角形形成层环纹

细目	要点
与"中柱"相关的中药	天冬：呈长纺锤形，表面光滑或具深浅不等的纵皱纹，有黏性，断面角质样，中柱黄白色
	麦冬：呈纺锤形，两端略尖，有细纵皱纹。断面半透明，中柱细小
	山麦冬：呈纺锤形，两端略尖，具不规则纵皱纹，断面角质样，中柱细小。气微，味甜，嚼之发黏

细目	要点
皮部易剥落的中药	远志：表面有较密并深陷的横皱纹、纵皱纹及裂纹，老根的横皱纹更密更深陷，略呈结节状，断面皮部易与木部剥离。气微，味苦、微辛，嚼之有刺喉感
	巴戟天：有的皮部横向断离露出木部，形似连珠。断面皮部厚，紫色或淡紫色，易与木部剥离
	茜草：表面红棕色或暗棕色，皮部易剥落，露出黄红色木部。气微，味微苦，久嚼刺舌

细目	要点
与"绿"有关的中药	板蓝根：根头略膨大，可见暗绿色或暗棕色轮状排列的叶柄残基和密集的疣状突起
	三七：顶端有茎痕，周围有瘤状突起。断面灰绿色、黄绿色或灰白色，木部微呈放射状排列
	续断：皮部墨绿色或棕色，横切面外缘褐色或淡褐色，木部黄褐色，导管束呈放射状排列，形成层部位多有深色环
	莪术：刀削痕，表面有须根痕，散在"筋脉"小点；断面黄绿色

二、茎木类中药

考点1 海风藤的鉴别要点 ★

科属/药用部位	胡椒科/藤茎
基原	风藤
性状鉴别	呈扁圆柱形，微弯曲，表面灰褐色或褐色，粗糙，有纵向棱状纹理及明显的节，节部膨大，上生不定根。体轻，质脆，易折断，断面不整齐，皮部窄，木部宽广，灰黄色，导管孔多数，射线灰白色，放射状排列，皮部与木部交界处常有裂隙，中心有灰褐色髓。气香，味微苦、辛

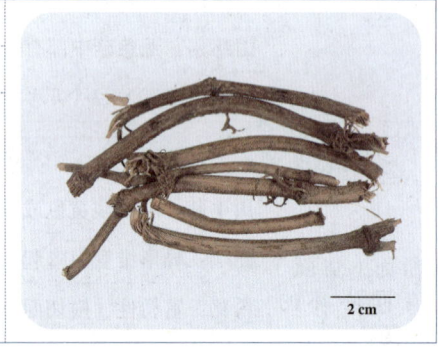

【记忆宝】

海风藤裂（表面灰褐色，皮木部有裂隙）髓异维（髓灰黑色，中心有异形维管束）。

考点2 川木通与关木通的鉴别要点 ★★

区别点	川木通	木通
来源	毛茛科/小木通、绣球藤/藤茎	木通科/木通/藤茎
表面	黄棕色或黄褐色，有纵向凹沟及棱线；节处多膨大，有叶痕及侧枝痕。残存皮部易撕裂	灰棕色至灰褐色，外皮粗糙而有许多不规则的裂纹或纵皱纹，具突起的皮孔
断面	木部浅黄棕色或浅黄色，有黄白色放射状纹理及裂隙，其间布满导管孔	不整齐，皮部较厚，黄棕色，可见淡黄色颗粒状小点，木部黄白色，射线呈放射状排列

续表

区别点	川木通	木通
质地	质坚硬，不易折断	质坚实，不易折断
气味	气微，味淡	气微，味微苦而涩
彩图辨识		

【记忆宝】

川木通千疮百孔（有黄白色放射状纹理及裂隙，其间布满导管孔）。

考点❸ 桑寄生科中药的鉴别要点★★

区别点		槲寄生	桑寄生
科属/药用部位		桑寄生科/干燥带叶茎枝	
性状鉴别	形状	茎枝呈圆柱形，2~5叉状分枝	茎枝呈圆柱形
	表面	黄绿色、金黄色或黄棕色，有纵皱纹；节膨大，节上有分枝或枝痕	红褐色或灰褐色，具细纵纹，并有多数细小突起的棕色皮孔，嫩枝有的可见棕褐色茸毛
	质地	质脆，易折断	质坚硬
	断面	不平坦，皮部黄色，木部色较浅，射线放射状，髓部常偏向一边	不整齐，皮部红棕色，木部色较浅
	叶	对生于枝梢，易脱落，无柄；叶片表面黄绿色，有细皱纹，主脉5出，中间3条明显，革质	叶多卷曲，具短柄；叶片表面黄褐色，幼叶被细茸毛，全缘，革质
	气味	气微，味微苦，嚼之有黏性	气微，味涩
彩图辨识			

【记忆宝】

桑寄生：红褐色皮孔、棕褐色茸毛。

考点 4 大血藤与鸡血藤的鉴别要点 ★★

区别点		大血藤	鸡血藤
科属/药用部位		木通科/大血藤/藤茎	豆科/密花豆/藤茎
产地		湖北、四川、江西、河南、江苏	广东、广西、云南
性状鉴别	形状	圆柱形，略弯曲	椭圆形、长矩圆形或不规则的斜切片
	表面	灰棕色，粗糙，外皮常呈鳞片状剥落，剥落处显暗红棕色，有的可见膨大的节及略凹陷的枝痕或叶痕	栓皮灰棕色，有的可见灰白色斑块，栓皮脱落处显红棕色
	断面	皮部红棕色，有数处向内嵌入木部，木部黄白色，有多数细孔状导管，射线呈放射状排列	韧皮部有树脂状分泌物呈红棕色至黑棕色，与木部相间排列呈数个同心性椭圆形环或偏心性半圆形环；髓部偏向一侧
	气味	气微，味微涩	气微，味涩
彩图辨识			

【记忆宝】

（1）大血藤：血红色的车轮。（2）鸡血藤：斗鸡眼。

考点 5 苏木、降香、沉香的鉴别要点 ★★

区别点	苏木	降香	沉香
科属/药用部位	豆科/心材		瑞香科/含树脂的木材
形状	长圆柱形或对剖半圆柱形	类圆柱形或不规则块状	不规则块状、片状或盔帽状，有的为小碎块
表面	黄红色至棕红色，具刀削痕，常见纵向裂缝	紫红色或红褐色	表面凹凸不平，有刀削痕，偶有孔洞，可见黑褐色树脂与黄白色木部相间的斑纹、孔洞及凹窝。表面多呈朽木状
断面	略具光泽，年轮明显，有的可见暗棕色、质松、带亮星的髓部	切面有致密的纹理	刺状

续表

区别点	苏木	降香	沉香
气味	气微，味微涩	气微香，味微苦	气芳香，味苦
理化反应	取碎片投入热水，水染成红色，加酸变成黄色，再加碱液，仍变成红色	/	燃烧时有浓烟及强烈香气，并有黑色油状物渗出
彩图辨识			

考点 6 通草、灯心草的鉴别要点 ★

区别点	通草	灯心草
科属/药用部位	五加科/茎髓	灯心草科/茎髓
形状	圆柱形	细圆柱形
表面	白色或淡黄色，有浅纵沟纹	白色或淡黄色，有细纵纹
质地	体轻，质松软，稍有弹性，易折断	体轻，质软，略有弹性，易拉断
断面	平坦，显银白色光泽，中部有空心或半透明圆形的薄膜，纵剖面薄膜呈梯状排列	白色
气味	气微，味淡	
彩图辨识		

【记忆宝】

中药的"靓"（亮）仔：

（1）土茯苓：多数小亮点。

（2）苏木：带亮星的髓部。

（3）牡丹皮：发亮的结晶。

（4）厚朴：可见多数小亮星。

（5）白鲜皮：迎光有闪烁的小亮点。

（6）海金沙：明亮的火焰。

（7）自然铜：断面可见银白色亮星。

考点 7 钩藤的鉴别要点 ★

科属/药用部位	茜草科/干燥带钩茎枝
基原	五基原：钩藤、大叶钩藤、毛钩藤、华钩藤、无柄果钩藤
性状鉴别	为带单钩或双钩的茎枝小段。多数枝节上对生两个向下弯曲的钩（不育花序梗），或仅一侧有钩，另一侧为突起的疤痕

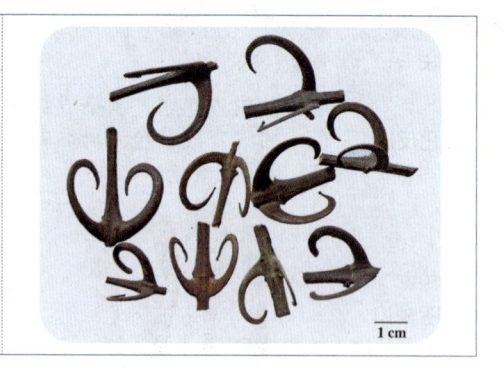

【记忆宝】

中药鉴别中与"钩"有关的中药：

（1）钩藤：带单钩或双钩的茎枝小段。

（2）全蝎：末节有锐钩状毒刺。

（3）蜈蚣：步足黄色或红褐色，偶有黄白色，呈弯钩状。

（4）云连：弯曲呈钩状，多为单枝，较细小。

考点 8 忍冬藤的鉴别要点 ★

科属/药用部位	忍冬科/干燥茎枝
主产地	山东、河南
性状鉴别	呈长圆柱形，多分枝，常缠绕成束；表面棕红色至暗棕色，有的灰绿色，光滑或被茸毛；外皮易剥落。枝上多节，有残叶和叶痕。质脆，易折断，断面黄白色，中空。气微，老枝味微苦，嫩枝味淡

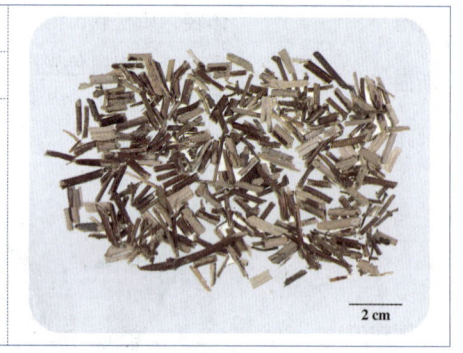

【记忆宝】

忍冬藤，棕（表面棕红色至暗棕色）剥（外皮易剥落）空（中部空心）。

考点 9 竹茹的鉴别要点 ★

科属/药用部位	禾本科/茎秆的干燥中间层
基原	三基原：青秆竹、大头典竹、淡竹
采收加工	全年均可采制，取新鲜茎，除去外皮，将稍带绿色的中间层刮成丝条，或削成薄片，捆扎成束，阴干。前者称"散竹茹"，后者称"齐竹茹"
性状鉴别	卷曲成团的不规则丝条或呈长条形薄片状。宽窄厚薄不等，浅绿色、黄绿色或黄白色。纤维性，体轻松，质柔韧，有弹性。气微，味淡

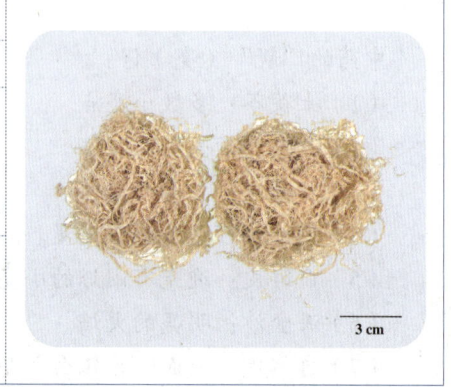

考点 10 石斛的鉴别要点 ★

区别点	鲜石斛	金钗石斛	霍山石斛	鼓槌石斛	流苏石斛
科属/药用部位	兰科/新鲜或干燥茎				
形状	圆柱形或扁圆柱形	扁圆柱形	直条状或不规则弯曲形	粗纺锤形	长圆柱形
表面	黄绿色，光滑或有纵纹，节明显，色较深，节上有膜质叶鞘	金黄色或黄中带绿色，有深纵沟	淡黄绿色至黄绿色，偶有黄褐色斑块，有细纵纹，节明显，节上有的可见残留的灰白色膜质叶鞘	光滑，金黄色，有明显凸起的棱	黄色至暗黄色，有深纵槽
质地	肉质多汁，易折断	质硬而脆	肉质，易折断	质轻而松脆	质疏松
气味	气微，味微苦而回甜，嚼之有黏性	气微，味苦	气微，味淡，嚼之有黏性且少有渣	气微，味淡，嚼之有黏性	味淡或微苦，嚼之有黏性
彩图辨识	金钗石斛　鼓槌石斛　流苏石斛　霍山石斛				

考点 11 铁皮石斛的鉴别要点 ★★

科属/药用部位	兰科/干燥茎
采收加工	采收后除去杂质，剪去部分须根，边加热边扭成螺旋形或弹簧状，烘干［"铁皮枫斗（耳环石斛）"］；或切成段，干燥或低温烘干（"铁皮石斛"）

续表

性状鉴别	铁皮枫斗：呈螺旋形或弹簧状，通常为2~6个旋纹，表面黄绿色或略带金黄色，有细纵皱纹，节明显，节上有时可见残留的灰白色叶鞘；一端可见茎基部留下的短须根。质坚实，易折断，断面平坦，灰白色至灰绿色，略呈角质状。气微，味淡，嚼之有黏性

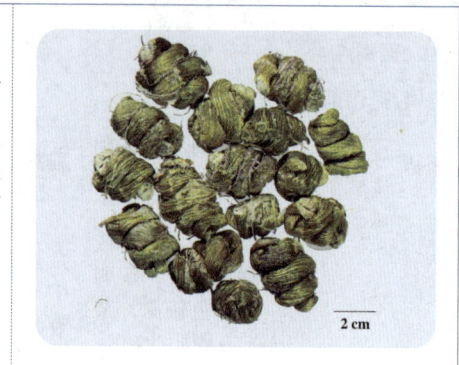

考点12 茎木类中药中的常用要点小结★★★

（1）髓部常偏向一边：槲寄生、鸡血藤。
（2）有油性：沉香、降香。
（3）射线呈放射状排列：川木通、木通、大血藤。
（4）表面多呈朽木状：沉香。
（5）节膨大：海风藤、川木通、木通、槲寄生。

三、皮类中药

考点1 皮类中药的折断面特征★★

断面特征	代表药材	断面特征	代表药材
平坦状	牡丹皮	层状	苦楝皮、黄柏
颗粒状	肉桂	断面有胶质丝状物相连	杜仲
纤维状	合欢皮	折断面时有粉尘出现	白鲜皮

考点2 桑白皮的鉴别要点★★

科属/药用部位	桑科/根皮
性状鉴别	外表面白色或淡黄白色，较平坦，有的残留橙黄色或棕黄色鳞片状粗皮；内表面黄白色或淡黄色，有细纵纹。体轻，质韧，纤维性强，难折断，易纵向撕裂，撕裂时有粉尘飞扬

【记忆宝】

皮类中药鉴别中有"白粉飞扬"的中药：桑白皮、白鲜皮（"见白选白"）。

考点 3 牡丹皮的鉴别要点 ★★★

科属/药用部位	毛茛科/根皮
主产地	安徽
采收加工	"连丹皮"（原丹皮）"刮丹皮"（粉丹皮）
性状鉴别	外表面灰褐色或黄褐色，有多数横长皮孔样突起及细根痕，栓皮脱落处粉红色；内表面淡灰黄色或浅棕色，有明显的细纵纹，常见发亮的结晶。质硬而脆，易折断，断面较平坦，淡粉红色，粉性。气芳香，味微苦而涩

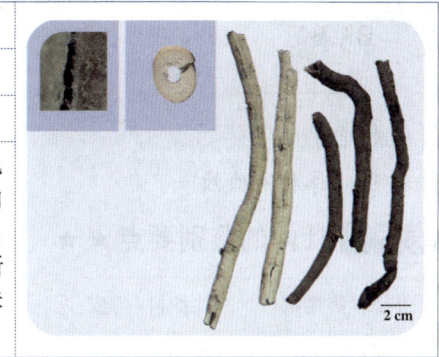

考点 4 厚朴的鉴别要点 ★★★

科属/药用部位	木兰科/干燥干皮、枝皮和根皮
基原	二基原：厚朴、凹叶厚朴
采收加工	"发汗"处理至内表面变紫色或棕褐色
性状鉴别	刮去粗皮者显黄棕色。内表面紫棕色或深紫褐色，较平滑，具细密纵纹，划之显油痕。质坚硬，不易折断，断面颗粒性，外层灰棕色，内层紫褐色或棕色，有油性，有的可见多数小亮星
显微鉴别	石细胞方形、椭圆形或不规分枝状，纤维多，油细胞椭圆形或类圆形

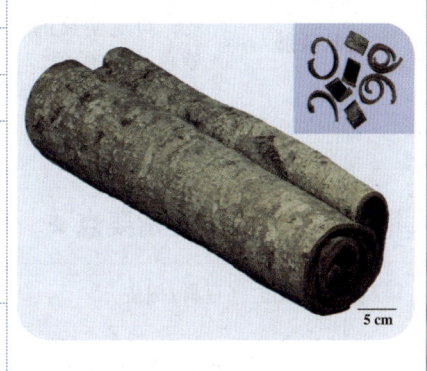

【记忆宝】
（1）来源于木兰科的中药：厚朴、辛夷、五味子。
（2）紫油厚朴有亮星。
（3）显微鉴别：石（石细胞）油（油细胞）厚（厚—多，纤维多）。
（4）皮类中药鉴别中"内表面划之显油痕"的药材：厚朴、肉桂。

考点 5 肉桂的鉴别要点 ★★

科属/药用部位	樟科/树皮
主产地	广西、广东
采收加工	桂通（官桂）、企边桂、板桂、桂碎
性状鉴别	外表面灰棕色，稍粗糙，有不规则的细皱纹及横向突起的皮孔，有的可见灰白色的斑纹；内表面红棕色，较平坦，有细纵纹，划之显油痕。质硬而脆，易折断，断面不平坦，外层棕色而较粗糙，内层红棕色而油润，两层中间有1条黄棕色的线纹。气香浓烈，味甜、辣

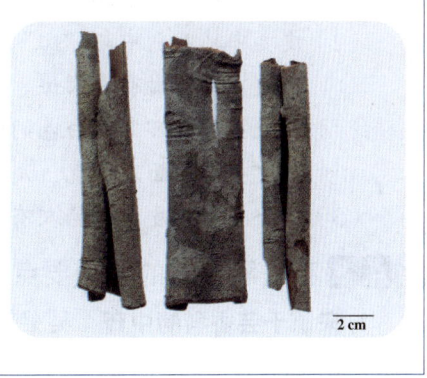

显微鉴别	纤维大多单个散在，长梭形，壁厚，木化，纹孔不明显。石细胞类圆形或类长方形，壁厚，有的一面菲薄（马蹄形石细胞：三面增厚、一面菲薄）。油细胞类圆形或长圆形

【记忆宝】

红油厚朴有线纹。

考点6 杜仲的鉴别要点 ★★

科属/药用部位	杜仲科/树皮
采收加工	堆积"发汗"至内皮呈紫褐色
性状鉴别	外表面淡灰棕色或灰褐色，有明显的皱纹或纵裂槽纹，有的树皮较薄，未去粗皮，可见明显的斜方形皮孔，内表面暗紫色或紫褐色，光滑。质脆，易折断。断面有细密、银白色、富弹性的橡胶丝相连

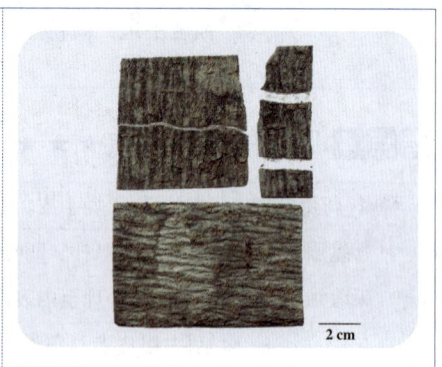

考点7 合欢皮的鉴别要点 ★

科属/药用部位	豆科/树皮
性状鉴别	外表面灰棕色至灰褐色，密生明显的椭圆形横向皮孔，偶有突起的横棱或较大的圆形枝痕，常附有地衣斑；内表面淡黄棕色或黄白色，平滑，有细密纵纹。质硬而脆，易折断，断面呈纤维性片状，淡黄棕色或黄白色。气微香，味淡、微涩，稍刺舌，而后喉头有不适感

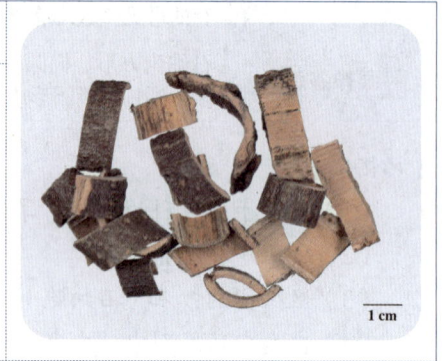

【记忆宝】

(1) 欢（合欢皮）天喜地（地衣斑）。

(2) 皮类中药鉴别中与"斑"有关的中药：

　　合欢皮：常附有地衣斑。

　　肉桂：表面可见灰白色的斑纹。

　　秦皮：外表面灰白色、灰棕色至黑棕色或相间呈斑状。

(3) 不合（合欢皮）群的人有刺（稍刺舌，而后喉头有不适感）。

考点8 芸香科中药的鉴别要点 ★★

1. 来源于芸香科的中药 吴茱萸、白鲜皮、黄柏、关黄柏、枳壳、香橼、陈皮、青皮、橘核、化橘红。

【记忆宝】

吴白黄关枳,香陈青橘化,芸香科里藏。

2. 黄柏、关黄柏

区别点		黄柏	关黄柏
科属/药用部位		芸香科/树皮	
基原		黄皮树("川黄柏")	黄檗
主产地		四川、贵州	辽宁、吉林
树龄		10年左右的树	
性状鉴别	形状	板片状或浅槽状,长宽不一	
	外表面	黄棕色或黄褐色	黄绿色或淡棕黄色
	内表面	暗黄色或淡棕色	黄色或黄棕色
	质地	体轻,质较硬	
	断面	纤维性,呈裂片状分层,深黄色	纤维性,有的呈裂片状分层,鲜黄色或黄绿色
	气味	气微,味极苦,嚼之有黏性	
显微鉴别		纤维鲜黄色,含草酸钙方晶,形成晶纤维,石细胞鲜黄色,分枝状	/
彩图辨识			

3. 白鲜皮

科属/药用部位	芸香科/根皮
性状鉴别	呈卷筒状,内表面类白色,有细纵纹。质脆,折断时有粉尘飞扬,断面不平坦,略呈层片状,剥去外层,迎光可见有闪烁的小亮点。有羊膻气,味微苦

【记忆宝】

皮类中药中的"特殊"气味小结:

（1）白鲜皮：羊膻气。
（2）香加皮：特异的香气（奶油话梅气—4—甲氧基水杨醛）。

考点 9 苦楝皮的鉴别要点 ★

科属/药用部位	楝科/干燥树皮和根皮
基原	二基原：川楝、楝
性状鉴别	呈不规则板片状、槽状或半卷筒状，外表面灰棕色或灰褐色，粗糙，有交织的纵皱纹和点状灰棕色皮孔，除去粗皮者淡黄色；内表面类白色或淡黄色。质韧，不易折断，断面纤维性，呈层片状，易剥离。气微，味苦

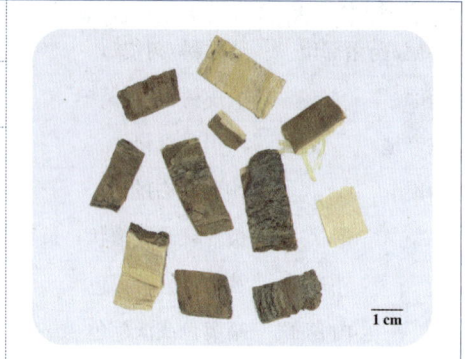

考点 10 五加皮的鉴别要点 ★

科属/药用部位	五加科/根皮
性状鉴别	呈不规则卷筒状，外表面灰褐色，有稍扭曲的纵皱纹和横长皮孔样斑痕；内表面淡黄色或灰黄色，有细纵纹。体轻，质脆，易折断，断面不整齐，灰白色。气微香，味微辣而苦

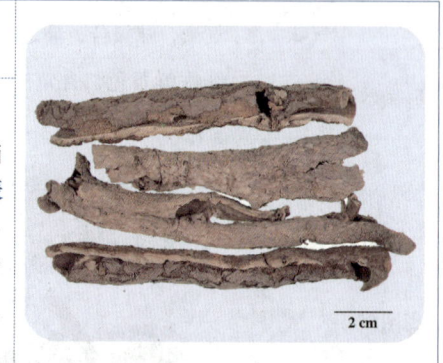

考点 11 秦皮的鉴别要点 ★

1. 来源于木犀科的中药　秦皮、连翘、女贞子。
2. 秦皮

科属/药用部位	木犀科/干燥枝皮或干皮
基原	四基原：苦枥白蜡树、白蜡树、尖叶白蜡树、宿柱白蜡树
性状鉴别	外表面灰白色、灰棕色至黑棕色或相间呈斑状，平坦或稍粗糙，并有灰白色圆点状皮孔及细斜皱纹，有的具分枝痕。内表面黄白色或棕色，平滑
水试	热水浸出液呈黄绿色，日光下显碧蓝色荧光

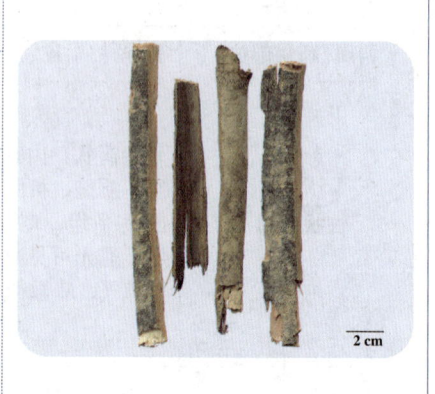

考点 12　香加皮与地骨皮的鉴别要点 ★★

区别点		香加皮	地骨皮
科属/药用部位		萝藦科/根皮	茄科/根皮
基原		杠柳	二基原：枸杞、宁夏枸杞
性状鉴别	形状	卷筒状或槽状	筒状或槽状
	外表面	灰棕色或黄棕色，栓皮松软常呈鳞片状，易剥落	灰黄色至棕黄色，粗糙，有不规则纵裂纹，易成鳞片状剥落
	内表面	黄色或淡黄棕色	黄白色至灰黄色
	质地	质脆，易折断	
	断面	黄白色	外层黄棕色，内层灰白色
	气味	特异的香气，味苦	气微，味微甘而后苦
彩图辨识			

【记忆宝】

皮类中药鉴别中的"鳞片"：

（1）桑白皮：黄色鳞片状粗皮。
（2）厚朴（干皮）：外表面有时呈鳞片状。
（3）香加皮：栓皮松软常呈鳞片状。
（4）地骨皮：外表面易成鳞片状剥落。

考点 13　皮类中药的皮孔特征小结 ★★

中药	皮孔特征	中药	皮孔特征
牡丹皮	横长皮孔	厚朴	椭圆形皮孔
肉桂	横向突起皮孔	杜仲	斜方形皮孔
合欢皮	椭圆形横向皮孔	苦楝皮	点状灰棕色皮孔
秦皮	灰白色圆点状皮孔/红棕色圆形或横长皮孔	五加皮	横长皮孔样斑痕

· 155 ·

四、叶类中药

考点 1 银杏叶的鉴别要点 ★

科属/药用部位	银杏科/叶
性状鉴别	多皱折或破碎，完整者呈扇形，黄绿色或浅棕黄色，上缘呈不规则的波状弯曲，有的中间凹入，具二叉状平行叶脉，细而密，光滑无毛，易纵向撕裂，叶基楔形，体轻；气微，味微苦

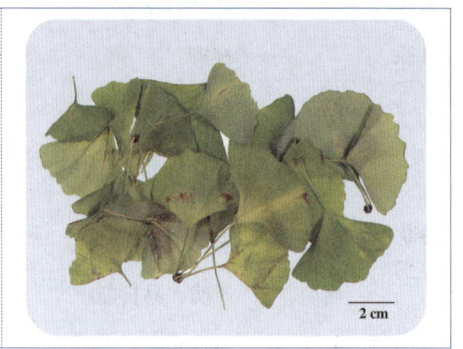

【记忆宝】

银杏叶扇形凹。

考点 2 侧柏叶的鉴别要点 ★

科属/药用部位	柏科/干燥枝梢及叶
性状鉴别	多分枝，叶细小鳞片状，交互对生，贴伏于枝上，深绿色或黄绿色。质脆，易折断

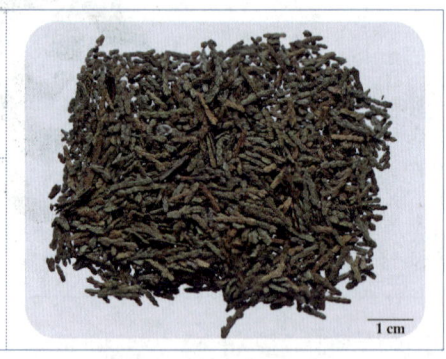

考点 3 淫羊藿的鉴别要点 ★

科属/药用部位	小檗科/干燥叶
基原	四基原：淫羊藿、箭叶淫羊藿、柔毛淫羊藿、朝鲜淫羊藿
性状鉴别	区别点	淫羊藿	箭叶淫羊藿	柔毛淫羊藿	朝鲜淫羊藿
	复叶	二回三出	一回三出	/	二回三出
	小叶	卵圆形，边缘具黄色刺毛状细锯齿	长卵形至卵状披针形	/	较大
	叶片	近革质	革质	/	较薄
彩图辨识	

- 156 -

【记忆宝】

中药鉴别中的"心形":
(1)淫羊藿:两侧小叶较小,偏心形。
(2)苦杏仁:药材呈扁心形。
(3)草豆蔻:种子纵断面呈斜心形。

考点4 大青叶与蓼大青叶的鉴别要点★★

区别点		大青叶	蓼大青叶
科属/药用部位		十字花科/叶	蓼科/叶
基原		菘蓝	蓼蓝
性状鉴别	状态	多皱缩卷曲,有的破碎	多皱缩,破碎
	完整形态	长椭圆形至长圆状倒披针形	椭圆形
	颜色	上表面暗灰绿色	蓝绿或蓝黑色
	鉴别特征	基部狭窄下延至叶柄呈翼状	叶柄扁平,偶带膜质托叶鞘
	气味	气微,味微酸、苦、涩	气微,味微涩而稍苦
彩图辨识			

【记忆宝】

(1)大青叶:小青会飞,大青有翼(翼状)。
(2)蓼大青叶:蓼大青叶是个托(膜质托叶鞘)。

考点5 枇杷叶的鉴别要点★★

科属/药用部位	蔷薇科/干燥叶
性状鉴别	呈长椭圆形或倒卵形,先端尖,基部楔形,边缘上部有疏锯齿,近基部全缘。上表面灰绿色、黄棕色或红棕色,较光滑;下表面密被黄色绒毛,主脉于下表面显著突起,侧脉羽状;叶柄极短,被棕黄色绒毛。革质而脆、易折断

考点 6 番泻叶的鉴别要点 ★★

区别点		狭叶番泻	尖叶番泻
科属/药用部位		豆科/干燥小叶	
产地		印度	埃及
性状鉴别	形状	长卵形或卵状披针形	披针形或长卵形
	叶端	急尖	短尖或微突
	叶基	稍不对称，全缘	不对称
	表面	无毛或近无毛	两面均有细短毛茸
显微鉴别		晶纤维、草酸钙方晶、草酸钙簇晶	

【记忆宝】

吃完煎（叶端急尖或短尖）炸小豆（小叶、豆科），轮番泻了好几次。

考点 7 满山红的鉴别要点 ★

科属/药用部位	杜鹃花科/干燥叶
性状鉴别	反卷成筒状，有的皱缩破碎，完整叶片展平后呈椭圆形或长倒卵形，先端钝，基部近圆形或宽楔形，全缘；上表面暗绿色至褐绿色，散生浅黄色腺鳞；下表面灰绿色，腺鳞甚多；近革质。气芳香特异，味较苦、微辛

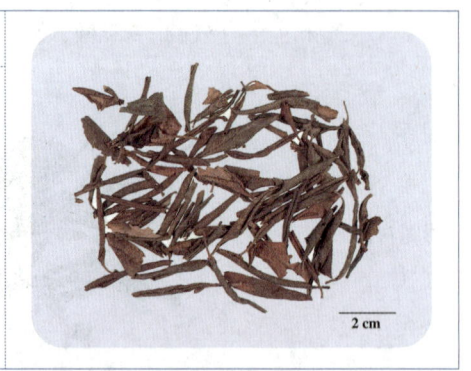

【记忆宝】

上山暗绿星点点，下山灰绿星满天。

考点 8 罗布麻叶的鉴别要点 ★★

科属/药用部位	夹竹桃科/干燥叶
性状鉴别	多皱缩卷曲，有的破碎，完整叶片展平后呈椭圆状披针形或卵圆状披针形，先端钝，有小芒尖，基部钝圆或楔形，边缘具细齿，常反卷，两面无毛

【记忆宝】

用小芒尖的针织了个布麻袋（罗布麻叶），夹了竹桃子（夹竹桃科）后就放在里面。

考点 9 紫苏叶的鉴别要点 ★★

科属/药用部位	唇形科/干燥叶（或带嫩枝）
性状鉴别	两面紫色或上表面绿色，下表面紫色，疏生灰白色毛，下表面有多数凹点状的腺鳞。叶柄紫色或紫绿色。质脆。带嫩枝者，紫绿色，断面中部有髓。气清香，味微辛

【记忆宝】

吃了带鳞片（有多数凹点状的腺鳞）的海鲜中毒嘴唇发紫（唇形科，紫色），吃紫苏解毒。

考点 10 艾叶的鉴别要点 ★★★

科属/药用部位	菊科/干燥叶
采收加工	夏季花未开时采摘，除去杂质，晒干
性状鉴别	完整叶片展平后呈卵状椭圆形，羽状深裂，边缘有不规则的粗锯齿；上表面灰绿色或深黄绿色，有稀疏的柔毛和腺点；下表面密生灰白色绒毛。质柔软。气清香，味苦
显微鉴别	非腺毛有2种：一种为T形毛，另一种为单列性非腺毛。腺毛表面观鞋底形，由4、6个细胞相对叠合而成，无柄

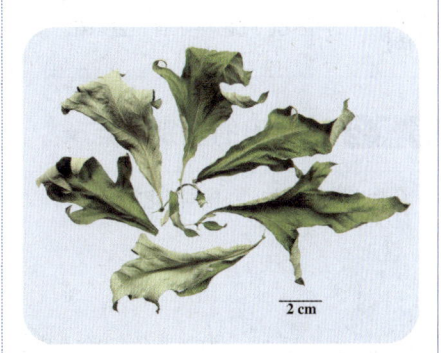

【记忆宝】

（1）哎呀妈呀，上下全是毛。

（2）显微鉴别：I（艾）T买鞋。

（3）叶类中药是否有毛：

两面无毛：番泻叶、罗布麻叶。

下表面有毛：紫苏叶、艾叶、枇杷叶。

考点 11 叶类中药的细节鉴别特征小结 ★★★

关键词	鉴定描述	叶类中药
革质	叶片近革质	淫羊藿
	革质而脆	枇杷叶
	革质	番泻叶
腺	凹点状的腺鳞	紫苏叶
	腺点，白色绒毛	艾叶
	浅黄色腺鳞	满山红

续表

关键词	鉴定描述	叶类中药
锯齿	疏锯齿	枇杷叶
	圆锯齿	紫苏叶
	细锯齿	淫羊藿
	粗锯齿	艾叶

五、花类中药

考点 1 花类中药的药用部位 ★★

药用部位	花		花序		花的一部分			
	开放的花	花蕾	未开放	已开放	柱头	雄蕊	花柱	花粉粒
代表药材	洋金花、红花	丁香、金银花	款冬花	菊花、旋覆花	西红花	莲须	玉米须	松花粉、蒲黄

考点 2 松花粉的鉴别要点 ★

科属/药用部位	松科/花粉
性状鉴别	为淡黄色细粉,质轻,易流动飞扬,手捻有滑润感。气微,味淡。入水不沉

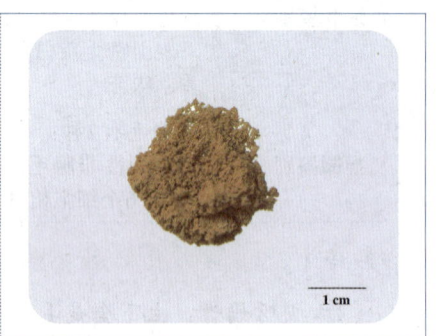

考点 3 辛夷的鉴别要点 ★

科属/药用部位	木兰科/花蕾
基原	三基原:望春花、玉兰、武当玉兰
性状鉴别	呈长卵形,似毛笔头,梗上有类白色点状皮孔,苞片外表面密被灰白色或灰绿色有光泽的长茸毛

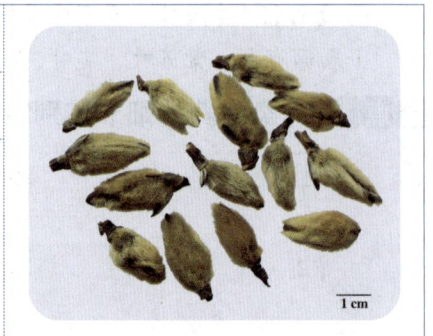

【记忆宝】

阿姨(辛夷)很累(花蕾)有白(类白色点状皮孔)头(呈长卵形,似毛笔头)。

考点 4 槐花的鉴别要点 ★

科属/药用部位	豆科/花（"槐花"）及花蕾（"槐米"）
采收加工	夏季花开放或花蕾形成时采收，及时干燥，除去枝、梗及杂质
性状鉴别	皱缩而卷曲，花瓣多散落，完整者花萼钟状，黄绿色，先端5浅裂；花瓣5，黄色或黄白色，1片较大，近圆形，先端微凹，其余4片长圆形

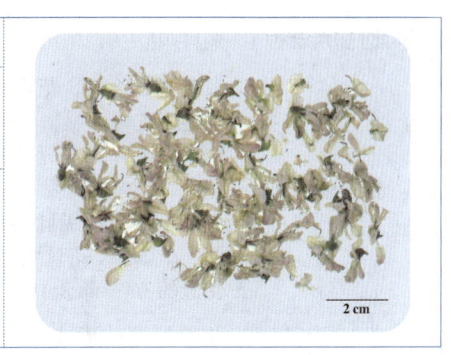

考点 5 芫花的鉴别要点 ★

科属/药用部位	瑞香科/花蕾
性状鉴别	常3~7朵簇生于短花轴上，基部有苞片1~2片，多脱落为单朵；单朵呈棒槌状，多弯曲，花被筒表面淡紫色或灰绿色，密被短柔毛，先端4裂，裂片淡紫色或黄棕色；质软。气微、味甘、微辛

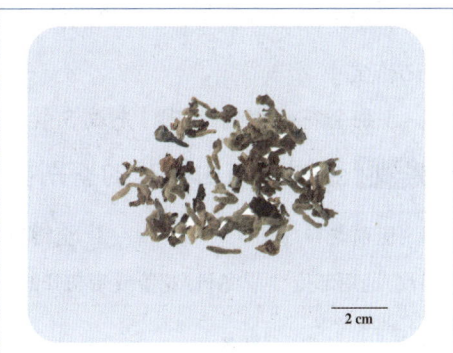

【记忆宝】

（1）芫花紫（表面淡紫色）四（先端4裂）毛（密被短柔毛）。

（2）来源于瑞香科的中药：沉香、芫花。

考点 6 丁香的鉴别要点 ★★

科属/药用部位	桃金娘科/花蕾
产地	坦桑尼亚（桑给巴尔岛）
采收加工	花蕾由绿色转红时采摘，晒干
性状鉴别	略呈研棒状，花冠圆球形，花瓣4，覆瓦状抱合，棕褐色至褐黄色，花瓣内为雄蕊和花柱，搓碎后可见众多黄色细粒状的花药。萼筒圆柱状，略扁，有的稍弯曲，上部有4枚三角状的萼片，十字状分开。质坚实，富油性。气芳香浓烈，味辛辣、有麻舌感
显微鉴别	花粉粒极面观三角形，具3副合沟，草酸钙簇晶众多，常数个排列成行。纤维梭形，顶端钝圆，壁较厚。油室多破碎，含油状物

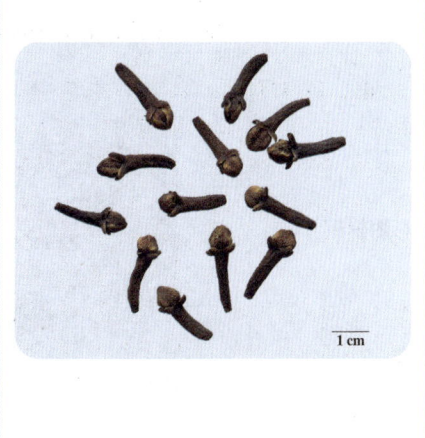

考点 7 洋金花的鉴别要点 ★★

科属/药用部位	茄科/花
性状鉴别	多皱缩成条状，花萼呈筒状，灰绿色或灰黄色，先端5裂，基部具纵脉纹5条，表面微具毛茸；花冠呈喇叭状，淡黄色或黄棕色，顶端5浅裂，裂片先端有短尖，短尖下有明显的纵脉纹3条，两裂片之间微凹，雄蕊5，花丝贴生于花冠筒内，长为花冠的3/4；雌蕊1，柱头棒状
显微鉴别	花粉粒类球形或长圆形表面有条纹状雕纹。花萼、花冠裂片边缘、花丝基部均具非腺毛。花萼、花冠薄壁细胞中有草酸钙砂晶、方晶及簇晶

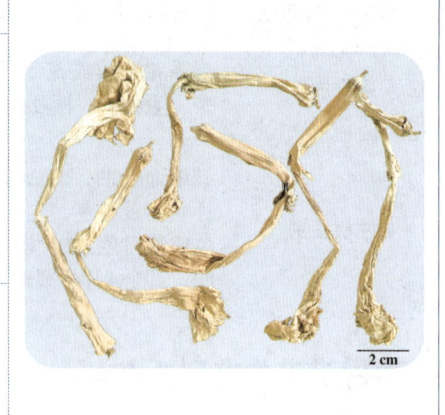

【记忆宝】

5朵金花吹喇叭（五：先端5裂，有纵脉纹5条；金花：洋金花；喇叭：花冠喇叭状）。

考点 8 金银花与山银花的鉴别要点 ★★★

区别点		金银花	山银花
科属/药用部位		忍冬科/花蕾或带初开的花	
基原		忍冬	灰毡毛忍冬、红腺忍冬、华南忍冬、黄褐毛忍冬
性状鉴别	形状	呈棒状，上粗下细，略弯曲	呈棒状而稍弯曲
	表面	黄白色或绿白色，密被短柔毛	黄色或黄绿色
	气味	气清香，味淡、微苦	气清香，味微苦甘
显微鉴别		花粉粒类球形，表面具细密短刺及细颗粒状雕纹，具3个萌发孔。腺毛较多，头部倒圆锥形、类圆形或略扁圆形，多细胞，柄部亦为多细胞。非腺毛为单细胞，有的较长而稍弯曲，壁薄，有微细疣状突起	/
彩图辨识			

【记忆宝】

金子银子为二金，上粗下细有两白。

考点 9 款冬花的鉴别要点 ★★

科属/药用部位	菊科/花蕾
性状鉴别	呈长圆棒状。常单生或2~3个基部连生，上端较粗，下端渐细或带有短梗，外面被有多数鱼鳞状苞片。苞片外表面紫红色或淡红色，内表面密被白色絮状茸毛。体轻，撕开后可见白色茸毛

【记忆宝】

花类中药中的"棒状"：

（1）芫花：药材单朵呈棒槌状。
（2）金银花：药材呈棒状。
（3）山银花：药材呈棒状而稍弯曲。
（4）丁香：药材略呈研棒状。
（5）洋金花：柱头棒状。
（6）款冬花：药材呈长圆棒状。

考点 10 菊花的鉴别要点 ★

科属/药用部位	菊科/干燥头状花序	
分类	按产地和加工方法不同，分为："亳菊""滁菊""贡菊""杭菊""怀菊"	
性状鉴别	亳菊	散生金黄色腺点
	滁菊	有的可见淡褐色腺点
	贡菊	通常无腺点
	杭菊	平展或微折叠，彼此粘连
	怀菊	有时可见腺点

考点 11 红花与西红花的鉴别要点 ★★★

区别点		红花	西红花
科属/药用部位		菊科/干燥花	鸢尾科/柱头
基原		红花	番红花
产地		我国河南、浙江、四川、云南	西班牙，意大利
采收加工		夏季花由黄变红时，择晴天早晨露水未干时采摘，阴干或晒干	开花期于晴天的早晨采花，摘取柱头，遮盖吸水纸后晒干，或40℃~50℃烘干，或在通风处晾干
性状鉴别	形状	不带子房的管状花	线形，三分枝
	表面	黄色或红色	暗红色

续表

区别点		红花	西红花
性状鉴别	特征	花冠筒细长，先端5裂，裂片呈狭条形，雄蕊5，花药聚合呈筒状，黄白色；柱头长圆柱形，顶端微分叉	上部较宽而略扁平，顶端边缘显不整齐的齿状，内侧有一短裂隙，下端有时残留一小段黄色花柱
	质地	质柔软	质松软，无油润光泽
	气味	气微香，味微苦	气特异，微有刺激性，味微苦
水试		水染成金黄色	水染成黄色
显微鉴别		花粉粒类圆球形或椭圆形，外壁有刺或具齿状突起，具3个萌发孔。花冠、花丝、柱头碎片多见，有长管状分泌细胞内含黄棕色至红棕色分泌物	/
彩图辨识			

考点12 蒲黄的鉴别要点★

科属/药用部位	香蒲科/花粉
采收加工	夏季采收蒲棒上部的黄色雄花序，晒干后碾轧，筛取花粉
性状鉴别	为黄色粉末，体轻；手捻有滑腻感，易附着手指上；放水中则漂浮水面。气微，味淡

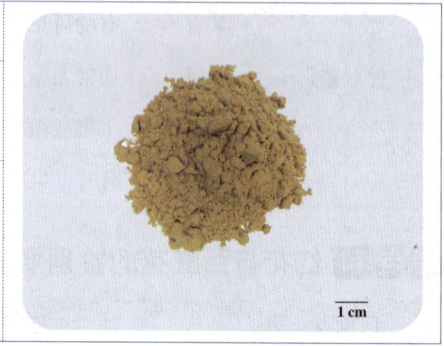

考点13 花类中药的花粉粒类型小结★★

中药	花粉粒类型	记忆宝
丁香	花粉粒极面观三角形，赤道表面观双凸镜形，具3副合沟	丁香三，赤双凸，3沟妙
洋金花	花粉粒类球形或长圆形，表面有条纹状雕纹	洋金花，球长圆，条纹雕
金银花	花粉粒类球形，表面具细密短刺或刺状雕纹，具3个萌发孔	黄细刺，金银花
红花	花粉粒圆球形或椭圆形，外壁有刺或具齿状突起，具3个萌发孔	红花圆，椭短刺，3孔萌

六、果实及种子类中药

考点1 果实类中药药用部位小结 ★

药用部位	果实			果穗	果实的一部分				
	成熟	近成熟	未成熟		成熟果肉	果皮	果柄	宿萼	中果皮的维管束组织
代表药物	五味子、山楂、枸杞子	木瓜、乌梅、吴茱萸	枳实、枳壳	桑椹	山茱萸	陈皮、大腹皮	甜瓜蒂	柿蒂	橘络、丝瓜络

考点2 种子类中药药用部位小结 ★

药用部位	种子		种子的一部分				发酵品
	成熟种子	发芽种子	种皮	假种皮	种仁	幼叶及胚根	
代表药物	苦杏仁、马钱子	大豆黄卷	绿豆衣	肉豆蔻衣、龙眼肉	肉豆蔻、薏苡仁	莲子心	淡豆豉

考点3 地肤子的鉴别要点 ★

科属/药用部位	藜科/干燥成熟果实
性状鉴别	呈扁球状五角星形，外被宿存花被，表面灰绿色或浅棕色，周围具膜质小翅5枚，背面中心有微突起的点状果梗痕及放射状脉纹5~10条，种子扁卵形

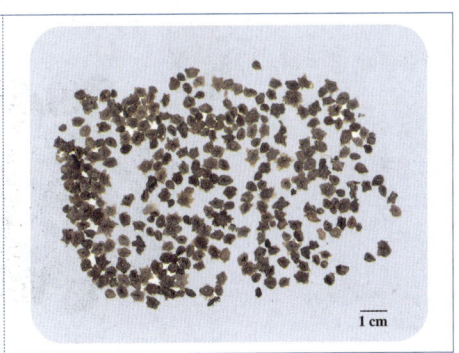

【记忆宝】
名称有"子"，却非种子的果实类药有：牛蒡子、栀子、女贞子、地肤子、金樱子、蛇床子、枸杞子、五味子、补骨脂（牛郎织女地上会，鹰蛇起舞补骨脂）。

考点4 王不留行的鉴别要点 ★

科属/药用部位	石竹科/种子
性状鉴别	呈球形，表面黑色，少数红棕色，略有光泽，有细密颗粒状突起，一侧有1凹陷的纵沟；质硬，胚乳白色，胚弯曲成环，子叶2。气微，味微涩、苦

【记忆宝】

王不留行，黑红（表面黑色，少数红棕色）沟（表面有1凹陷的纵沟）颗粒（有细密颗粒状突起）。

考点5 五味子与南五味子的鉴别要点★★

区别点		五味子	南五味子
科属/药用部位		木兰科/干燥成熟果实	
基原		五味子	华中五味子
产地		吉林、辽宁、黑龙江（"北五味子"）	陕西、湖南
性状鉴别	形状	不规则的球形或扁球形	球形或扁球形
	表面	红色、紫红色或暗红色，皱缩，显油润；有的表面呈黑红色或出现"白霜"	棕红色至暗棕色，干瘪，皱缩，果肉常贴于种子上
	种子	1~2粒，肾形，表面棕黄色，有光泽	
	种皮	薄而脆	
显微鉴别		种皮表皮石细胞淡黄棕色，种皮内层石细胞多角形、类圆形或不规则形，果皮表皮细胞表面观类多角形，表皮中散有油细胞	/
彩图辨识			

考点6 肉豆蔻的鉴别要点★★

科属/药用部位	肉豆蔻科/干燥种仁
产地	马来西亚、印度尼西亚、斯里兰卡
性状鉴别	卵圆形或椭圆形，灰棕色或灰黄色，有时外被白粉，有纵沟纹及网纹，种脐位于宽端，圆形突起，合点凹陷。质坚，断面显大理石样花纹，富油性

【记忆宝】

入药部位对比：肉豆蔻—种仁，肉豆蔻衣—假种皮。

考点 7 葶苈子的鉴别要点 ★★

区别点		南葶苈子	北葶苈子
科属/药用部位		十字花科/干燥成熟种子	
基原		播娘蒿	独行菜
产地		江苏、安徽、山东	河北、辽宁、内蒙古
性状鉴别	形状	长圆形略扁	扁卵形
	表面	一端钝圆，另端微凹或较平截	一端钝圆，另端渐尖而微凹
	种脐	类白色，位于凹入端或平截处	位于凹入端
	气味	气微，味微辛、苦	味微辛辣
	黏性	略带黏性	黏性较强
理化鉴别	膨胀度	≥ 3	≥ 12
	加水浸泡种子	透明状黏液层厚度<种子厚度的1/5	透明状黏液层厚度>种子厚度的1/2
彩图辨识			

【记忆宝】

有个姑娘（播娘蒿）是南（南葶苈子）方人，独（独行菜）自一人嫁到北（北葶苈子）方。

考点 8 芥子的鉴别要点 ★

科属/药用部位	十字花科/干燥成熟种子
性状鉴别	①白芥子：呈球形，表面灰白色至淡黄色，具细微的网纹，有明显的点状种脐；种皮薄而脆，破开后内有白色折叠的子叶，有油性。气微，味辛辣 ②黄芥子：较小，表面黄色至棕黄色，少数呈暗红棕色

【记忆宝】

芥子油（油性）辣（味辛辣）纹（表面有细微的网纹）。

考点 9 莱菔子的鉴别要点 ★

科属/药用部位	十字花科/干燥成熟种子
性状鉴别	呈类卵圆形或椭圆形，稍扁，表面黄棕色、红棕色或灰棕色，一端有深棕色圆形种脐，一侧有数条纵沟；种皮薄而脆，子叶2，黄白色，有油性。气微，味淡、微苦辛

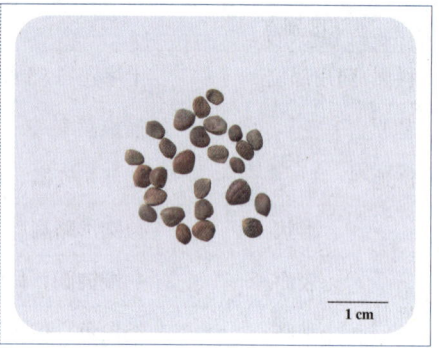

考点 10 蔷薇科中药的鉴别要点 ★★★

1. 木瓜

科属/基原/药用部位	蔷薇科/铁梗海棠/干燥近成熟的果实
产地	安徽宣城的宣木瓜质量最好（"宣木瓜"）
采收加工	置沸水中烫至外皮灰白色，对半纵剖，晒干（"皱皮木瓜"）
性状鉴别	长圆形，多纵剖成两半，外表面紫红色或红棕色，有不规则的深皱纹；剖面边缘向内卷曲，果肉红棕色，中心部分凹陷，棕黄色；种子扁长三角形，多脱落。质坚硬。气微清香，味酸
饮片	类月牙形薄片

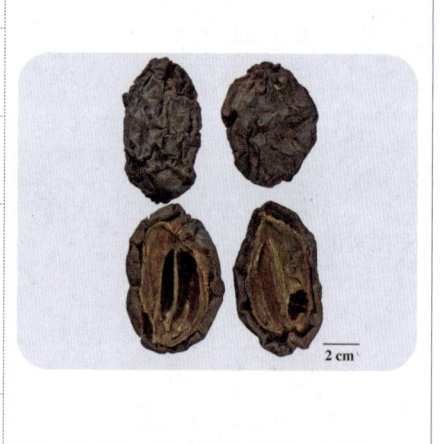

【记忆宝】

皱皮木瓜近成熟，紫红味酸片月牙。

2. 山楂

科属/药用部位	蔷薇科/干燥成熟的果实
基原	二基原：山里红/山楂
性状鉴别	外皮红色，具皱纹，有灰白小斑点。果肉深黄色至浅棕色。中部横切片具5粒浅黄色果核，但核多脱落而中空。气微清香，味酸、微甜

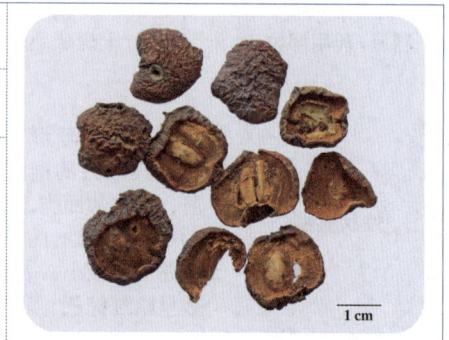

【记忆宝】

山楂白斑（灰白色小斑点）酸（味酸）。

3. 苦杏仁、桃仁

区别点		苦杏仁	桃仁
来源		蔷薇科植物山杏、东北杏、西伯利亚杏的干燥成熟种子	蔷薇科植物桃、山桃的干燥成熟种子
性状鉴别	性状	扁心形	扁长卵形
	边缘	肥厚	薄
	基部	左右不对称	钝圆而偏斜
	表面颜色	黄棕色至深棕色	黄棕色至红棕色
	表面特征	无颗粒状突起	密布颗粒状突起
	味	苦	微苦
显微鉴别		种皮石细胞橙黄色，单个散在或成群，侧面观大多呈贝壳形，表面观呈类圆形或类多角形；壁较厚，较宽的一边纹孔明显	/
彩图辨识			

4. 郁李仁

来源	蔷薇科植物欧李、郁或长柄扁桃的干燥成熟种子。前二种习称"小李仁"，后一种习称"大李仁"
性状鉴别	①小李仁：呈卵形，表面黄白色或浅棕色，一端尖，另端钝圆。尖端一侧有线形种脐，圆端中央有深色合点，自合点处向上具多条纵向维管束脉纹。种皮薄，子叶2，乳白色，富油性。气微，味微苦 ②大李仁：表面黄棕色

【记忆宝】

郁李仁，上尖下圆（一端尖，另端钝圆）身脉纹（自合点处向上具多条纵向维管束脉纹）。

· 169 ·

5. 乌梅

科属/药用部位	蔷薇科/干燥近成熟的果实
采收加工	夏季果实近成熟时采收，低温烘干后闷至色变黑
性状鉴别	呈类球形或扁球形，表面乌黑色或棕黑色，皱缩不平，基部有圆形果梗痕。果核坚硬，椭圆形，棕黄色，表面有凹点；种子扁卵形，淡黄色。气微，味极酸

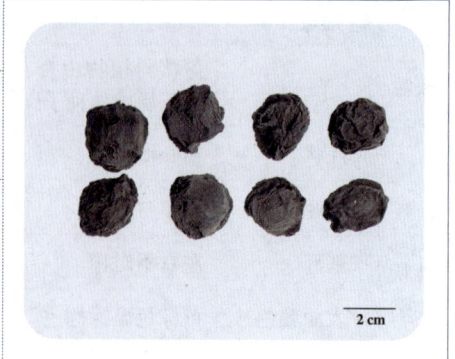

6. 金樱子

科属/药用部位	蔷薇科/干燥成熟果实
采收加工	10～11月果实成熟变红时采收，干燥，除去毛刺
性状鉴别	为花托发育而成的假果，呈倒卵形，表面红黄色或红棕色，有突起的棕色小点，系毛刺脱落后的残基。顶端有盘状花萼残基，中央有黄色柱基，下部渐尖。质硬。切开后，内有多数坚硬的小瘦果，内壁及瘦果均有淡黄色绒毛

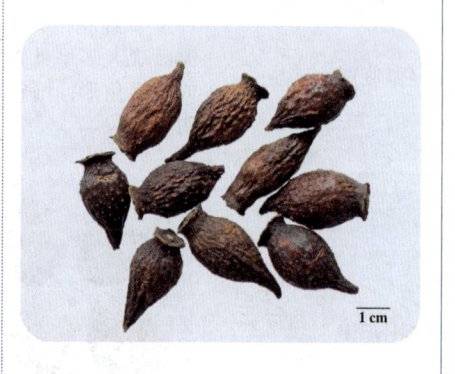

考点 11 豆科中药的鉴别要点 ★★★

1. 白扁豆

科属/药用部位	豆科/干燥成熟种子
性状鉴别	表面淡黄白色或淡黄色，平滑，略有光泽，一侧边缘有隆起的白色眉状种阜；气微，味淡，嚼之有豆腥气

【记忆宝】

白（表面淡黄白色）扁（扁椭圆形或扁卵圆形）豆（豆腥气），白眉头（有隆起的白色眉状种阜）。

2. 沙苑子

科属/药用部位	豆科/干燥成熟种子
性状鉴别	略呈圆肾形而稍扁，表面绿褐色至灰褐色，光滑，边缘一侧微凹处具种脐。质坚硬，不易破碎。除去种皮，有淡黄色子叶2片，胚根弯曲。气微，味淡，嚼之有豆腥味

【记忆宝】

沙苑子，圆肾绿光滑。

3. 淡豆豉

科属/药用部位	豆科/干燥成熟种子（黑豆）的发酵产品
性状鉴别	呈椭圆形，略扁，表面黑色，皱缩不平，一侧有长椭圆形种脐；质稍柔软或脆，断面棕黑色。气香，味微甘

4. 决明子

科属/药用部位	豆科/干燥成熟种子
性状鉴别	略呈菱状方形或短圆柱形，两端平行倾斜。表面绿棕色或暗棕色，平滑有光泽。一端较平坦、另端斜尖，背腹面各有1条突起的棱线，棱线两侧各有1条斜向对称而色较浅的线形凹纹。质坚硬，不易破碎。种皮薄，子叶2，黄色，呈"S"形曲折并重叠。气微，味微苦

【记忆宝】

吃完决明子，瘦成S形。

5. 补骨脂

科属/药用部位	豆科/干燥成熟果实
性状鉴别	呈肾形，略扁。表面黑色、黑褐色或灰褐色，具细微网状皱纹。顶端圆钝，有一小突起，凹侧有果梗痕。质硬，果皮薄，与种子不易分离；种子1枚，子叶2，黄白色，有油性。气香，味辛、微苦

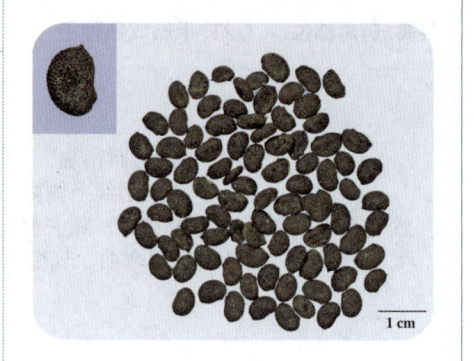

【记忆宝】

补骨补肾（肾形）抗皱纹（具细微网状皱纹）。

考点 12 芸香科中药的鉴别要点 ★★★

1. 枳壳

科属/药用部位	芸香科/干燥未成熟果实
产地	以江西清江、新干所产最为闻名，商品习称"江枳壳"
采收加工	7月果皮尚绿时采收，自中部横切为两半，晒干或低温干燥
性状鉴别	呈半球形，外果皮棕褐色至褐色，有颗粒状突起，突起的顶端有凹点状油室；有明显的花柱残迹或果梗痕。切面中果皮黄白色，光滑而稍隆起，边缘散有油室，内藏种子。质坚硬，不易折断。气清香，味苦、微酸

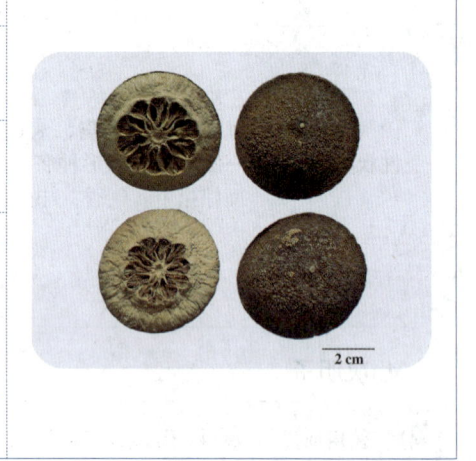

2. 香橼

来源	芸香科/枸橼、香圆/干燥未成熟果实
产地	枸橼产于云南、四川、福建等省区，香圆产于江苏、浙江、安徽、江西等省区
采收加工	秋季果实成熟时采收，趁鲜切片，晒干或低温干燥。香圆亦可整个或对剖两半后，晒干或低温干燥
性状鉴别	①枸橼：呈圆形或长圆形片，横切片外果皮黄色或黄绿色，边缘呈波状，散有凹入的油点；中果皮黄白色或淡棕黄色，有不规则的网状突起的维管束，瓤囊10～17室。纵切片中心柱较粗壮，质柔韧。气清香，味微甜而苦辛 ②香圆：呈类球形，半球形或圆片，表面黑绿色或黄棕色，密被凹陷的小油点及网状隆起的粗皱纹，顶端有花柱残痕及隆起的环圈，基部有果梗残基；质坚硬，剖面或横切薄片，边缘油点明显；瓤囊9～11室，棕色或淡红色，间或有黄白色种子。气香，味酸而苦

续表

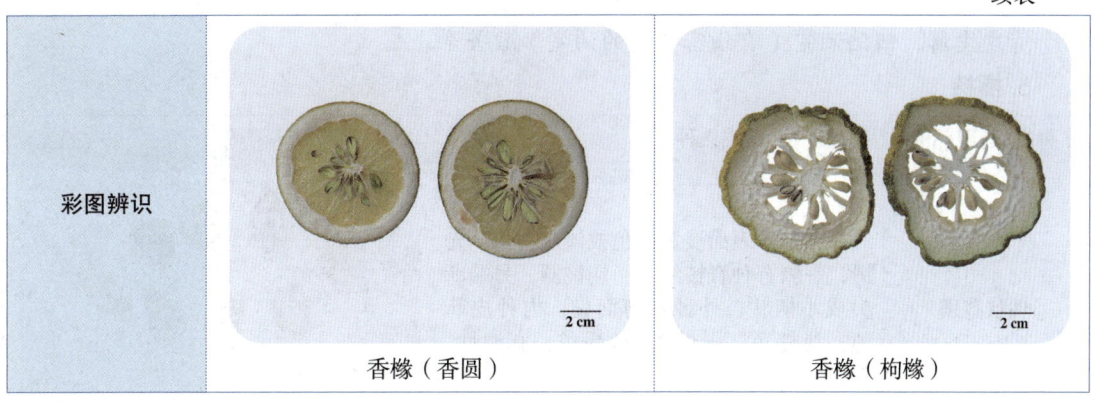

彩图辨识	香橼（香圆）	香橼（枸橼）

【记忆宝】

香橼金钱环（香圆呈类球形，顶端有花柱残痕及隆起的环圈，习称"金钱环"），味酸而苦。

3. 陈皮

科属/药用部位	芸香科/干燥未成熟果皮
性状鉴别	陈皮：常剥成数瓣，基部相连，有的呈不规则的片状，外表面橙红色或红棕色，有细皱纹和凹下的点状油室；内表面浅黄白色，粗糙，附黄白色或黄棕色筋络状维管束；质稍硬而脆。气香，味辛、苦。 广陈皮：常3瓣相连，形状整齐，厚度均匀；外表面橙黄色至棕褐色，点状油室较大，对光照视，透明清晰；质较柔软。

4. 青皮

科属/药用部位	芸香科/干燥幼果或未成熟果实的果皮
采收加工	5～6月收集自落的幼果，晒干，习称"个青皮"；7～8月采收未成熟的果实，在果皮上纵剖成四瓣至基部，除尽瓤瓣，晒干，习称"四花青皮"
性状鉴别	四花青皮：果皮剖成4裂片，裂片长椭圆形，外表面灰绿色或黑绿色，密生多数油室；内表面类白色或黄白色，粗糙，附黄白色或黄棕色小筋络；质稍硬，易折断，断面外缘有油室1～2列。气香，味苦、辛。 个青皮：呈类球形，表面灰绿色或黑绿色，微粗糙，有细密凹下的油室，顶端有稍突起的柱基，基部有圆形果梗痕；质硬，断面果皮黄白色或淡黄棕色，外缘有油室1～2列；瓤囊8～10瓣，淡棕色。气清香，味酸、苦、辛。

【记忆宝】

青皮皮薄，凹陷油室（有细密凹下的油室）酸苦辛。

5. 橘核

科属/药用部位	芸香科/干燥成熟种子
性状鉴别	略呈卵形，表面淡黄白色或淡灰白色，光滑，一侧有种脊棱线，一端钝圆，另端渐尖成小柄状；外种皮薄而韧，内种皮菲薄，淡棕色，子叶2，黄绿色，有油性。气微，味苦

6. 化橘红

来源	芸香科植物化州柚或柚的未成熟或近成熟的干燥外层果皮。前者习称"毛橘红"，后者习称"光七爪"、"光五爪"
产地	主产于广东化县，广西玉林地区
采收加工	夏季果实未成熟时采收，置沸水中略烫后，将果皮割成5或7瓣，除去果瓢和部分中果皮，压制成形，干燥
性状鉴别	①化州柚：呈对折的七角或展平的五角星状，单片呈柳叶形；完整者展平后外表面黄绿色，密布茸毛，有皱纹及小油室；内表面黄白色或淡棕色，有脉络纹；质脆，易折断，断面不整齐，外缘有1列不整齐的下凹的油室，内侧稍柔而有弹性。气芳香，味苦、微辛。 ②柚：外表面黄绿色至黄棕色，无毛

【记忆宝】

化橘红，七五角，苦微辛。

7. 吴茱萸

科属/药用部位	芸香科/干燥近成熟果实
基原	三基原：吴茱萸、石虎、疏毛吴茱萸
性状鉴别	呈球形或略呈五角状扁球形，表面暗黄绿色至褐色，粗糙，有多数点状突起或凹下的油点。顶端有五角星状的裂隙，基部残留被有黄色茸毛的果梗。质硬而脆，横切面可见子房5室，每室有淡黄色种子1粒。气芳香浓郁，味辛辣而苦

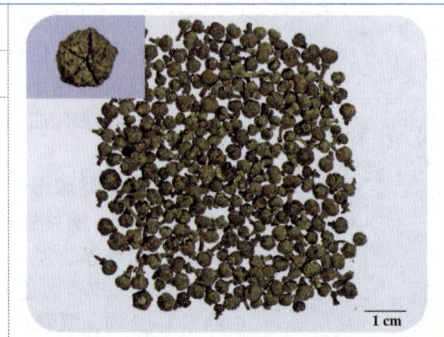

【记忆宝】

（1）吴茱萸5，香辣苦。

（2）果实及种子类中药鉴定中的"五角星"：

地肤子：药材呈扁球状五角星形。

吴茱萸：药材呈球形或略呈五角状扁球形，顶端有五角星状的裂隙。

考点13 鸦胆子的鉴别要点 ★

科属/药用部位	苦木科/干燥成熟果实
性状鉴别	呈卵形，表面黑色或棕色，有隆起的网状皱纹，网眼呈不规则的多角形，两侧有明显的棱线，顶端渐尖，基部有凹陷的果梗痕；果壳质硬而脆，种子卵形，表面类白色或黄白色，具网纹；种皮薄，子叶乳白色，富油性。气微，味极苦

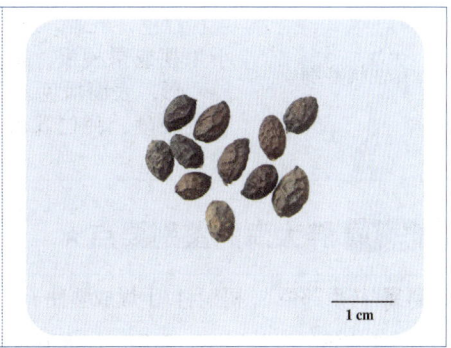

【记忆宝】

鸦胆子网纹（表面有隆起的网状皱纹）侧棱（两侧有明显的棱线）苦不堪言（味极苦）。

考点14 巴豆的鉴别要点 ★★

科属/药用部位	大戟科/干燥近成熟果实
性状鉴别	呈卵圆形，一般具三棱，表面灰黄色或稍深，粗糙，有纵线6条。破开果壳，可见3室，每室含种子1粒。种子呈略扁的椭圆形，表面棕色或灰棕色，一端有小点状的种脐及种阜的疤痕，另端有微凹的合点，其间有隆起的种脊；外种皮薄而脆，内种皮呈白色薄膜；种仁黄白色，油质。气微，味辛辣

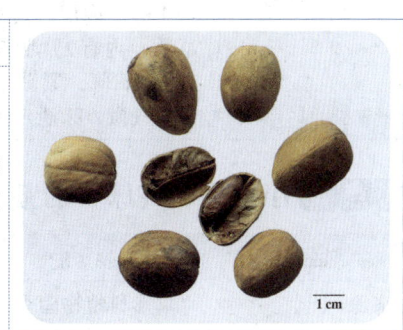

【记忆宝】

巴豆三棱卵圆形，破开果壳有3室。

考点15 酸枣仁的鉴别要点 ★★★

科属/药用部位	鼠李科/干燥成熟种子
性状鉴别	呈扁圆形或扁椭圆形，表面紫红色或紫褐色，平滑有光泽，有的有裂纹。有的两面均呈圆隆状突起；有的一面较平坦，中间有1条隆起的纵线纹，另一面微隆起，边缘略薄。一端凹陷，可见线形种脐，另一端有细小突起的合点。种皮较脆，胚乳白色，子叶2，浅黄色，富油性

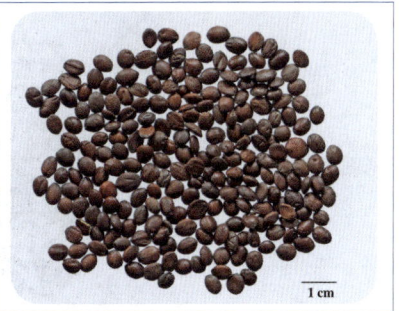

【记忆宝】

酸枣仁紫红，平滑有线纹。

考点16 沙棘的鉴别要点 ★

科属/药用部位	胡颓子科/干燥成熟果实
主产地	内蒙古、西藏
性状鉴别	类球形或扁球形，有的数个粘连，表面橙黄色或棕红色，皱缩，顶端有残存花柱，基部具短小果梗或果梗痕。果肉油润，质柔软。种子斜卵形，表面褐色，有光泽，中间有一纵沟；种皮较硬，种仁乳白色，有油性。气微，味酸、涩

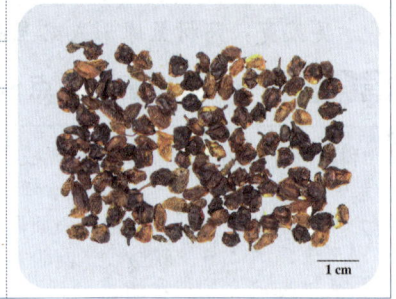

考点17 胖大海的鉴别要点 ★

科属/药用部位	梧桐科/干燥成熟种子
主产地	越南、泰国、印度尼西亚、马来西亚等国
性状鉴别	表面棕色或暗棕色，微有光泽，具不规则的干缩皱纹；外层种皮极薄，质脆，易脱落；中层种皮较厚，黑褐色，质松易碎，遇水膨胀成海绵状；断面可见散在的树脂状小点；内层种皮可与中层种皮剥离，稍革质，内有2片肥厚胚乳，广卵形；子叶2枚，菲薄，紧贴于胚乳内侧，与胚乳等大。气微，味淡，嚼之有黏性

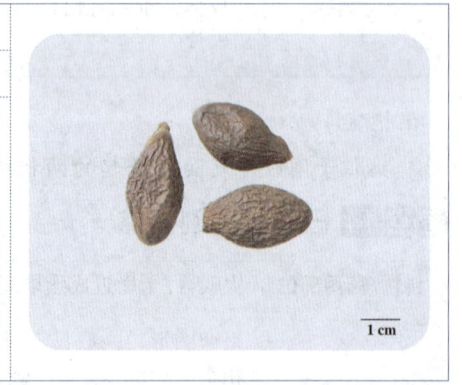

考点18 小茴香、蛇床子的鉴别要点 ★★

区别点		小茴香	蛇床子
来源		伞形科植物茴香的干燥成熟果实	伞形科植物蛇床的干燥成熟果实
性状鉴别	形状	长圆柱形，两端稍尖	椭圆形
	表面颜色	黄绿色或淡绿色	灰黄色或灰褐色
	表面特征	背面有5条微隆起的纵棱	背面有5条薄而明显突起的纵棱
	气味	气香特异，味微甜、辛	气香，味辛凉，有麻舌感
彩图辨识			

【记忆宝】

回（茴）家住（圆柱形）、蛇蛋椭圆形（蛇床子椭圆形）。

考点 19 山茱萸的鉴别要点 ★

科属/药用部位	山茱萸科/干燥成熟果肉
采收加工	秋末冬初果皮变红时采收果实，用文火烘或置沸水中略烫后，及时除去果核，干燥
性状鉴别	呈不规则的片状或囊状，表面紫红色至紫黑色，皱缩，有光泽，质柔软

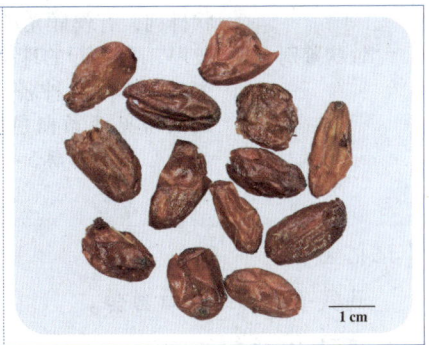

考点 20 木犀科中药的鉴别要点 ★★★

1. 连翘

科属/药用部位	木犀科/干燥果实
采收加工	"青翘"（色墨绿、不开裂者为佳）、"老翘"（色黄、壳厚、无种子、纯净者为佳）
性状鉴别	表面有不规则纵皱纹和多数突起的小斑点，两面各有1条明显的纵沟。顶端锐尖，基部有小果梗或已脱落。青翘多不开裂，老翘自顶端开裂或裂成2瓣，气微香，味苦

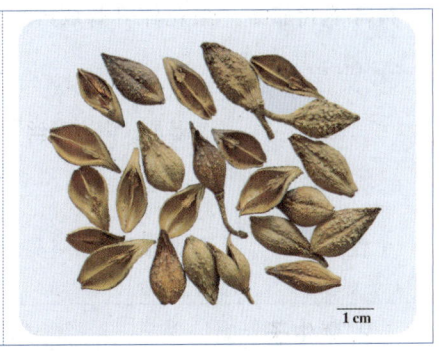

2. 女贞子

科属/药用部位	木犀科/干燥成熟果实
采收加工	冬季果实成熟时采收，除去枝叶，稍蒸或置沸水中略烫后，干燥；或直接干燥
性状鉴别	呈卵形、椭圆形或肾形，表面黑紫色或灰黑色，皱缩不平，基部有果梗痕或具宿萼及短梗。体轻。外果皮薄，中果皮较松软，易剥离，内果皮木质，黄棕色，具纵棱，破开后种子通常为1粒，肾形，紫黑色，油性

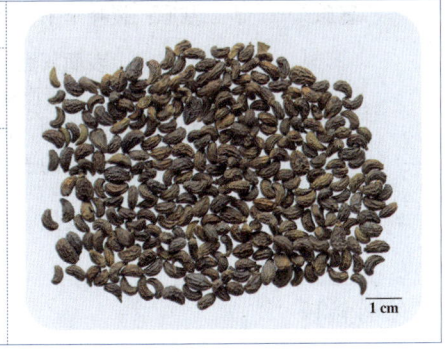

【记忆宝】

女贞子，肾黑皱。

考点 21 马钱子的鉴别要点 ★★

科属/药用部位	马钱科/干燥成熟种子
主产地	印度、越南、泰国

续表

性状鉴别	呈纽扣状圆板形，常一面隆起，一面稍凹下，表面密被灰棕色或灰绿色绢状茸毛，自中间向四周呈辐射状排列，有丝样光泽。边缘稍隆起，较厚，有突起的珠孔，底面中心有突起的圆点状种脐。质坚硬，平行剖面可见淡黄白色胚乳，角质状，子叶心形，叶脉5~7条。气微，味极苦

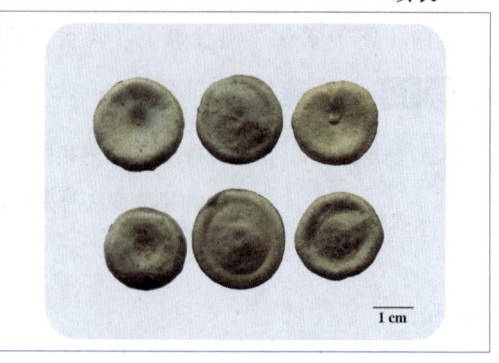

【记忆宝】

马钱子纽扣绢毛口勿尝。

考点22 旋花科中药的鉴别要点 ★★

1. 菟丝子

科属/药用部位	旋花科/干燥成熟种子
基原	二基原：南方菟丝子、菟丝子
性状鉴别	呈类球形，质坚实，不易以指甲压碎

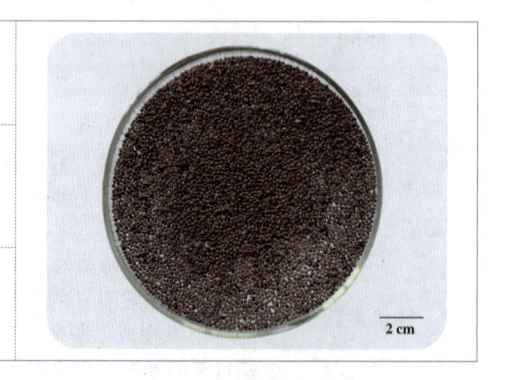

2. 牵牛子

科属/药用部位	旋花科/干燥成熟种子
基原	二基原：裂叶牵牛、圆叶牵牛
性状鉴别	似橘瓣状，表面灰黑色或淡黄白色，背面有1条浅纵沟，腹面棱线的下端有一点状种脐，微凹。质硬，横切面可见淡黄色或黄绿色皱缩折叠的子叶，微显油性
水试	加水浸泡后种皮呈龟裂状，手捻有明显的黏滑感

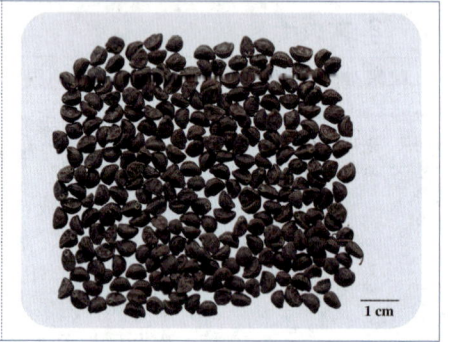

【记忆宝】

牵牛买橘子，滑了一跤裂口子。

考点23 蔓荆子的鉴别要点 ★

科属/药用部位	马鞭草科/干燥成熟果实
性状鉴别	呈球形，表面灰黑色或黑褐色，被灰白色粉霜状茸毛，有纵向浅沟4条，顶端微凹，基部有灰白色宿萼及短果梗。5齿裂，其中2裂较深，密被茸毛。体轻，质坚韧，不易破碎，横切面可见4室，每室有种子1枚。气特异而芳香，味淡、微辛

【记忆宝】

蔓荆子，包宿萼，气特异。

考点24 茄科中药的鉴别要点★★

1. 天仙子

科属/药用部位	茄科/干燥成熟种子
性状鉴别	呈类扁肾形或扁卵形，表面棕黄色或灰黄色，有细密的网纹，略尖的一端有点状种脐；切面灰白色，油质；有胚乳，胚弯曲。气微，味微辛

2. 枸杞子

科属/药用部位	茄科/干燥成熟果实
主产地	宁夏
性状鉴别	呈类纺锤形或椭圆形，表面红色或暗红色，顶端有小突起状的花柱痕，基部有白色的果梗痕。果皮柔韧，皱缩；果肉肉质，柔润。种子20~50粒，类肾形，扁而翘，表面浅黄色或棕黄色。气微，味甜

【记忆宝】

（1）枸杞红，果梗白，种子扁，味道甜。

（2）呈"肾形"的果种类中药：五味子的种子、女贞子、补骨脂、沙苑子、天仙子、枸杞子的种子（五女补沙天枸）。

（3）来源于茄科的中药：地骨皮、洋金花、天仙子、枸杞子。

考点25 栀子的鉴别要点★★

科属/药用部位	茜草科/干燥成熟果实
采收加工	除去果梗和杂质，蒸至上气或置沸水中略烫
性状鉴别	呈长卵圆形或椭圆形，表面红黄色或棕红色，具6条翅状纵棱，棱间常有1条明显的纵脉纹，并有分枝。果皮薄而脆，略有光泽；内表面色较浅，有光泽，具2~3条隆起的假隔膜。种子深红色或红黄色，表面密具细小疣状突起。气微，味微酸而苦

·179·

【记忆宝】

侄子（栀子）吃了6条鸡翅（6条翅状纵棱）欠（茜草科）打。

考点26 瓜蒌的鉴别要点★★

科属/药用部位	葫芦科/干燥成熟果实
基原	二基原：栝楼、双边栝楼
性状鉴别	呈类球形或宽椭圆形，表面橙红色或橙黄色，皱缩或较光滑，质脆，易破开，内表面黄白色，有红黄色丝络，果瓤橙黄色，黏稠，与多数种子黏结成团。具焦糖气

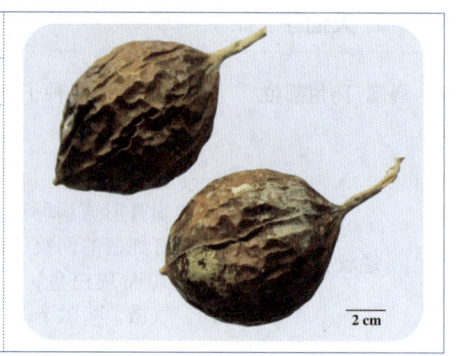

考点27 车前子的鉴别要点★

科属/药用部位	车前科/干燥成熟种子
基原	二基原：车前、平车前
性状鉴别	呈椭圆形、不规则长圆形或三角状长圆形，略扁，表面黄棕色至黑褐色，有细皱纹，一面有灰白色凹点状种脐；质硬。气微，味淡

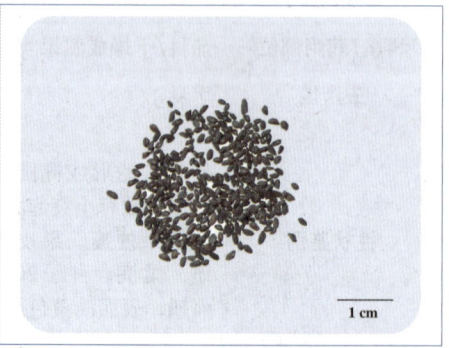

【记忆宝】

车前子三角白凹脐。

考点28 菊科中药的鉴别要点★★

1. 牛蒡子

科属/药用部位	菊科/干燥成熟果实
性状鉴别	呈长倒卵形，略扁，微弯曲，表面灰褐色，带紫黑色斑点，有数条纵棱，通常中间1~2条较明显，气微，味苦后微辛而稍麻舌

【记忆宝】

牛身上长了紫黑色的斑点。

2. 苍耳子

科属/药用部位	菊科/干燥成熟带总苞的果实
性状鉴别	呈纺锤形或卵圆形，表面黄棕色或黄绿色，全体有钩刺，顶端有2枚较粗的刺，分离或相连，基部有果梗痕；质硬而韧；横切面中央有纵隔膜，2室，各有1枚瘦果；瘦果略呈纺锤形，一面较平坦，顶端具1突起的花柱基；果皮薄，灰黑色，具纵纹；种皮膜质，浅灰色，子叶2，有油性。气微，味微苦

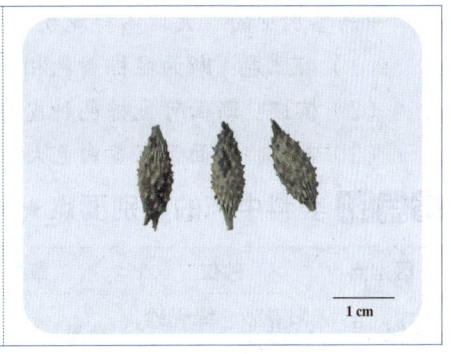

【记忆宝】
苍耳子，小刺猬（全体有钩刺）。

考点29 薏苡仁的鉴别要点★★

1. 来源于禾本科的中药 白茅根、竹茹、薏苡仁、淡竹叶。

2. 薏苡仁

科属/药用部位	禾本科/干燥成熟种仁
性状鉴别	呈宽卵形或长椭圆形，表面乳白色，光滑，偶有残存的黄褐色种皮。一端钝圆，另端较宽而微凹，有一淡棕色点状种脐；背面圆凸，腹面有1条较宽而深的纵沟。质坚实，断面白色，粉性。气微，味微甜

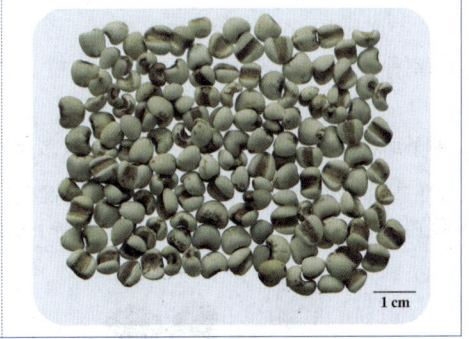

【记忆宝】
以"仁"命名药材的药用部位：薏苡仁（种仁），砂仁（果实），郁李仁、桃仁、杏仁、酸枣仁（种子）。

考点30 槟榔的鉴别要点★★

科属/药用部位	棕榈科/干燥成熟种子
主产地	海南
性状鉴别	断面可见棕色种皮与白色胚乳相间的大理石样花纹
显微鉴别	内胚乳细胞碎片无色，壁较厚，有较多大的类圆形纹孔。种皮石细胞纺锤形、长条形或多角形，壁不甚厚，有的内含红棕色物。外胚乳细胞类长方形，内含红棕色或深棕色物

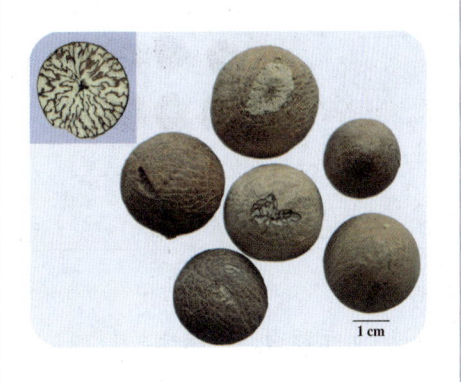

· 181 ·

【记忆宝】

中药鉴别中的"大理石样花纹":

（1）肉豆蔻：断面显棕黄色相杂的大理石样花纹。

（2）槟榔：断面可见棕色种皮与白色胚乳相间的大理石样花纹。

（3）雷丸：断面常有黄白色大理石样纹理。

考点 31 姜科中药的鉴别要点 ★★

区别点	砂仁	草果	豆蔻	草豆蔻	益智
来源	阳春砂、绿壳砂、海南砂	草果	白豆蔻、爪哇白豆蔻	草豆蔻	益智
药用部位	果实	果实	果实	种子	果实
外形	椭圆形或卵圆形，具不明显三钝棱	长椭圆形，具三钝棱	类球形	类球形的种子团	椭圆形，两端略尖
表面颜色	棕褐色	灰棕色或红棕色	白色或浅黄棕色	灰褐或灰黄色	棕色或灰棕色
表面特征	密生刺状突起	显著纵沟及棱线	纵向槽纹3条，两端具浅棕色绒毛	/	具13~20条断续棱线
每室种子	种子团分成3瓣，每瓣有种子5~26粒	8~11粒	内分3室，每室含种子约10粒	种子团分成3瓣，每瓣有种子多数	6~11粒
种子形状	不规则多面体	圆锥状多面体	不规则多面体	纵断面观呈斜心形	扁圆形
砂仁显微鉴别	内种皮厚壁细胞黄棕色或棕红色，表面观类多角形，壁厚，胞腔含硅质块。种皮表皮细胞淡黄色，表面观长条形，常与下皮细胞上下层垂直排列；下皮细胞含棕色或红棕色物					
彩图辨识	砂仁	草果	豆蔻	草豆蔻	益智 /

【记忆宝】

（1）豆蔻白，樟脑味。

（2）落草为寇，心斜了。

七、全草类中药

考点1 全草类中药的药用部位 ★

药用部位	草质茎	肉质茎	地上部分	全草	茎叶
中药	麻黄	肉苁蓉、锁阳	鱼腥草、荆芥、益母草、薄荷、香薷、穿心莲、茵陈、青蒿、大蓟、广金钱草、广藿香、仙鹤草、千里光	紫花地丁、金钱草、半枝莲、车前草、蒲公英、白花蛇舌草、苦地丁	淡竹叶

【记忆宝】

全草入药：紫花地丁、金钱草、半枝莲、车前草、蒲公英、白花蛇舌草、苦地丁（全草七侠，紫金半车，蒲白苦）。

考点2 麻黄的鉴别要点 ★★

1. 三种麻黄共同点

（1）药材呈细长圆柱形。

（2）表面淡绿色至黄绿色，有细纵脊线，节明显，节上有膜质鳞叶。

（3）体轻，质脆，易折断，断面髓部红棕色。

（4）气微香，味涩、微苦。

2. 性状鉴别

品种	分枝状况	表面触感	膜质鳞叶	显微鉴别
草麻黄	少分枝	微有粗糙感	裂片2，锐三角形	气孔特异，内陷，保卫细胞侧面观呈哑铃状。纤维多而壁厚，附有小晶体（砂晶和方晶）。角质层厚，呈脊状突起
中麻黄	多分枝	有粗糙感	裂片3，先端锐尖	
木贼麻黄	较多分枝	无粗糙感	裂片2，短三角形	

3. 彩图辨识

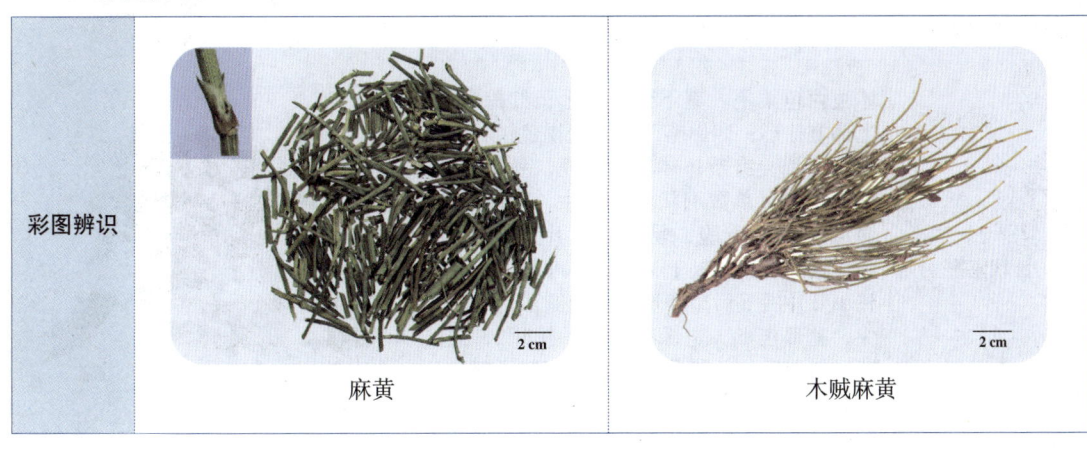

彩图辨识		
	麻黄	木贼麻黄

考点 3 鱼腥草的鉴别要点 ★

科属/药用部位	三白草科/新鲜全草或干燥地上部分
性状鉴别	茎呈圆柱形，上部绿色或紫红色，下部白色，节明显，下部节上生有须根，无毛或被疏毛。叶互生，叶片心形，先端渐尖，上表面绿色，密生腺点，下表面常紫红色；叶柄细长，基部与托叶合生成鞘状。穗状花序顶生。具鱼腥气，味涩

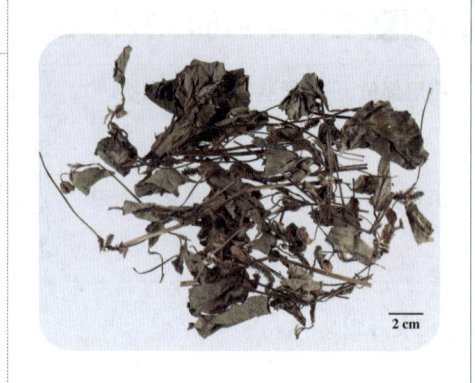

考点 4 苦地丁的鉴别要点 ★

科属/药用部位	罂粟科/干燥全草
性状鉴别	茎细，多分枝，表面灰绿色或黄绿色，具5纵棱，质软，断面中空。叶多皱缩破碎，暗绿色或灰绿色，完整叶片二至三回羽状全裂。花少见，淡紫色。蒴果扁长椭圆形，呈荚果状。种子扁心形，黑色，有光泽。气微，味苦

【记忆宝】
来源于罂粟科的中药：延胡索、苦地丁。

考点 5 仙鹤草的鉴别要点 ★

科属/药用部位	蔷薇科/干燥地上部分
性状鉴别	体被白色柔毛。茎下部圆柱形，红棕色，上部方柱形，四面略凹陷，绿褐色，有纵沟和棱线，有节；体轻，质硬，易折断，断面中空。单数羽状复叶互生，暗绿色，皱缩卷曲；质脆，易碎；叶片有大小2种，相间生于叶轴上，顶端小叶较大，完整小叶片展平后呈卵形或长椭圆形，先端尖，基部楔形，边缘有锯齿；托叶2，抱茎，斜卵形。总状花序细长，花萼下部呈筒状，萼筒上部有钩刺，先端5裂，花瓣黄色。气微，味微苦

考点 6 紫花地丁的鉴别要点 ★★

科属/药用部位	堇菜科/干燥全草
性状鉴别	多皱缩成团。主根长圆锥形,淡黄棕色,有细纵皱纹。叶基生,灰绿色,展平后叶片呈披针形或卵状披针形,先端钝,基部截形或稍心形,边缘具钝锯齿,两面有毛;叶柄细,上部具明显狭翅。蒴果椭圆形或3裂

【记忆宝】

人丁兴旺,蒴果累累。

考点 7 金钱草和广金钱草的鉴别要点 ★★

区别点	金钱草	广金钱草
科属	报春花科	豆科
茎表面	棕色或暗棕红色	浅棕黄色,密被黄色伸展的短柔毛
叶	单叶对生,主脉明显突起,侧脉不明显,宽卵形或心形	羽状复叶互生,小叶1或3,圆形或矩圆形,先端微凹
被毛	无毛或被疏柔毛	茎密被柔毛
彩图辨识		

金钱草水试:叶片用水浸后,对光透视可见黑色或褐色条纹。

【记忆宝】

(1)金钱草主心对等(主:主脉明显,两面突起;心:叶片展平后心形;对:叶对生;等:叶柄叶片近等长,叶柄叶片无毛)。

(2)广金钱草,茎毛叶半毛。

考点 8 唇形科中药的鉴别要点 ★★

1. 来源于唇形科的中药 丹参、黄芩、紫苏叶、广藿香、荆芥、益母草、薄荷、半枝莲、香薷。

【记忆宝】 丹黄紫广荆,益薄半香。

2. 广藿香

科属/药用部位	唇形科/干燥地上部分
采收加工	枝叶茂盛时采割，日晒夜闷，反复至干
性状鉴别	茎略呈方柱形，多分枝，表面被柔毛；质脆，易折断，断面中部有髓；叶对生，皱缩成团，展平后叶片呈卵形或椭圆形，两面均被灰白色绒毛；先端短尖或钝圆，基部楔形或钝圆，边缘具大小不规则的钝齿；叶柄细，被柔毛。气香特异，味微苦

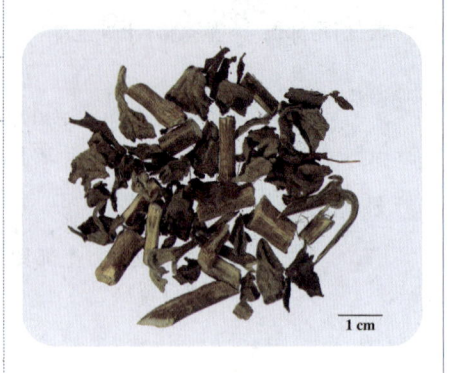

【记忆宝】

广藿香，毛分布广（茎、叶、叶柄均有毛）。

3. 荆芥、香薷

区别点		荆芥	香薷
科属/药用部位		唇形科/干燥地上部分	
基原		荆芥	二基原：石香薷（青香薷）、江香薷
性状鉴别	茎	茎方柱形，上部有分枝，表面淡黄绿色或淡紫红色，被短柔毛	茎上部方柱形，黄绿色或淡黄色，基部类圆形，紫红色，全体密被白色茸毛
	叶	叶对生，叶片3~5羽状分裂，裂片细长	叶对生，叶片展平后呈长卵形或披针形，边缘有3~5疏浅锯齿
	花	穗状轮伞花序顶生，花冠多已脱落，宿萼钟形，顶端5齿裂，淡棕色或黄绿色，被短柔毛	穗状花序顶生及腋生，花萼钟状，淡紫红色或灰绿色，密被茸毛
	果实	小坚果4，矩圆状三棱形，棕黑色	小坚果4，近圆球形，具网纹
	气味	气芳香，味微涩而辛凉	气清香而浓，味微辛而凉
彩图辨识			

4. 益母草

科属/药用部位	唇形科/新鲜或干燥地上部分

续表

性状鉴别	茎方柱形，上部多分枝，四面凹下成纵沟，表面灰绿色或黄绿色；体轻，质韧，断面中部有白色髓。叶形多种，茎中部叶交互对生，有柄；叶片灰绿色，多皱缩和破碎，易脱落；完整者下部叶掌状3裂，上部叶羽状深裂或3浅裂，最上部的叶不分裂，线形，近无柄	

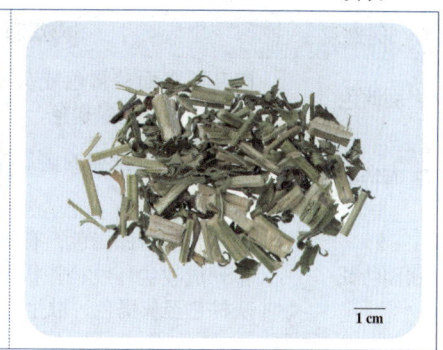

【记忆宝】

母亲（益母草）饱经风霜，脸上有裂纹（羽状深裂）。

5. 薄荷

科属/药用部位	唇形科/干燥地上部分
产地	江苏太仓
性状鉴别	茎呈方柱形，有对生分枝，表面紫棕色或淡绿色，棱角处具茸毛，质脆，断面白色，髓部中空。叶对生，有短柄；叶片皱缩卷曲，完整者展平后呈宽披针形、长椭圆形或卵形，上表面深绿色，下表面灰绿色，稀被茸毛，有凹点状腺鳞。轮伞花序腋生，花萼钟状，先端5齿裂，花冠淡紫色。揉搓后有特殊清凉香气，味辛凉

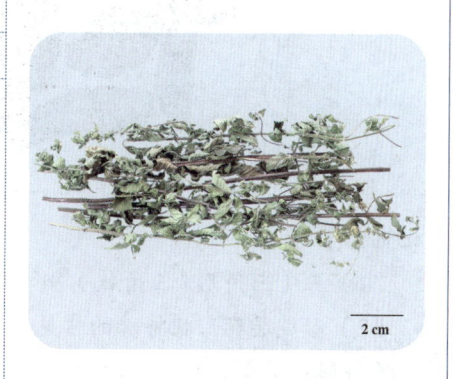

6. 半枝莲

科属/药用部位	唇形科/干燥全草
性状鉴别	茎丛生，较细，方柱形；表面暗紫色或棕绿色。叶对生，有短柄；叶片多皱缩，展平后呈三角状卵形或披针形，先端钝，基部宽楔形，全缘或有少数不明显的钝齿；上表面暗绿色，下表面灰绿色。花单生于茎枝上部叶腋，花萼裂片钝或较圆；花冠二唇形，棕黄色或浅蓝紫色被毛。果实扁球形，浅棕色。气微，味微苦

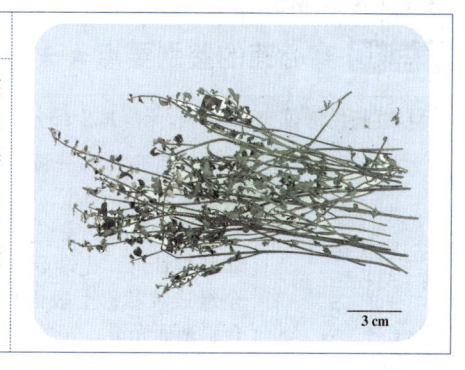

考点 9　肉苁蓉和锁阳的鉴别要点★★

区别点	肉苁蓉	锁阳
来源	列当科肉苁蓉或管花肉苁蓉带鳞叶肉质茎	锁阳科锁阳的肉质茎
形状	肉苁蓉呈扁圆柱形；管状肉苁蓉呈类纺锤形、扁纺锤形或扁柱形	扁圆柱形，微弯曲

续表

区别点	肉苁蓉	锁阳
表面颜色	肉苁蓉表面棕褐色或灰棕色；管状肉苁蓉表面棕褐色至黑褐色	棕色或棕褐色
表面特征	密被覆瓦状排列的肉质鳞叶，通常鳞叶先端已断	粗糙，具明显纵沟及不规则凹陷，有的残存三角形的黑棕色鳞叶
断面特征	肉苁蓉断面棕褐色，有淡棕色点状维管束，排列成波状环纹；管状肉苁蓉断面颗粒状，灰棕色至灰褐色，散生点状维管束	浅棕色或棕褐色，有黄色三角状维管束
气味	气微，味甜、微苦	气微，味甘而涩
彩图辨识		

【记忆宝】

（1）三（三角形/三角状）阳（锁阳）开泰。

（2）形成层环形状特殊的常见药材

多角形：川乌、草乌、附子。

略方形：杭白芷、威灵仙。

波状：川芎、肉苁蓉。

考点10 穿心莲的鉴别要点 ★★

科属/药用部位	爵床科/干燥地上部分	
性状鉴别	茎呈方柱形，多分枝，节稍膨大；质脆，易折断。单叶对生，叶柄短或近无柄；叶片皱缩、易碎，完整者展开后呈披针形或卵状披针形，先端渐尖，基部楔形下延，全缘或波状；上表面绿色，下表面灰绿色，两面光滑。气微，味极苦	
显微鉴别	上、下表皮均有钟乳体晶细胞；气孔直轴式，副卫细胞大小悬殊，少数为不定式。另有腺鳞和非腺毛	

【记忆宝】

（1）茎方形、叶对生的常用药材：广藿香、荆芥、益母草、薄荷、半枝莲、香薷、穿心莲（唇形科药材+穿心莲）。

（2）心莲穿（穿心莲）飞（非腺毛）线（腺鳞）。

考点 11 白花蛇舌草的鉴别要点 ★

科属/药用部位	茜草科/干燥全草
性状鉴别	扭缠成团状，灰绿色或灰棕色。主根1条，须根纤细。茎细而卷曲，具纵棱。叶对生，多破碎，极皱缩，易脱落，完整叶片线；有托叶，膜质，下部联合，顶端有细齿。花通常单生或对生于叶腋，多具梗。蒴果扁球形，顶端具4枚宿存的萼齿。气微，味淡

考点 12 车前草的鉴别要点 ★

科属/药用部位	车前科/干燥全草
性状鉴别	叶基生，具长柄；叶片皱缩，展平后呈卵状椭圆形或宽卵形，表面灰绿色或污绿色，具明显弧形脉5~7条；先端钝或短尖，基部宽楔形，全缘或不规则波状浅齿

【记忆宝】

车开在前面被污染成绿色了。

考点 13 菊科中药的鉴别要点 ★★

1. 茵陈

科属/药用部位	菊科/干燥地上部分
基原	二基原：滨蒿、茵陈蒿
采收加工	春季采收的习称"绵茵陈"，秋季采收的称"花茵陈"
性状鉴别	①绵茵陈：多卷曲成团状，灰白色或灰绿色，全体密被白色茸毛，绵软如绒 ②花茵陈：茎呈圆柱形，多分枝，表面淡紫色或紫色，有纵条纹，被短柔毛
显微鉴别	非腺毛"T"字形，中部略折成"V"字形，两臂不等长，细胞壁极厚，胞腔多呈细缝状，柄1~2细胞。叶下表皮细胞垂周壁波状弯曲，气孔不定式，副卫细胞3~5个。腺毛较小，顶面观呈椭圆形或鞋底状，细胞成对叠生

【记忆宝】

茵陈软团被茸毛。

2. 青蒿

科属/药用部位	菊科/干燥地上部分
基原	黄花蒿
性状鉴别	茎呈圆柱形，上部多分枝，表面黄绿色或棕黄色，具纵棱线；质略硬，易折断，断面中部有髓。叶互生，暗绿色或棕绿色，卷缩易碎，完整者展平后为三回羽状深裂，裂片及小裂片矩圆形或长椭圆形，两面被短毛。气香特异，味微苦

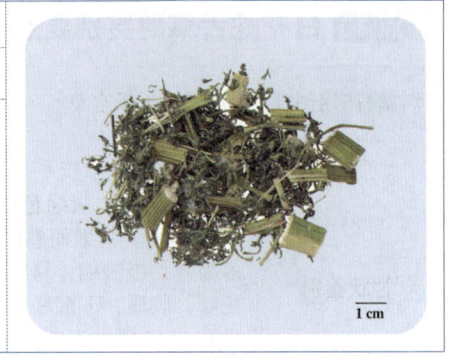

3. 千里光

科属/药用部位	菊科/干燥地上部分
性状鉴别	茎呈细圆柱形，稍弯曲，上部有分枝；表面灰绿色、黄棕色或紫褐色，具纵棱，密被灰白色柔毛。叶互生，多皱缩破碎，完整叶片展平后呈卵状披针形或长三角形，有时具1~6侧裂片，边缘有不规则锯齿，基部戟形或截形，两面有细柔毛。头状花序，总苞钟形；花黄色至棕色，冠毛白色。气微，味苦

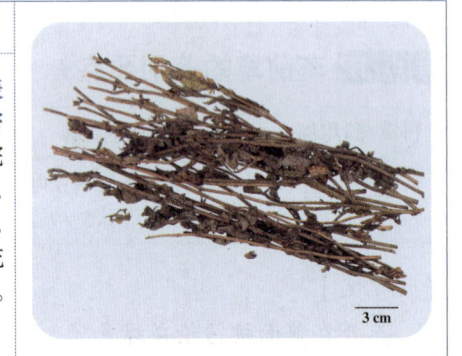

4. 大蓟和蒲公英

区别点		大蓟	蒲公英
科属/药用部位		菊科/干燥地上部分	菊科/干燥全草
基原		蓟	二基原：蒲公英、碱地蒲公英
性状鉴别	形状	圆柱形	皱缩卷曲的团块
	叶	完整叶片展平后呈倒披针形或倒卵状椭圆形，羽状深裂，边缘具不等长的针刺	基生，完整叶片呈倒披针形，绿褐色或暗灰绿色
	花	头状花序顶生，球形或椭圆形，总苞黄褐色，羽状冠毛灰白色	顶生头状花序，总苞片多层，内面一层较长，花冠黄褐色或淡黄白色
	气味	气微，味淡	气微，味微苦
彩图辨识			

【记忆宝】

大蓟：大（大蓟）灰（茎断面灰白色）狼吃鱼，鱼有很多刺（边缘具不等长的针刺）。

考点14 淡竹叶的鉴别要点★

科属/药用部位	禾本科/干燥茎叶
性状鉴别	叶脉平行，具横行小脉，形成长方形的网格状，下表面尤为明显

【记忆宝】

淡竹叶，砖墙纹（具横行小脉，形成长方形的网格状）。

考点15 全草类中药的常考细节问题小结★★★

1. 叶基生的全草类中药　紫花地丁、车前草、蒲公英。
2. 叶互生的全草类中药　千里光。
3. 叶对生的全草类中药　广藿香、荆芥、益母草、薄荷、半枝莲、穿心莲。
4. 含蒴果的全草类中药　紫花地丁（蒴果椭圆形或3裂）、白花蛇舌草（蒴果扁球形）、车前草（蒴果盖裂）。
5. 含蒴果的全草类中药　苦地丁。

八、藻、菌、地衣类中药

考点1 藻、菌、地衣类中药的药用部位★

药用部位	藻体	复合体	菌核	子实体	地衣体
中药	海藻	冬虫夏草	茯苓、猪苓、雷丸	灵芝、马勃	松萝

考点2 海藻的鉴别要点★

科属/药用部位	马尾藻科/干燥藻体
基原	二基原：海蒿子（"大叶海藻"）、羊栖菜（"小叶海藻"）
性状鉴别	皱缩卷曲，黑褐色，有的被白霜，气囊黑褐色，质脆，潮润时柔软；水浸后膨胀，肉质，黏滑。气腥，味微咸

【记忆宝】
海盐成霜,下海要气囊。

考点3 冬虫夏草的鉴别要点★★

来源	麦角菌科真菌冬虫夏草寄生在蝙蝠蛾科昆虫幼虫上的子座及幼虫尸体的干燥复合体
产地	四川、西藏、青海
采收加工	晒干或低温干燥
性状鉴别	由虫体与从虫体头部长出的真菌子座相连而成。虫体似蚕,表面深黄色至黄棕色,有20~30条环纹,近头部环纹较细;头部红棕色;足8对,中部4对较明显;质脆,易折断,断面略平坦,淡黄白色。子座细长圆柱形,表面深棕色至棕褐色,有细纵皱纹,上部稍膨大;质柔韧,断面类白色。气微腥,味微苦

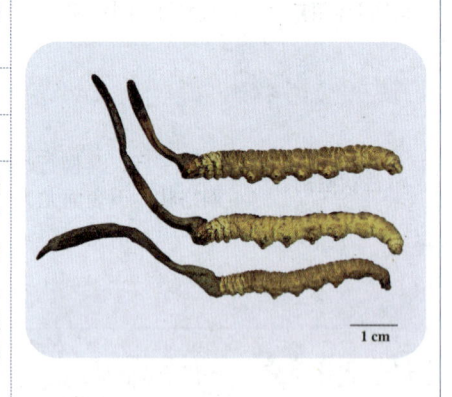

考点4 灵芝的鉴别要点★

科属/药用部位	多孔菌科/干燥子实体
基原	二基原:赤芝、紫芝
性状鉴别	①赤芝:形如伞状,菌盖肾形、半圆形或近圆形,皮壳坚硬,黄褐色或红褐色,有光泽,具环状棱纹和辐射状皱纹 ②紫芝:皮壳紫黑色,有漆样光泽

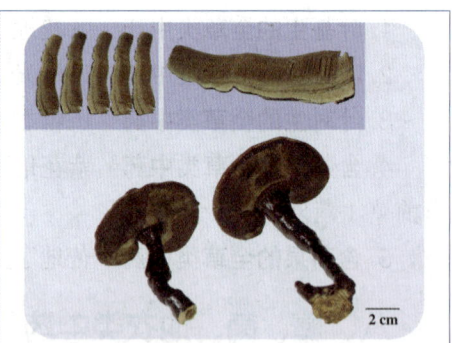

考点5 茯苓和猪苓的鉴别要点★

1. 性状

中药	形状	表面颜色	质地	断面	气味
茯苓	类球形、椭圆形、扁圆形或不规则团块	棕褐色、黑褐色	体重,质坚实	不易折断,断面不平,外层淡棕色,内层类白色,现棱角,颗粒状	味淡,粘牙
猪苓	条形、类圆形、扁块状	黑色、灰黑色或棕黑色,皱缩或有瘤状突起	体轻、质硬	断面细腻而软,类白色或黄白色,略呈颗粒状	味淡

2. 显微鉴别

中药	菌丝团块	草酸钙结晶	菌丝
茯苓	颗粒状或分枝状团块	无	无结节状突起
猪苓	菌丝黏结成团(菌丝团)	有,呈正八面体形、规则的双锥八面体形或不规则的多面体	有结节状突起

【记忆宝】

猪（猪苓）八（正八面体形、规则的双锥八面体形）戒。

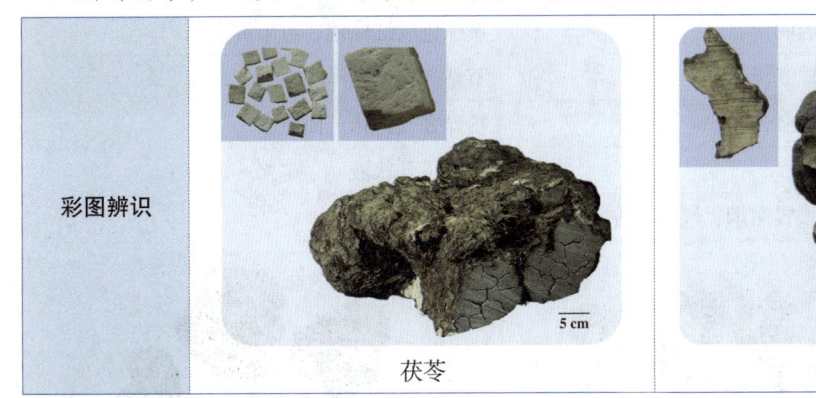

彩图辨识	茯苓	猪苓

考点6 雷丸的鉴别要点★

科属/药用部位	白蘑科/干燥菌核	
性状鉴别	质坚实，不易破裂，断面不平坦，白色或浅灰黄色，常有黄白色大理石样纹理。气微，味微苦，嚼之有颗粒感，微带黏性，久嚼无渣	

【记忆宝】

具有"久嚼"特征的中药：
（1）商陆：久嚼麻舌。
（2）茜草：久嚼刺舌。
（3）雷丸：久嚼无渣。

九、树脂类中药

考点1 树脂类中药的分类★

树脂类型	单树脂类			胶树脂类	油胶树脂类	油树脂类	香树脂类
	酸树脂	酯树脂	混合树脂				
中药	松香	枫香脂、血竭	洋乳香	藤黄	乳香、没药、阿魏	松树脂、加拿大油树脂	安息香、苏合香

考点2 乳香和没药的鉴别要点★

区别点	乳香	没药
形状	长卵形滴乳状、类圆形颗粒或黏合成大小不等的不规则块状物	不规则颗粒性团块

续表

区别点	乳香	没药
颜色	黄白色，半透明	黄棕色或红棕色，近半透明
破碎面	玻璃样或蜡样光泽	不整齐，无光泽
气味	特异香气，味微苦	特异香气，味苦而微辛
与水共研	白色乳状液	黄棕色乳状液
火试	燃烧显油性，冒黑烟，气味芳香	/
彩图辨识		

考点 3 阿魏的鉴别要点 ★

科属/药用部位	伞形科/油胶树脂类
性状鉴别	具强烈而持久的蒜样特异臭气，味辛辣，嚼之有灼烧感

考点 4 血竭的鉴别要点 ★

科属/药用部位	棕榈科/果实渗出的树脂经加工制成
性状鉴别	略呈类圆四方形或方砖形，表面暗红色，有光泽，附有因摩擦而成的红粉。质硬而脆，破碎面红色。研粉为砖红色。气微、味淡。在水中不溶，在热水中软化
火试	粉末置白纸上，用火隔纸烘烤即熔化，但无扩散的油迹，对光照视呈鲜艳的红色。以火燃烧则产生呛鼻的烟气

【记忆宝】

外色黑似铁，研粉红似血；火燃呛鼻腔，香像苯甲酸。

十、其他类中药

考点1 其他类中药的药用部位 ★

药用部位	植物的某一或某些部分直接或间接的加工品	蕨类植物的成熟孢子	某些植物叶上的虫瘿	植物体分泌或渗出的非树脂类混合物
中药	儿茶、芦荟、冰片、青黛	海金沙	五倍子、没食子	天竺黄

考点2 海金沙的鉴别要点 ★

科属/药用部位	海金沙科/干燥成熟孢子
性状鉴别	呈粉末状，棕黄色或浅棕黄色。体轻，手捻有光滑感，置手中易由指缝滑落
水试	撒在水中则浮于水面，加热始逐渐下沉
火试	少量撒于火上，即发出轻微爆鸣及明亮的火焰

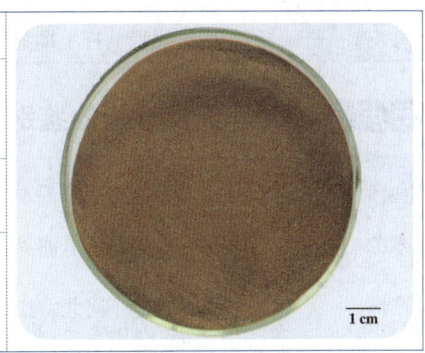

考点3 青黛的鉴别要点 ★

来源	爵床科植物马蓝 蓼科植物蓼蓝 十字花科植物菘蓝	叶或茎叶经加工制得的干燥粉末、团块或颗粒
采收加工	割取茎叶，置大缸或木桶中，加入清水，浸泡2~3昼夜至叶腐烂，茎脱皮时，捞去茎枝叶渣，每50kg茎叶加石灰4~5kg，充分搅拌，待浸液由乌绿色转变为紫红色时，捞取液面蓝色泡沫状物，晒干	
性状鉴别	深蓝色的粉末，体轻，易飞扬；或呈不规则多孔性的团块、颗粒，用手搓捻即成细末。微有草腥气，味淡	
火试	微火灼烧，有紫红色烟雾发生	
化学反应	取药材少量，滴加硝酸，产生气泡并显棕红色或黄棕色	

【记忆宝】
（1）加工中需用石灰水浸泡：肉豆蔻、青黛。
（2）青出于蓝而轻于水（青出于蓝：青黛是从菘蓝、马蓝等"蓝"类植物的叶中提取的深蓝色粉末；轻于水：青黛体轻，可飘在水面上）。

考点 4 儿茶的鉴别要点 ★

科属/药用部位	豆科/去皮枝、干的干燥煎膏
产地	云南西双版纳
性状鉴别	呈方形或不规则块状,大小不一。表面棕褐色或黑褐色,光滑而稍具光泽。质硬,易碎,断面不整齐,具光泽,有细孔,遇潮有黏性。气微,味涩、苦,略回甜
化学反应	取火柴杆浸于本品水浸液中,使轻微着色,待干燥后,再浸入盐酸中立即取出,置火焰附近烘烤,杆上即显深红色

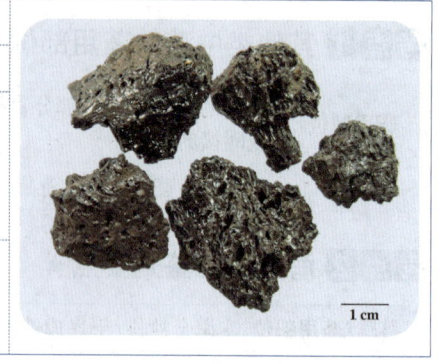

考点 5 冰片和天然冰片的鉴别要点 ★

区别点		冰片	天然冰片
来源		樟脑、松节油等经化学方法合成的结晶	樟科植物樟的新鲜枝、叶经提取加工制成
产地		福建、河北、江苏	湖南
性状鉴别	形态	无色透明或白色半透明的片状松脆结晶	白色结晶性粉末或片状结晶
	气味	气清香,味辛、凉	
理化鉴别	火试	点燃发生浓烟,并有带光的火焰	点燃时有浓烟,火焰呈黄色
	溶解性	在乙醇、三氯甲烷或乙醚中易溶,在水中几乎不溶	
	熔点	205～210℃	204～209℃
	共性	挥发性	
彩图辨识			/

【记忆宝】

来源于樟科的中药:肉桂、天然冰片(右旋龙脑)。

考点 6 五倍子的鉴别要点 ★

科属/药用部位	漆树科/虫瘿
基原	三基原:盐肤木、青麸杨、红麸杨
分类	"肚倍""角倍"(外形不同)

续表

形成三要素	①寄主盐肤木类植物 ②五倍子蚜虫 ③过冬寄主提灯藓类植物
采收加工	置沸水中略煮或蒸至外表面变成灰色，杀死蚜虫

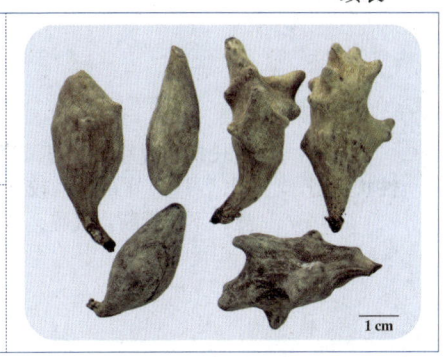

第二节 常用动物类中药的鉴别

考点 1 常用动物类中药的药用部位 ★★

干燥全体			水蛭、全蝎、蜈蚣、斑蝥、土鳖虫、虻虫、九香虫
除去内脏的动物体			地龙、蛤蚧、乌梢蛇、蕲蛇、金钱白花蛇
动物体的某一部分	角类		鹿角、鹿茸、羚羊角、水牛角
	鳞、甲类		鳖甲、龟甲
	骨类		豹骨、狗骨、猴骨
	贝壳类		石决明、牡蛎、珍珠母、海螵蛸、蛤壳、瓦楞子
	脏器类		哈蟆油、鸡内金、鹿鞭、海狗肾、水獭肝、刺猬皮
生理产物	分泌物		麝香、蟾酥、熊胆粉、虫白蜡、蜂蜡
	排泄物		五灵脂、蚕沙、夜明砂
	其他		蝉蜕、蛇蜕、蜂房、蜂蜜
病理产物			珍珠、僵蚕、牛黄、马宝、猴枣、狗宝
动物体某一部分的加工品			阿胶、鹿角胶、鹿角霜、龟甲胶、血余炭、水牛角浓缩粉

考点 2 地龙的鉴别要点 ★

来源	钜蚓科	参环毛蚓	"广地龙"	干燥体
		通俗环毛蚓	"沪地龙"	
		威廉环毛蚓		
		栉盲环毛蚓		
采收加工	剖开腹部，除去内脏及泥沙，洗净，晒干或低温干燥			

· 197 ·

| 性状鉴别 | 呈长条状薄片,弯曲,第14~16环节为生殖带,习称"白颈",较光亮。体轻,略呈革质,不易折断。气腥,味微咸 | |

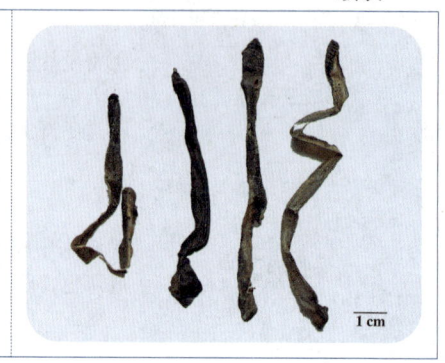

【记忆宝】

白(白颈)龙(地龙)马。

考点3 水蛭的鉴别要点 ★

来源	水蛭科	蚂蟥 水蛭 柳叶蚂蟥	干燥体
性状鉴别	为扁平纺锤形,有多数环节,背部黑褐色或黑棕色,稍隆起,用水浸后,可见黑色斑点排成5条纵纹;腹面平坦,棕黄色;两侧棕黄色。前端略尖,后端钝圆。两端各具一吸盘,前吸盘不显著,后吸盘较大。质脆,易折断,断面胶质状。气微腥		

考点4 石决明的鉴别要点 ★

来源	鲍科/六基原/贝壳
性状鉴别	杂色鲍:长卵圆形,末端6~9个开孔。内面光滑,具珍珠样彩色光泽。

【记忆宝】

九孔石决明(6~9个开孔)。

考点 5 珍珠的鉴别要点 ★

来源	软体动物门	珍珠贝科马氏珍珠贝		双壳类动物受刺激而形成（病理产物）
		蚌科	三角帆蚌	
			褶纹冠蚌	
性状鉴别	呈类球形、卵圆形、长圆形或棒形。表面类白色、浅粉红色、浅黄绿色或浅蓝色，半透明，平滑或微有凹凸，具特有的彩色光泽。质坚硬，破碎面显层纹			
显微鉴别	①粉末：不规则碎块，半透明，具彩虹样光泽；表面显颗粒性，由数至十数薄层重叠，片层结构排列紧密，可见致密的成层线条或极细密的微波状纹理 ②磨片：具同心层纹			

考点 6 珍珠母的鉴别要点 ★

来源	珍珠贝科动物马氏珍珠贝		贝壳
	蚌科	三角帆蚌	
		褶纹冠蚌	
性状鉴别	三角帆蚌：略呈不等边四角形，壳面生长轮呈同心环状排列。后背缘向上突起，形成大的三角形帆状后翼。壳内面外套痕明显，前闭壳肌痕呈卵圆形，后闭壳肌痕略呈三角形，左右壳均具两枚拟主齿，左壳具两枚长条形侧齿，右壳具一枚长条形侧齿；具光泽，质坚硬。气微腥，味淡			

考点 7 牡蛎的鉴别要点 ★

来源	牡蛎科	长牡蛎	贝壳
		大连湾牡蛎	
		近江牡蛎	
性状鉴别	长牡蛎：呈长片状，背腹缘几平行，右壳较小，层状或层纹状排列。左壳凹陷深，鳞片较右壳粗大，壳顶附着面小。质硬，断面层状，洁白。气微，味微咸			

考点 8 海螵蛸的鉴别要点 ★

来源	乌贼科	无针乌贼	干燥内壳
		金乌贼	
性状鉴别	①无针乌贼：腹面白色，自尾端到中部有细密波状横层纹；角质缘半透明，尾部较宽平，无骨针。体轻，质松，易折断，断面粉质，显疏松层纹 ②金乌贼：腹面的细密波状横层纹占全体大部分，中间有纵向浅槽；尾部角质缘渐宽，向腹面翘起，末端有1骨针，多已断落		

考点 9 全蝎的鉴别要点 ★

科属/药用部位	钳蝎科/干燥体
基原	东亚钳蝎
采收加工	置沸水或沸盐水中，煮至全身僵硬，捞出，置通风处，阴干
性状鉴别	头胸部与前腹部呈扁平长椭圆形，后腹部呈尾状，皱缩弯曲。头胸部呈绿褐色，前面有1对短小的螯肢及1对较长大的钳状脚须，形似蟹螯，背面覆有梯形背甲，腹面有足4对，均为7节，末端各具2爪钩；前腹部由7节组成，第7节色深，背甲上有5条隆脊线。背面绿褐色，后腹部棕黄色，6节，节上均有纵沟，末节有锐钩状毒刺，毒刺下方无距。气微腥，味咸
显微鉴别	体壁碎片淡黄色至黄色，外表皮表面观有网状纹理及圆形毛窝，有时可见棕褐色刚毛。刚毛具纵直纹理，髓腔细窄；横纹肌纤维多碎断，明带较暗带宽，明带中有一暗线，暗带有致密的短纵纹理

【记忆宝】
全蝎八足（腹面有足4对）一尾带小钩（锐钩状毒刺）。

考点 10 蜈蚣的鉴别要点 ★

科属/药用部位	蜈蚣科/干燥体
基原	少棘巨蜈蚣

续表

采收加工	春、夏二季捕捉，用竹片插入头尾，绷直，干燥
性状鉴别	呈扁平长条形，由头部和躯干部组成，<u>全体共22个环节</u>。头部暗红色或红褐色，略有光泽，有头板覆盖，头板近圆形，前端稍突出，两侧贴有颚肢1对，前端两侧有触角1对。躯干部第1背板与头板同色，其余20个背板为棕绿色或墨绿色，具光泽，自第4背板至第20背板常有2条纵沟线；腹部淡黄色或棕黄色，皱缩；<u>自第2节起，每体节两侧有步足1对，步足黄色或红褐色</u>，偶有黄白色，呈弯钩形，最末一对步足尾状，故又称尾足，易脱落。质脆，断面有裂隙。<u>气微腥，并有特殊刺鼻的臭气，味辛、微咸</u>

考点11 土鳖虫的鉴别要点 ★

来源	鳖蠊科	地鳖	雌虫干燥体
		冀地鳖	
性状鉴别	呈扁平卵形，前端较窄，后端较宽，背部紫褐色，具光泽，<u>无翅</u>。前胸背板较发达，盖住头部；腹背9节，<u>呈覆瓦状排列</u>。腹面红棕色，头部较小，有丝状触角1对，常脱落，胸部有足3对，具细毛和刺。腹部有横环节。质松脆，易碎。气腥臭，味微咸		

【记忆宝】

中药鉴定中的"覆瓦状"总结：

（1）丁香：花瓣4，覆瓦状抱合，棕褐色至褐黄色。

（2）肉苁蓉：表面棕褐色或灰棕色，密被覆瓦状排列的肉质鳞叶。

（3）土鳖虫：腹背板9节，呈覆瓦状排列。

考点12 桑螵蛸的鉴别要点 ★

来源	螳螂科	大刀螂	"团螵蛸"	干燥卵鞘
		小刀螂	"长螵蛸"	
		巨斧螳螂	"黑螵蛸"	
采收加工	深秋至次春收集，除去杂质，蒸至虫卵死后，干燥			

续表

性状鉴别	团螵蛸：体轻，质松而韧，横断面可见外层为海绵状，内层为许多放射状排列的小室，室内各有一细小椭圆形卵，深棕色，有光泽

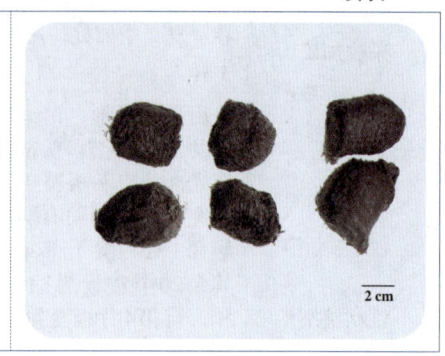

考点13 斑蝥的鉴别要点★

来源	芫青科	南方大斑蝥	干燥体
		黄黑小斑蝥	

性状鉴别	南方大斑蝥：背部具革质鞘翅1对，黑色，有3条黄色或棕黄色的横纹；鞘翅下面有棕褐色薄膜状透明的内翅2片。胸腹部乌黑色，胸部有足3对。有特殊的臭气

考点14 僵蚕的鉴别要点★★

来源	蚕蛾科昆虫家蚕4～5龄幼虫因感染（或人工接种）白僵菌而致死的干燥体（病理产物）
性状鉴别	表面灰黄色，被有白色粉霜状的气生菌丝和分生孢子。头部较圆，足8对，体节明显，尾部略呈二分歧状。质硬而脆，易折断，断面平坦，外层白色，中间有亮棕色或亮黑色的丝腺环4个。气微腥，味微咸
显微鉴别	①菌丝体：近无色，细长卷曲缠结在体壁中 ②气管壁碎片：略弯曲或弧状，具棕色或深棕色的螺旋丝 ③表皮组织：表面具网格样皱缩纹理及圆形毛窝 ④刚毛：黄色或黄棕色，表面光滑，壁稍厚

【记忆宝】

春蚕到死丝方尽（僵蚕有丝腺环）。

考点15 蜂蜜的鉴别要点★

来源	蜜蜂科	中华蜜蜂	所酿的蜜（生理产物）
		意大利蜂	

续表

性状鉴别	为半透明、带光泽、浓稠的液体，白色至淡黄色或橘黄色至黄褐色，放久或遇冷渐有白色颗粒状结晶析出（成分：葡萄糖）。气芳香，味极甜
物理常数	相对密度：25℃时相对密度应在 1.349 以上

考点 16 海马的鉴别要点 ★

性状鉴别	线纹海马：头略似马头，躯干部七棱形，尾部四棱形，渐细卷曲，体上有瓦楞形的节纹并具短棘
鉴别术语	"马头、蛇尾、瓦楞身"

考点 17 蟾酥的鉴别要点 ★★

来源	蟾蜍科	中华大蟾蜍	耳后腺及皮肤腺的干燥分泌物
		黑眶蟾蜍	
采收加工	多于夏、秋两季捕捉蟾蜍，洗净，挤取耳后腺及皮肤腺的白色浆液，加工，干燥。采收加工过程中忌用铁器，以免变黑。将浆液放入圆模型中晒干或低温干燥，即为团蟾酥；如涂于玻璃板或竹箬叶上晒干或低温干燥，即为片蟾酥		
性状鉴别	呈扁圆形团块状或片状。棕褐色或红棕色。团块状者质坚，不易折断，断面棕褐色，角质状，微有光泽；片状者质脆，易碎，断面红棕色，半透明。气微腥，味初甜而后有持久的麻辣感，粉末嗅之作嚏		
水试	断面沾水后呈乳白色隆起		

考点 18 哈蟆油的鉴别要点 ★★

来源	蛙科动物中国林蛙雌蛙的输卵管
产地	主产于黑龙江、吉林、辽宁等省区
采收加工	9~10月，以霜降期最好。选肥大雌蛙，用绳从口部穿过，悬挂风干，1~2分钟，捞出闷润过夜，次日剖取输卵管，通风处阴干
性状鉴别	呈不规则块状，弯曲而重叠。表面黄白色，呈脂肪样光泽，偶有带灰白色薄膜状干皮。摸之有滑腻感，在温水中浸泡体积可膨胀。气腥，味微甘，嚼之有黏滑感
膨胀度	不得低于55

考点 19 龟甲和鳖甲的鉴别要点 ★

区别点		龟甲	鳖甲
来源		龟科动物乌龟的干燥**背甲及腹甲**	鳖科动物鳖的**背甲**
采收加工		捕捉后杀死,或用沸水烫死,剥取背甲和腹甲,除去残肉,晒干	捕捉后杀死,置沸水中烫至背甲上的硬皮能剥落时,取出,剥取背甲,除去残肉
性状鉴别	形状	背甲呈长椭圆形拱状,腹甲呈板片状	椭圆形或卵圆形
	外表面	背甲外表面棕褐色或黑褐色,脊棱3条;颈盾1块,前窄后宽;腹甲外表面淡黄棕色至棕黑色,盾片12块	黑褐色或墨绿色,略有光泽,具细网状皱纹和灰黄色或灰白色斑点,中间有1条纵棱,两侧各有左右对称的横凹纹8条
	质地	质坚硬	
	气味	气微腥,味微咸	气微腥,味淡
彩图辨识			

考点 20 蛤蚧的鉴别要点 ★★

来源	壁虎科动物蛤蚧除去内脏的干燥体
采收加工	剖开腹部,取出内脏,拭净血液(不可水洗),再以竹片撑开,使全体扁平顺直,低温干燥
性状鉴别	呈扁片状,头颈部及躯干部长9~18cm,头颈部约占三分之一。**头略呈扁三角形,两眼多凹陷成窟窿**,口内角质细齿,生于颚的边缘,无异型大齿。吻部半圆形,吻鳞不切鼻孔,与鼻鳞相连。腹背部呈椭圆形,腹薄;**背部灰黑色或银灰色,有黄白色或灰绿色斑点或橙红色斑点散在或密集成不显著的斑纹**,脊椎骨和两侧肋骨突起。**四足均有5趾**;趾间仅具蹼迹,足趾底面具吸盘。尾细而坚实,微现骨节,与背部颜色相同,**有6~7个银灰色环带**,有的再生尾较原生尾短,且银灰色环带不明显。全身密被圆形或多角形微有光泽的细鳞。气腥,味微咸

【记忆宝】

动物类中药鉴定中的"吸盘":

(1)水蛭:两端各具一吸盘,前吸盘不显著,后吸盘较大。

(2)蛤蚧:足趾底面具吸盘。

考点 21 金钱白花蛇、蕲蛇、乌梢蛇的鉴别要点★★

中药	科属	动物	性状鉴别
蕲蛇	蝰科	五步蛇	头在中间稍向上，呈三角形扁平，吻端向上，习称"翘鼻头"。背部两侧各有黑褐色与浅棕色组成的"V"形斑纹17~25个，其"V"形的两上端在背中线上相接，习称"方胜纹"，有的左右不相接，呈交错排列。腹部灰白色，两侧有黑色类圆形的斑点，习称"连珠斑"。尾部骤细，末端有三角形深灰色的角质鳞片1枚，习称"佛指甲"
金钱白花蛇	眼镜蛇科	银环蛇	背部黑色或灰黑色，有白色环纹45~58个
乌梢蛇	游蛇科	乌梢蛇	脊部高耸成屋脊状，俗称"剑脊"，尾部渐细而长，尾下鳞双行

金钱白花蛇　蕲蛇　乌梢蛇

【记忆宝】
蕲蛇：龙头虎口翘鼻头，方胜连珠佛指甲。

考点 22 鸡内金的鉴别要点★★

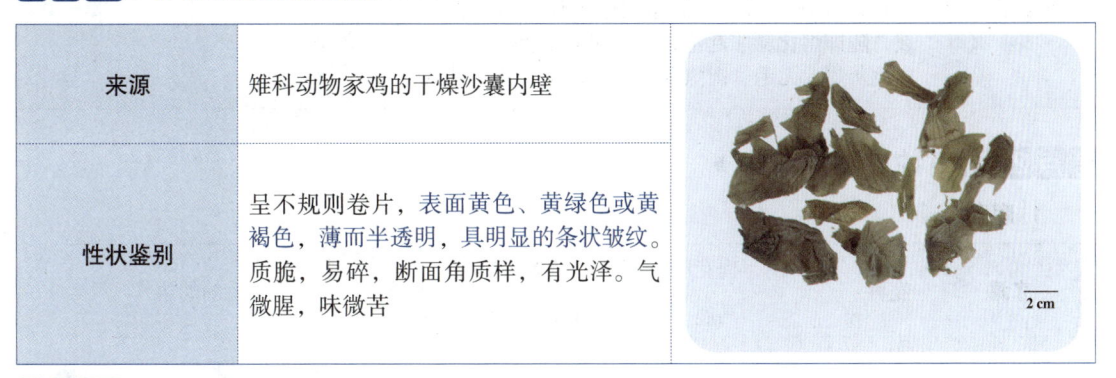

来源	雉科动物家鸡的干燥沙囊内壁
性状鉴别	呈不规则卷片，表面黄色、黄绿色或黄褐色，薄而半透明，具明显的条状皱纹。质脆，易碎，断面角质样，有光泽。气微腥，味微苦

考点 23 阿胶的鉴别要点★

来源	马科动物驴的干燥皮或鲜皮经煎煮、浓缩制成的固体胶
产地	山东东阿及浙江等省
性状鉴别	呈长方形块、方形块或丁状；棕色至黑褐色，有光泽；质硬而脆，断面光亮，碎片对光照视呈棕色半透明状。气微，味微甘

考点 24 麝香的鉴别要点 ★★

来源	鹿科	林麝	成熟雄体香囊中的干燥分泌物
		马麝	
		原麝	
采收加工	捕获后，割取香囊，阴干，习称"毛壳麝香"；剖开香囊，除去囊壳，取囊中分泌物，习称"麝香仁"			
性状鉴别	①毛壳麝香：呈扁圆形或类椭圆形囊状体，密生灰白色或灰棕色短毛，从两侧围绕中心排列，中间有1小囊孔。另一面为棕褐色略带紫色的皮膜，微皱缩，偶显肌肉纤维，略有弹性，剖开后可见中层皮膜呈棕褐色或灰褐色，半透明；内层皮膜呈棕色，内含颗粒状及粉末状的麝香仁和少量细毛及脱落的内层皮膜（习称"银皮"） ②麝香仁：其中呈不规则圆球形或颗粒状者习称"当门子"，表面多呈紫黑色，油润光亮，微有麻纹，断面深棕色或黄棕色；粉末状者多成棕褐色或黄棕色，并有少量脱落的内层皮膜和细毛。香气浓烈而特异，味微辣、微苦带咸			
传统经验鉴别	毛壳麝香手捏有弹性；麝香仁以水润湿，手搓能成团，轻揉即散，不应粘手、染手、顶指或结块；麝香仁撒于炽热坩埚中灼烧，初则迸裂，随即熔化膨胀起泡，浓香四溢，灰化后呈白色灰烬，无毛、肉焦臭，无火焰或火星			

考点 25 鹿茸的鉴别要点 ★★

1. 鹿茸

来源	鹿科	梅花鹿	花鹿茸（黄毛茸）	雄鹿未骨化密生茸毛的幼角
		马鹿	马鹿茸（青毛茸）	
采收加工	锯茸、砍茸			

2. 花鹿茸、马鹿茸

分枝数	花鹿茸	马鹿茸
1个分枝	二杠（主枝称为大挺，侧枝称为门庄）	单门
2个分枝	三岔	莲花
3个分枝	四岔	三岔

【记忆宝】

花鹿二杠三岔四，马鹿单门莲花三。

考点26 牛黄的鉴别要点★★

来源	牛科动物牛的干燥的胆结石
性状鉴别	表面黄红色至棕黄色，有的表面挂有一层黑色光亮的薄膜，习称"乌金衣"，有的粗糙，具疣状突起，有的具龟裂纹。体轻，质酥脆，易分层剥落，断面金黄色，可见细密的同心层纹，有的夹有白心。气清香，味先苦而后甘，有清凉感，嚼之易碎，不粘牙
水试	水液可使指甲染黄，习称"挂甲"

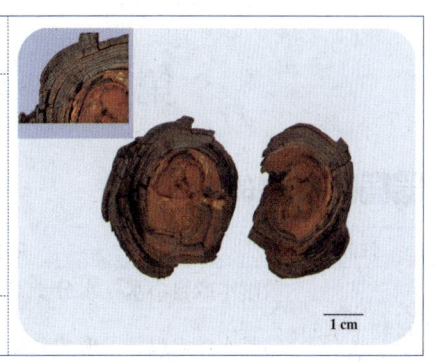

【记忆宝】

满城尽带黄金甲（黄：牛黄；金：乌金衣；甲：挂甲）。

考点27 羚羊角的鉴别要点★★

来源	牛科动物赛加羚羊的角
主产地	俄罗斯
性状鉴别	呈长圆锥形，略呈弓形弯曲。类白色或黄白色，基部稍呈青灰色。嫩枝对光透视有"血丝"或紫黑色斑纹，光润如玉，无裂纹，老枝有细纵裂纹。除顶端部分外，有10～16个隆起环脊，间距约2cm，用手握之，四指正好嵌入凹处。角基部横截面类圆形，内有坚硬质重的角柱，习称"骨塞"，骨塞长占全角的1/3或1/2，表面有突起的纵棱与其外面角鞘的内凹沟紧密嵌合，从横断面观，其结合部呈锯齿状。除去"骨塞"后，角的下半部呈空洞，全角呈半透明，对光透视，上半段中央有一条隐约可辨的细孔道直通角头，习称"通天眼"。质坚硬，气微，味淡

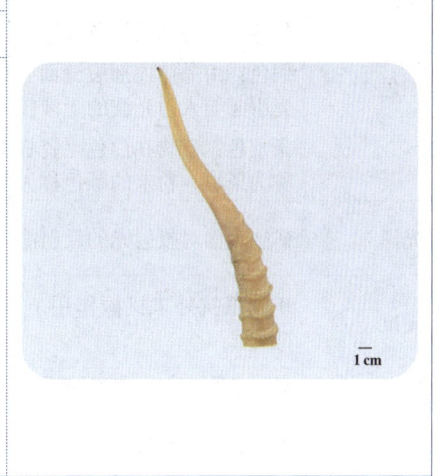

考点28 常用动物类中药要点小结★★★

细目	要点
彩色光泽的中药	珍珠：表面具特有的彩色光泽，破碎面显层纹
	石决明：具有螺肋，有20余个疣状突起，末端开孔。内面光滑，具有珍珠样彩色光泽

续表

细目	要点
瓷白色相关的中药	海螵蛸：<u>背面有瓷白色脊状隆起</u>，腹面白色，自尾端到中部有细密波状横层纹。体轻，质松，易折断，断面粉质，显疏松层纹。
	牡蛎：右壳较小，鳞片坚厚，层状或层纹状排列。<u>内面瓷白色</u>，壳顶二侧无小齿
足3对的中药	土鳖虫：前端较窄，后端较宽，背部紫褐色，有光泽，无翅。<u>胸部有足3对</u>，具细毛和刺
	斑蝥（南方大斑蝥）：呈长圆形。背部具革质鞘翅1对，黑色，有3条黄色或棕黄色的横纹；鞘翅下面有棕褐色薄膜状透明的内翅2片。胸腹部乌黑色，<u>胸部有足3对</u>。有特殊的臭气

第三节　常用矿物类中药的鉴别

考点 1 矿物的性质 ★

性质	内涵	举例/鉴定学意义
矿物中水的存在形式	吸附水或自由水：水分子不参加矿物的晶格构造	/
	结晶水：水以分子形式参加矿物的晶格构造	石膏（$CaSO_4·2H_2O$）、胆矾（$CuSO_4·5H_2O$）
	结构水：水以H⁺或OH⁻等离子形式参加矿物的晶格构造	滑石［$Mg_3(Si_4O_{10})(OH)_2$］
透明度	矿物透光能力的大小	将矿物磨成0.03mm标准厚度后，比较其透明度，可分为三类：透明矿物、半透明矿物和不透明矿物
颜色	本色：是由矿物的成分和内部构造所决定的颜色	辰砂的红色，石膏的白色
	外色：由外来的带色杂质、气泡等包裹体所引起的颜色	紫石英、大青盐
	假色：由晶体内部裂缝面、解理面及表面氧化膜的反射光引起与入射光波的干涉作用而产生的颜色	云母的变彩现象
	条痕色：矿物在白色毛瓷板上划过后所留下的粉末痕迹称为条痕，粉末的颜色称为条痕色	<u>条痕色比矿物表面的颜色更为固定，更能反映矿物的本色</u>
光泽	矿物表面对投射光的反射能力	金属光泽、金刚光泽、玻璃光泽、油脂光泽、绢丝光泽、珍珠光泽
硬度	矿物抵抗外来机械作用（如刻划、研磨、压力等）的能力	矿物类中药的硬度一般采用相对硬度表示
解理	矿物受力后沿一定的结晶方向裂开成光滑平面的性能	解理是结晶矿物特有的性质，其形成和晶体的构造类型有关，所以是矿物的主要鉴定特征
断口	矿物受力后<u>不是沿一定结晶方向断裂</u>而形成的断裂面	
磁性	矿物可以被磁铁或电磁吸引或其本身能够吸引物体的性质	磁铁矿
气味	有的矿物有特殊气味	雄黄灼烧有砷的蒜臭味，胆矾具涩味，芒硝具苦、咸味
吸湿性	少数矿物有吸水的能力	龙骨、龙齿、软滑石粘舌，滑石有滑腻感

考点 2 常用矿物类中药的鉴别要点 ★★★

中药	主要成分	条痕色	鉴别要点
朱砂	HgS（硫化汞）	红色至褐红色	粉末状者有闪烁光泽
雄黄	As_2S_2（二硫化二砷）	淡橘红色	金刚石样光泽，断面具树脂样光泽
自然铜	FeS_2（二硫化铁）	绿黑色或棕红色	金属光泽或可见银白色亮星
磁石	Fe_3O_4（四氧化三铁）	黑色	具金属光泽，具磁性。有土腥气
赭石	Fe_2O_3（三氧化二铁）	樱红色或红棕色	金属光泽，"钉头"、凹窝
炉甘石	$ZnCO_3$（碳酸锌）		蜂窝状，有吸湿性
滑石	$[Mg_3(Si_4O_{10})(OH)_2]$（含水硅酸镁）		手摸有润滑感，无吸湿性，有蜡样光泽
石膏	$CaSO_4 \cdot 2H_2O$（含水硫酸钙）	白色	具绢丝样光泽（断面），为纤维状的集合体
紫石英	CaF_2（氟化钙）		具棱角，紫色或绿色，有玻璃样光泽
芒硝	$Na_2SO_4 \cdot 10H_2O$（含水硫酸钠）		呈玻璃样光泽，味咸
白矾	$KAl(SO_4)_2 \cdot 12H_2O$（含水硫酸铝钾）	/	有玻璃样光泽，气微，味酸、微甘而极涩
硫黄	S（硫）	/	脂肪光泽，爆裂声

【记忆宝】

朱砂红，淡橘雄，绿棕铜，黑磁石，赭石是樱红。

考点 3 常用矿物类中药的彩图识别 ★★★

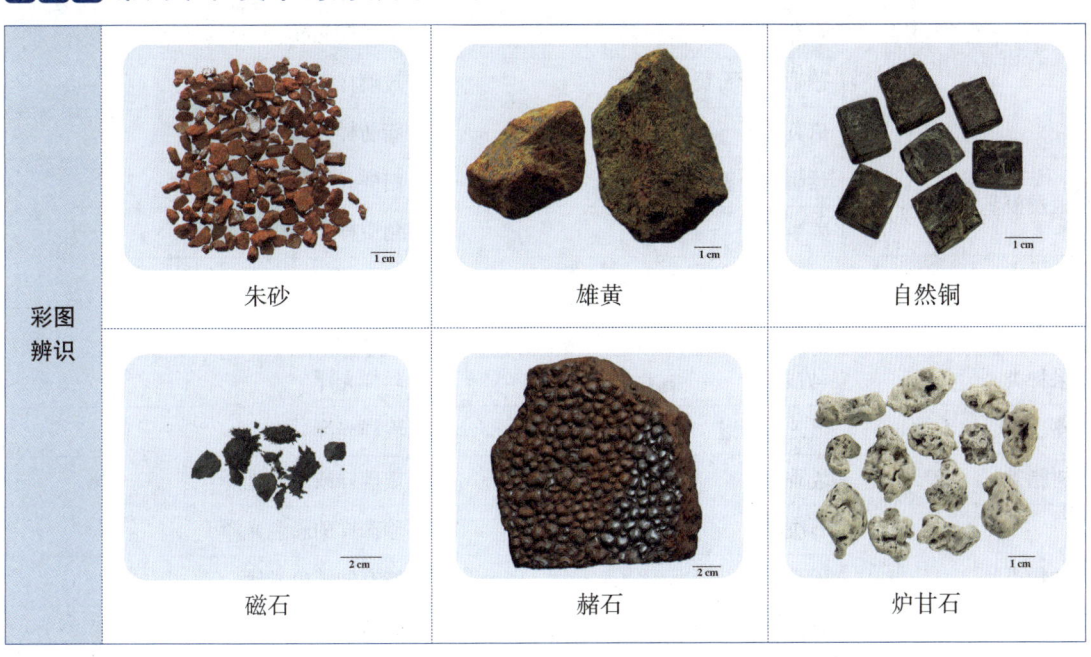

彩图辨识			
	朱砂	雄黄	自然铜
	磁石	赭石	炉甘石

续表

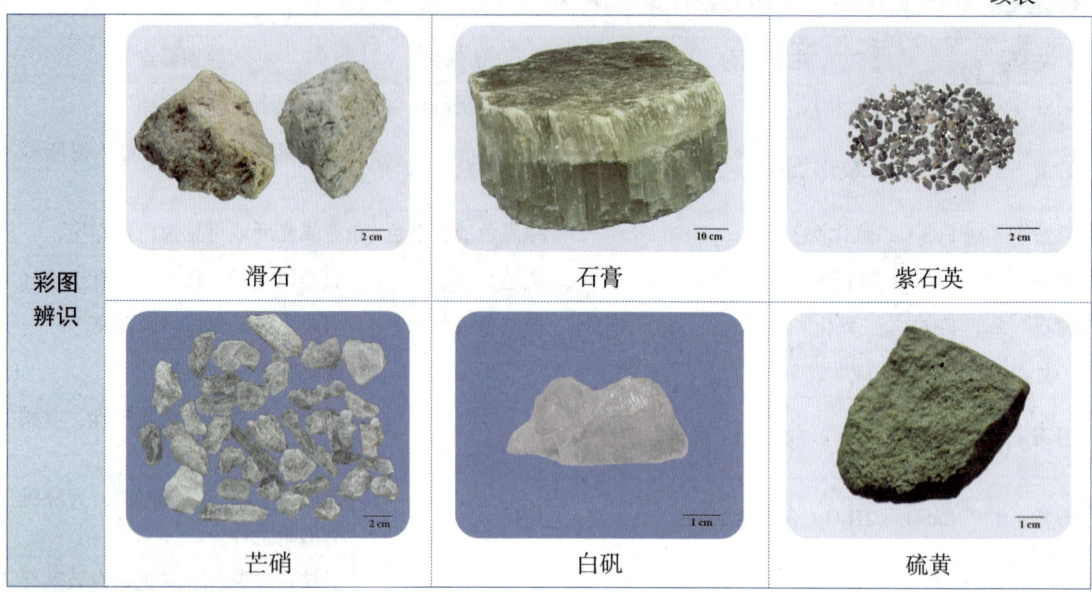

彩图辨识	滑石	石膏	紫石英
	芒硝	白矾	硫黄

考点 4 中药鉴别中的光泽小结 ★★

类别	中药	光泽
矿物类	朱砂	闪烁的光泽
	雄黄	晶面：金刚石样光泽
		断面：树脂样光泽
	自然铜、赭石、磁石	金属光泽
	滑石	蜡样光泽
	石膏	绢丝样光泽
	芒硝、紫石英、白矾	玻璃样光泽
	硫黄	脂肪样光泽
根及根茎类	延胡索、姜黄	蜡样光泽
	姜半夏	角质样光泽
茎木类	通草	银白色光泽
叶类	炙淫羊藿	油亮光泽
果种类	马钱子	丝样光泽
藻、菌、地衣类	灵芝（紫芝）	漆样光泽
树脂类	乳香	玻璃样或蜡样光泽
动物类	石决明	珍珠样的彩色光泽
	珍珠	特有的彩色光泽
	哈蟆油	脂肪样光泽

考点 5 显微鉴定总结 ★★

组织鉴定	观察药材的切片/磨片鉴别其组织构造特征		
	适用范围	完整的药材	
		粉末特征相似的同属药材	
粉末鉴定	观察	粉末制片	鉴别其细胞分子及内含物的特征
		解离片	
	适用范围	破碎、粉末状药材或中成药的鉴别	

	显微特征	中药
草酸钙结晶	簇晶	大黄（大而多、微量升华见羽状结晶）、白芍（常排列成行）、人参（棱角锐尖）、番泻叶
	方晶、晶纤维	甘草、黄柏（石细胞）、番泻叶
	针晶束	半夏、天麻
	针晶（存在于黏液细胞）+淀粉粒	山药
	针晶+菊糖	白术
	结晶	浙贝母、猪苓（正八面体）、洋金花
菌丝	/	茯苓
	菌丝+草酸钙结晶	猪苓（菌丝成团、草酸钙结晶正八面体）
刚毛	/	全蝎、僵蚕（菌丝）
淀粉粒	多	松贝/青贝、炉贝、浙贝母（单粒卵圆形）、半夏
	糊化	白芍
石细胞	种皮表皮石细胞含暗棕色物、果皮表皮散有油细胞	五味子（种皮表皮、种皮内层均有石细胞）
	分枝状	厚朴（油细胞含黄棕色油状物）、黄柏（鲜黄色）
	一面菲薄	肉桂（油细胞）
	侧面观贝壳形	苦杏仁
	长条形	槟榔（种皮石细胞内含红棕色物）
树脂道	含黄色块状分泌物	人参（草酸钙簇晶棱角锐尖）
分泌细胞	含橙红色油滴状物+薄壁组织含核状物	地黄
	长管状，含黄棕色至红棕色分泌物	红花
纤维	具缘纹孔导管+纤维	甘草、黄芪（纤维两端断裂成帚状）
	韧皮纤维孔沟细+木纤维有稀疏斜纹孔+石细胞	黄芩
菊糖	菊糖+联结乳管+石细胞	党参（扇形）
	菊糖+针晶+石细胞	白术
中柱鞘纤维	中柱鞘纤维+鳞叶表皮细胞（绿黄色）+石细胞	黄连（鲜黄色）

续表

显微特征		中药
薄壁细胞+油室碎片		当归（薄壁细胞表面有斜向交错纹理）
腺毛+非腺毛	（非腺毛）T形毛 腺毛表面观鞋底形	艾叶
非腺毛	壁厚，有疣状突起	番泻叶
	"T"字形	茵陈
腺毛	顶面观椭圆形或鞋底状	茵陈
花粉粒	极面观三角形，赤道表面观双凸镜+3副合沟	丁香
	条纹状雕纹	洋金花
	细密短刺、细颗粒状雕纹+3个萌发孔	金银花
	有刺或具齿状突起+3个萌发孔	红花
胚乳细胞	内胚乳细胞碎片无色；外胚乳内含红棕色或深棕色物	槟榔
厚壁细胞	胞腔含硅质块	砂仁
	椭圆形或类多角形	天麻
保卫细胞	侧面观呈哑铃状	麻黄
晶细胞	内含大型螺状钟乳体	穿心莲

第五章 中药制剂与剂型

第一节 固体制剂

一、散剂

考点1 散剂的特点★★

优点	粉末的比表面积较大,易分散、吸收、起效迅速
	制备简便,运输、携带、服用方便
	外用对疮面有一定的机械性保护作用
缺点	易吸潮,挥发性成分易散失、部分药物成分易被氧化
不宜制成散剂的药物	易吸湿或易氧化变质的药物、刺激性大的药物、含挥发性成分多且剂量大的药物

【记忆宝】

不宜制备成散剂的药物:湿氧刺激挥大。

考点2 散剂的分类★

分类依据	类别		举例
按医疗用途	口服散剂		川芎茶调散、参苓白术散
	局部用散剂		九一散
	既可口服又可局部外用		七厘散、九分散
按药物组成	单味药散剂		川贝散
	复方散剂		参苓白术散、银翘散
按药物性质	普通散剂		
	特殊散剂	含毒性药散剂	九分散
		含液体成分散剂	蛇胆川贝散
		含低共熔成分散剂	痱子粉、避瘟散
按给药要求	分剂量散剂		内服散剂
	非剂量散剂		外用散剂

【记忆宝】

(1)外用散剂:九一散(一致对外)。

(2)含毒性药散剂:九分散(毒酒)。

(3)含低共熔成分散剂:痱子粉、避瘟散(低温不长痱子)。

考点 3 散剂的质量要求 ★★★

1. 制备要点

散剂制备要点	质量要求
粉碎	口服散剂为细粉；儿科用及局部用散剂为最细粉；眼用散剂为极细粉，且应无菌
混合	干燥、疏松、混合均匀、色泽一致
	制备含有毒性药、贵重药或药物剂量小的散剂时，应采用配研法混匀并过筛
包装	多剂量包装的散剂应附分剂量的用具
	含有毒性药的口服散剂应单剂量包装
辅料	原则：可含或不含辅料
	口服散剂需要时亦可添加矫味剂、芳香剂、着色剂
	散剂稀释剂中可选用中和胃酸的辅料
贮存	应密闭贮存
	含挥发性药物或易吸潮药物的散剂应密封贮存

2. 检查项目

质量检查项目	要求
粒度	中药散剂通过六号筛的粉末重量不得少于95%
外观均匀度	色泽均匀，无花纹与色斑
水分	除另有规定外，不得过9.0%
无菌检查	用于烧伤［除程度较轻的烧伤（Ⅰ°或浅Ⅱ°）外］、严重创伤或临床必需无菌的局部用散剂
装量差异、微生物限度	应符合相关规定

【记忆宝】

散酒（散剂、9%）。

考点 4 散剂的临床应用注意事项 ★★

散剂类型	使用原则
口服散剂	一般溶解或分散于水或其他液体中服用，亦可直接用水送服
局部用散剂	采用撒布、调敷、吹入等方式应用于皮肤、口腔、咽喉、腔道等部位
专供治疗、预防和润滑皮肤的散剂也可称为撒布剂或撒粉		
部分散剂既可内服，又可外用		

考点 5 散剂处方分析举例 ★

川芎茶调散	
处方	川芎120g　白芷60g　羌活60g　细辛30g　防风45g　荆芥120g　薄荷240g　甘草60g

续表

川芎茶调散	
功能与主治	疏风止痛。用于外感风邪所致的头痛，或有恶寒、发热、鼻塞
用法与用量	饭后清茶冲服。一次3~6g，一日2次
注解	本品为棕黄色粉末，气香、味辛、微苦。贮藏时应密闭，防潮。本品宜饭后用清茶调服，其原因一是该方药物多为风药，辛温升散，清茶苦凉，能清上降下，既能清利头目，又制风药过于温燥与升散，使升有降；二是该方药物大部分含有挥发性成分，故用清茶调服，以保护挥发性成分不致丢失。孕妇应慎服

二、颗粒剂

考点 1 颗粒剂的含义与特点 ★★

含义	药物+辅料→一定粒度的颗粒状制剂
特点	①剂量较小，服用、携带、贮藏、运输均较方便 ②色、香、味俱佳，深受患者欢迎 ③肠溶颗粒耐酸而在肠液中释放活性成分或控制药物在肠道内定位释放，可防止药物在胃内分解失效，避免对胃的刺激性 ④可制为缓释、控释制剂而达到缓释、控释的目的 ⑤适于工业生产，产品质量稳定 ⑥必要时进行包衣可增加防潮性，亦可掩盖药物的不良气味 ⑦某些中药颗粒具有一定吸湿性，包装不严易吸湿结块；少数品种颗粒松散，细粉较多

考点 2 颗粒剂的分类 ★

可溶颗粒	水溶颗粒
	酒溶颗粒
混悬颗粒	难溶性原料药物，应进行溶出度检查
泡腾颗粒	含有碳酸氢钠和有机酸（枸橼酸、酒石酸）。不得直接吞服
肠溶颗粒	应进行释放度检查
缓释颗粒	在规定的释放介质中缓慢地非恒速释放药物，应进行释放度检查，不得咀嚼

考点 3 颗粒剂的质量要求 ★★★

质检项目	质量要求
粒度	不能通过一号筛与能通过五号筛的总和不得过15%
水分	除另有规定外，中药颗粒剂水分不得过8.0%
溶化性	①照溶化性检查方法检查，均不得有异物，中药颗粒还不得有焦屑 ②含中药原粉的颗粒剂不进行溶化性检查 ③混悬颗粒以及已规定检查溶出度或释放度的颗粒剂可不进行溶化性检查 ④可溶颗粒和泡腾颗粒均为5分钟
装量差异	凡规定检查含量均匀度的颗粒剂，不再进行装量差异的检查

续表

质检项目	质量要求
装量	多剂量包装颗粒剂的最低装量应符合规定
微生物限度、药物的定性鉴别、含量测定	凡规定进行杂菌检查的生物制品颗粒剂，可不进行微生物限度检查
颗粒剂应干燥，颗粒均匀，色泽一致，无吸潮、软化、结块、潮解等现象	

【记忆宝】

（1）粒度：1，5→15%。

（2）水分：磕了个疤（颗、8%）。

（3）溶化性：五棵松（5分钟、颗）。

考点4 颗粒剂的临床应用注意事项 ★★★

适宜人群	老年人和儿童患者
水温与水量	水温一般在80~100℃，一般取颗粒剂1袋，加热水约200ml冲服
服用注意	①含挥发性成分较多的颗粒剂，宜用温开水冲服 ②可溶颗粒、泡腾颗粒应加温开水冲服，忌放入口中用水送服 ③混悬颗粒冲服，如有部分药物不溶解也应一并服用

服药时间总则：根据病情和药性而定。

类型	服药时间	类型	服药时间
病在上焦	饭后1小时	病在下焦	饭前1小时
急性重病	不拘时服	慢性病	定时服
滋补药	饭前服	驱虫药、泻下药	空腹时服
安神药	睡前服	健胃药、对胃肠道刺激性较大的药物	饭后服
活血清热药	饭后半小时服		

考点5 颗粒剂处方分析举例 ★

九味羌活颗粒	
处方	羌活150g 防风150g 苍术150g 细辛50g 川芎100g 白芷100g 黄芩100g 甘草100g 地黄100g
功能与主治	疏风解表，散寒除湿。用于外感风寒挟湿所致的感冒，症见恶寒、发热、无汗、头重而痛、肢体酸痛
用法与用量	姜汤或开水冲服。一次1袋（15g/袋），一日2~3次
注解	处方中羌活、防风、苍术、细辛、川芎中含有挥发油，故成品颗粒应密封贮藏，冲服时宜用温开水。本品以蔗糖粉、糊精为辅料，辅助成型，同时糖粉兼具有矫味及黏合作用，属含糖颗粒制剂。生姜具有解表散寒，温中止呕，化痰止咳功效，姜汤冲服可增强其疏风解表、散寒除湿功效

三、胶囊剂

考点 1 胶囊剂的含义与特点 ★

含义	原料药物或与适宜辅料充填于空心胶囊或密封于软质囊材中制成的固体制剂
特点	①掩盖不良气味，减小刺激性，便于服用 ②相比片剂、丸剂，崩解、溶出快，吸收好，起效快，生物利用度高 ③药物充填于胶囊中，与光线、空气和湿气隔绝，可提高药物稳定性 ④可定时定位释放药物

考点 2 明胶空心胶囊的囊材组成 ★★★

辅料	囊材	明胶是空胶囊剂的主要囊材	
	增塑剂	增加囊壳的韧性与可塑性	甘油、山梨醇、羧甲纤维素钠
	增稠剂	增加胶液的胶冻力	琼脂
	遮光剂	防止光对药物氧化的催化，增加光敏性药物的稳定性	二氧化钛
	着色剂	美观，便于识别	柠檬黄、胭脂红
	防腐剂	防止胶液在制备和贮存过程中发生霉变	对羟基苯甲酸酯类（羟苯甲酯、羟苯乙酯、羟苯丙酯与羟苯丁酯）
	增光剂	增加囊壳的光泽	十二烷基磺酸钠
	芳香矫味剂	调整胶囊剂的口感	乙基香草醛

考点 3 软胶囊的囊材组成 ★

软胶囊的主要囊材	质量影响因素
胶料（明胶、阿拉伯胶） 增塑剂（甘油、山梨醇）	①可塑性影响因素：囊皮的可塑性和弹性与胶料、增塑剂、水的比例密切相关，三者比例为1.0：（0.4～0.6）：（1.0～1.6） ②增塑剂用量过高则囊壁过软，增塑剂用量过低则囊壁过硬 ③遮光剂、防腐剂、着色剂等辅料与硬胶囊相同
附加剂（防腐剂、遮光剂）、水	/

考点 4 胶囊用明胶及其质量要求 ★

胶囊用明胶检查项目	质量要求
冻力强度	应在标示值的±20%以内
酸碱度	pH应为4.0～7.2
干燥失重	不得过15.0%
炽灼残渣	不得过2.0%
铬	不得过百万分之二
重金属	不得过百万分之二十
砷盐	不得过0.0001%

续表

胶囊用明胶检查项目	质量要求
微生物限度	每1g供试品中需氧菌总数不得过1000cfu、霉菌及酵母菌数不得过100cfu、不得检出大肠埃希菌，每10g供试品中不得检出沙门菌
透光率、电导率、过氧化物和亚硫酸盐（以SO_2计）	均应符合该品种项下的有关规定

考点 5 空心胶囊及其质量要求 ★

空心胶囊检查项目	质量要求
崩解时限	应在10分钟内全部溶化或崩解
黏度	运动黏度不得低于60mm^2/s
对羟基苯甲酸酯类	含羟苯甲酯、羟苯乙酯、羟苯丙酯与羟苯丁酯的总量不得过0.05%
干燥失重	应为12.5%~17.5%
炽灼残渣	分别不得过2.0%（透明）、3.0%（半透明）与5.0%（不透明）
铬	不得过百万分之二
重金属	不得过百万分之四十
微生物限度	每1g供试品中细菌数不得过1000cfu、霉菌及酵母菌数不得过100cfu、不得检出大肠埃希菌、每10g供试品中不得检出沙门菌
松紧度、脆碎度、亚硫酸盐（以SO_2计）、氯乙醇和环氧乙烷：均应符合该品种项下的有关规定		

考点 6 不宜制成胶囊剂的药物 ★★★

药物类型	原因分析
药物的水溶液或稀乙醇液	使胶囊壁溶化
刺激性强的易溶性药物	在胃中溶解后局部浓度过高而对胃黏膜产生刺激性
易风化的药物	使胶囊壁变软
吸湿性强的药物	使胶囊壁干燥变脆

【记忆宝】

水醇刺激，风化吸湿。

考点 7 软胶囊对填充物料的要求 ★★★

物料		要求
可填充	①各种油类 ②对囊壁无溶解作用的液体药物或混悬液	①药物混悬液常用植物油或PEG 400作分散介质 ②油状介质常用10%~30%的油蜡混合物作助悬剂；非油状介质常用1%~15% PEG 4000或PEG 6000作助悬剂 ③填充液pH应为4.5~7.5
	固体药物	应过五号筛，并混合均匀

物料	要求
不宜填充	①填充物料为低分子量水溶性或挥发性有机物（如乙醇、丙酮、羧酸等）或充填药物的含水量超过5%，会使软胶囊溶解或软化 ②醛类可使囊膜中明胶变性 ③O/W型乳剂会使囊材失水破坏 ④强酸性可导致明胶水解而泄漏，强碱性可引起明胶变性而影响崩解释放

【记忆宝】

水醛乳酸碱，软胶囊里不能住。

考点 8 胶囊剂的质量要求 ★★★

检查项目	要求
外观	整洁，不得有黏结、变形、渗漏或囊壳破裂现象，并应无异臭
水分	中药硬胶囊剂内容物的水分不得过9.0%，硬胶囊内容物为液体或半固体者不进行水分检查
崩解时限	硬胶囊：30分钟
	软胶囊：1小时
	肠溶胶囊：先在盐酸溶液（9→1000）中检查2小时，每粒的囊壳均不得有裂缝或崩解现象，改在人工肠液中检查，1小时内应全部崩解
	结肠肠溶胶囊：先在盐酸溶液（9→1000）中检查2小时，每粒的囊壳均不得有裂缝或崩解现象，然后在磷酸盐缓冲溶液（pH 6.8）中检查3小时，每粒的囊壳均不得有裂缝或崩解现象，改在磷酸盐缓冲溶液（pH 7.8）中检查，1小时内应全部崩解
	凡规定检查溶出度或释放度的胶囊剂，一般不再进行崩解时限的检查
释放度	缓释胶囊、控释胶囊、肠溶胶囊
装量差异	凡规定检查含量均匀度的胶囊剂，一般不再进行装量差异的检查

【记忆宝】

（1）水分：交杯酒（胶、9%）。

（2）崩解时限：30硬汉，60软崩，10大皆空。

考点 9 胶囊剂的临床应用注意事项 ★

临床应用注意事项	要点
服药水温和水量	以温开水送服为宜；服用胶囊的水量应适宜，一般为100ml左右
服药姿势	站立或坐位服药，稍稍低头，整粒吞服。服药后不要马上躺下，最好站立或走动1分钟，以便药物完全进入胃中
不宜去壳服用	①如无特殊说明，一般情况下不宜将胶囊壳剥开倾出药粉服用 ②患者服用胶囊类制剂确实有困难，确需剥开服用时，应仔细阅读药品说明书或向医师、药师咨询 ③缓释胶囊和肠溶胶囊不可剥开服用 ④内容物为液体的软胶囊，不可嚼碎服用

考点 10 胶囊剂处方分析举例 ★

一清胶囊	
处方	黄连660g　大黄2000g　黄芩1000g
功能与主治	清热泻火解毒，化瘀凉血止血。用于火毒血热所致的身热烦躁、目赤口疮、咽喉牙龈肿痛、大便秘结、吐血、咯血、衄血、痔血；咽炎、扁桃体炎、牙龈炎见上述证候者
用法与用量	口服。一次2粒，一日3次
注解	黄连主要活性成分为小檗碱等生物碱，黄芩主要活性成分为黄芩苷等黄酮类成分，两者共煎煮会产生共沉淀现象，影响机体内吸收和生物有效性，因此，制备时采取分别煎煮、浸膏粉分别制粒的方式。颗粒充填胶囊时加入滑石粉和硬脂酸镁适量以增加颗粒的流动性，便于充填获得装量差异符合规定的胶囊。本品含大黄，不宜久服，服药期间若出现腹泻时，可酌情减量

牡荆油胶丸	
处方	牡荆油20g　大豆油230g
功能与主治	祛痰，止咳，平喘。用于慢性支气管炎
用法与用量	口服。一次1~2丸，一日3次
注解	牡荆油为马鞭草科植物牡荆的新鲜叶经水蒸气蒸馏提取的挥发油，含β-丁香烯不得少于20.0%。本品采用大豆油为基质可溶解分散挥发油，制成软胶囊可提高药物的稳定性，减少不良气味。本品为黄棕色的透明胶丸，内容物为淡黄色至橙黄色的油质液体，有特殊的香气。本品应密封，遮光，置阴凉处

四、丸剂

考点 1 丸剂的定义与特点 ★

定义		原料药物与适宜的辅料制成的球形或类球形固体制剂
特点	优点	①不同类型丸剂，释药与作用速度不同 ②固体、半固体药物以及黏稠性的液体药物均可制成丸剂 ③提高药物稳定性，减少刺激性 ④制法简便，既可小量制备，也适于工业生产
	缺点	①某些传统品种剂量大，服用不便，尤其是儿童 ②制备时控制不当易致溶散迟缓；以原粉入药，微生物易超限

考点 2 水丸 ★★

特点	①丸粒较小，表面光滑，便于服用，不易吸潮，利于贮存 ②可根据药物性质分层泛丸。将易挥发、刺激性强等药物泛入内层，可掩盖药物的不良气味，提高挥发性成分的稳定性；或将缓释、速释药物分别泛入丸剂内、外层，制成长效制剂 ③易溶散，吸收、显效较快，尤适于中药解表和消导制剂 ④生产设备简单，可小量制备或大量生产 ⑤多采用饮片细粉泛制，易引起微生物污染；药物的均匀性及溶散时限也较难控制

品种	功用	选用
润湿剂	润湿药物细粉，诱导其黏性	部分赋形剂本身有一定的药效，有的可促进药物中某些成分的溶出
黏合剂	增强药物细粉的黏性	
水	①最常用的赋形剂 ②本身无黏性，但可诱发黏性 ③引湿性、水溶性药物或毒剧药、贵重药，可先溶解或分散于水中再泛丸	纯化水、新沸的冷开水
酒	①诱发黏性较水弱 ②具有活血通络、引药上行及矫腥除臭等作用，尤适用于舒筋活血类方药 ③有助于生物碱、挥发油的溶出，防腐，助干燥	黄酒、白酒
醋	①润湿、诱导药粉黏性 ②有助于生物碱类成分的溶出，利于吸收，提高药效 ③入肝经，活血散瘀止痛药物尤适	米醋
药汁	制成煎液供泛丸用	纤维性强的植物药（如大腹皮、丝瓜络等）、质地坚硬的矿物药（如磁石、自然铜等）
	溶解后作黏合剂	浸膏、胶类及乳香、没药等树脂类药物或可溶性盐（如芒硝）等
	加水适量稀释后使用	竹沥、乳汁、胆汁
	榨汁用以泛丸	鲜药（如生姜、大蒜等）

【记忆宝】

纤维矿物煎液，浸膏胶脂溶解；竹沥二汁稀释，鲜药榨汁泛丸。

考点3 蜜丸★★

分类	每丸重量在0.5g（含0.5g）以上的称大蜜丸，每丸重量在0.5g以下的称小蜜丸		
特点	①性质柔润，作用缓和持久 ②有补益和矫味作用		
蜂蜜	功效	镇咳、缓下、润燥、解毒	
	成分	含有大量的糖、有机酸及维生素等丰富的营养成分	
	性状	半透明、带光泽、浓稠的液体，白色至淡黄色或橘黄色至黄褐色，放久或遇冷渐有白色颗粒状结晶析出，气芳香，味极甜	
	质量检查	相对密度应在1.349以上	
		水分不得过24.0%	
		用碘试液检查，应无淀粉、糊精	
		酸度、寡糖和5-羟甲基糠醛检查应合格	
		含蔗糖和麦芽糖分别不得过5.0%，含果糖和葡萄糖的总量不得少于60.0%，果糖和葡萄糖的比值不得小于1.0	
	选用	可用：荆条花、荔枝花、梨花、芝麻花、枣花、油菜花等花蜜	
		勿用：乌头花蜜、曼陀罗花蜜、雪上一枝蒿花蜜（有毒）	

【记忆宝】

1.349 密度高，24 水分少，5% 糖不超，60% 果葡高，1.0 比值保，酸寡羟醛要达标。

规格	温度	含水量	相对密度（25℃）	应用类型	经验判断
嫩蜜	105~115℃	17%~20%	1.35	黏性较强的药粉	/
中蜜（炼蜜）	116~118℃	14%~16%	1.37	黏性中等的药粉（大部分蜜丸用中蜜）	"鱼眼泡"
老蜜	119~122℃	≤10%	1.40	黏性较差的药粉	"牛眼泡" "滴水成珠" "打白丝"

【记忆宝】

随着炼制温度升高，含水量降低，其相对密度增加（"越老越黏"）。

考点 4 水蜜丸、浓缩丸、糊丸、蜡丸、糖丸的特点 ★★

水蜜丸	丸粒小，利于贮存，光滑圆整，易于吞服，节省蜂蜜，降低成本
浓缩丸	①体积和服用剂量小，易于吸收，服用、携带及贮存方便 ②浓缩过程受热时间较长，某些成分可能会受影响
糊丸	①溶散迟缓，释药缓慢，"取其迟化"可延长药效 ②减少药物对胃肠道的刺激性 含毒性或刺激性中药以及需延缓药效的方药，可制成糊丸
蜡丸	①"蜡丸取其难化而旋旋取效或毒药不伤脾胃"，即蜡丸在体内不溶散，缓缓持久释放药物而延长药效，与现代骨架型缓释、控释制剂相似 ②毒性或刺激性强的药物，制成蜡丸可减轻毒性和刺激性 ③其释药速率的控制难度大，目前蜡丸品种少
糖丸	味甜，易溶化，适合于儿童用药，多用于疫苗制剂

考点 5 滴丸 ★★★

特点	①生物利用度高，尤其是难溶性药物，在水溶性基质中高度分散可形成固体分散体，溶出速度快，奏效迅速，适用于急症治疗 ②剂量准确，药物在基质中分散均匀，丸重差异小 ③可选用不同基质制成不同释药速度的制剂（如缓释、控释制剂），可使液体药物固体化 ④生产设备简单，生产周期短，自动化程度高，生产成本较低 ⑤载药量较小，目前可供选用的理想基质和冷凝剂较少，发展受限
滴丸的基质要求	①熔点较低，60℃以上能熔成液体，遇骤冷又能凝成固体药物与基质混合物室温下呈稳定均匀的固体状态 ②与主药无相互作用，不影响主药的疗效和检测 ③对人体安全，无毒性、副作用等
滴丸的基质类型	水溶性基质：聚乙二醇类（如聚乙二醇6000、聚乙二醇4000等）、泊洛沙姆、硬脂酸聚烃氧（40）酯（商品名S-40）、明胶、甘油明胶、硬脂酸钠
	非水溶性基质：硬脂酸、单硬脂酸甘油酯、氢化植物油、虫蜡、蜂蜡、十八醇

考点 5 制备方法对丸剂质量的影响 ★

1. 泛制法　药粉 + 液体黏合剂 → 丸剂

工艺：原料的准备（粉碎成细粉或最细粉，不宜粉碎的煎煮为汁）
↓
起模：制备丸粒基本母核（关键操作）
↓
成型：将已经筛选均匀的球形模子，逐渐加大至接近成品
↓
盖面：干粉盖面，清水盖面，清浆盖面
↓
干燥：一般干燥温度为80℃左右，若丸药含有芳香挥发性成分或遇热易分解成分，干燥温度不应超过60℃
↓
选丸：保证大小均匀，剂量准确
↓
包衣：将水丸表面包裹衣层
↓
质检包装：对照质量标准对成品进行检验

2. 塑制法　药粉 + 黏合剂 → 可塑性丸块 → 搓条 → 制丸

物料的准备：饮片、炼蜜、制药工具
↓
制丸块：又称和药或合坨，是塑制法的关键工序
↓
制丸条、分粒与搓圆
↓
干燥、质检、包装：微波干燥、远红外辐射干燥

3. 滴制法

制备过程	将基质熔融，药物以溶解、混悬或乳化的形式分散于熔融的基质中，混匀的药液保温（80~100℃）处理，经一定大小管径的滴头，匀速滴入冷凝介质中。在界面张力作用下，液滴收缩、冷凝成固体丸粒缓缓下沉于器底，或浮于冷凝介质的表面，取出，恒温离心脱冷凝介质，干燥，即成滴丸
影响因素	适宜的基质、滴管内外口径、基质与药物熔融液温度恒定和滴制液压恒定、冷凝液的相对密度和冷凝温度适宜

考点 6 包衣对丸剂质量的影响 ★★

包衣目的	①提高药物稳定性：防止氧化、变质或挥发，防止吸潮及虫蛀 ②掩盖臭味、减少药物的刺激性 ③控制药物作用速度或部位 ④改善外观，便于识别	
种类与包衣材料	药物衣	朱砂衣、黄柏衣、雄黄衣、青黛衣、百草霜衣等
	保护衣	薄膜衣、糖衣、有色糖衣、明胶衣
	肠溶衣	聚丙烯酸树脂Ⅰ、Ⅱ、Ⅲ，纤维醋法酯

考点 7 丸剂的质量要求 ★★★

质检项目	质量要求
水分	①蜜丸、浓缩蜜丸：水分不得过15.0% ②水蜜丸、浓缩水蜜丸：不得过12.0% ③水丸、糊丸、浓缩水丸：不得过9.0% ④蜡丸：不检查水分
贮存	密封贮存，防止受潮、发霉、虫蛀、变质
溶散时限	①小蜜丸、水蜜丸和水丸：1小时内全部溶散 ②浓缩丸、糊丸：2小时内全部溶散 ③滴丸：30分钟内全部溶散；包衣滴丸：1小时内全部溶散 ④蜡丸：照崩解时限检查法片剂项下的肠溶衣片检查法检查，在盐酸溶液中（9→1000）检查2小时，不得有裂缝、崩解或软化现象，再在磷酸盐缓冲液（pH 6.8）中检查，1小时内应全部崩解 ⑤大蜜丸及研碎、嚼碎后或用开水、黄酒等分散后服用的丸剂：不检查溶散时限
重量差异	凡进行装量差异检查的单剂量包装丸剂及进行含量均匀度检查的丸剂，不再进行重量差异检查
装量差异	单剂量包装的丸剂应符合规定
装量	以丸数标示的多剂量包装丸剂不检查装量

【记忆宝】

（1）水分："迷"茫的15岁→蜜丸、浓缩蜜丸，15%。水蜜桃12块→水蜜丸、浓缩水蜜丸，12%。旧水壶→9%，水丸、浓缩水丸糊丸。蜡烛不含水→蜡丸不检查水分。

（2）溶散时限：小睡1小时：小蜜丸、水蜜丸、水丸，1小时。2个农户：2小时，浓缩丸、糊丸。滴字3点水：滴丸，30分钟。衣谐音"1"：包衣滴丸，1小时。

考点 8 丸剂临床应用注意事项 ★★

丸剂类型/名称	具体操作
体积小的小蜜丸、水丸、浓缩丸	温开水送服
体积大的大蜜丸	嚼碎后咽下，或者掰成小块或搓成圆粒后用水送服
滴丸	少量温开水送服
藿香正气丸、附子理中丸	姜汤（治疗胃痛、呕吐）
艾附暖宫丸	温热的红糖水（治疗痛经）
补中益气丸	大枣煎汤（治疗慢性肠炎）
大活络丸	黄酒（治疗中风偏瘫、口眼歪斜）

考点 9 丸剂处方分析举例 ★

	防风通圣丸
处方	防风50g 荆芥穗25g 薄荷50g 麻黄50g 大黄50g 芒硝50g 栀子25g 滑石300g 桔梗100g 石膏100g 川芎50g 当归50g 白芍50g 黄芩100g 连翘50g 甘草200g 白术（炒）25g

续表

	防风通圣丸
功能与主治	解表通里，清热解毒。用于外寒内热，表里俱实，恶寒壮热，头痛咽干，小便短赤，大便秘结，瘰疬初起，风疹湿疮
用法与用量	口服。一次6g（每20丸重1g），一日2次
注解	本品为泛制法制备的水丸。滑石既是药物，又用作包衣材料，节省了辅料，同时防止薄荷、荆芥中的挥发性成分散失。方中芒硝主要成分为$Na_2SO_4 \cdot 10H_2O$，极易溶于水。以芒硝水溶液泛丸，既使丸剂成型，又起治疗作用。包衣前丸粒应充分干燥，包衣时撒粉用量要均匀，黏合剂浓度要适量，否则易造成花斑。本品应密封保存，孕妇应慎用

	银翘解毒丸
处方	金银花200g 连翘200g 薄荷120g 荆芥80g 淡豆豉100g 牛蒡子（炒）120g 桔梗120g 淡竹叶80g 甘草100g
功能与主治	疏风解表，清热解毒。用于风热感冒，症见发热头痛、咳嗽口干、咽喉疼痛
用法与用量	用芦根汤或温开水送服。一次1丸（每丸重3g），一日2~3次
注解	本品为浓缩蜜丸，每100g粉末加炼蜜80~90g塑制成浓缩蜜丸。选择处方中金银花和桔梗粉碎成细粉，薄荷、荆芥提取挥发油后与其余中药饮片合并煎煮、浓缩制成稠浸膏，减小服用剂量，便于浓缩蜜丸成型。芦根具有清热泻火，生津止渴，除烦，止呕，利尿功效，可榨汁或煎汤用，以芦根汤送服本品可协同增效

	葛根芩连丸
处方	葛根1000g 黄芩375g 黄连375g 炙甘草250g
功能与主治	解肌透表，清热解毒，利湿止泻。用于湿热蕴结所致的泄泻腹痛，便黄而黏，肛门灼热；风热感冒所致的发热恶风，头痛身痛
用法与用量	口服。一次3袋，一日3次；或遵医嘱
注解	本品为深棕褐色至类黑色的浓缩水丸，采用泛制法制备。方中黄芩中的黄芩苷、黄连中的小檗碱等有效成分在50%乙醇中具有较好的溶解性，因此采用50%乙醇分别提取。中药提取浸膏粉末泛制丸时，因浸膏粉易吸湿发黏，故采用乙醇为润湿剂泛丸。本品气微，味苦，易吸湿，应密封保存

	穿心莲内酯滴丸
处方	穿心莲内酯150g
功能与主治	清热解毒，抗菌消炎。用于上呼吸道感染，细菌性痢疾
用法与用量	口服。一次1袋，一日3次
注解	穿心莲内酯为穿心莲的主要活性成分，为无色结晶性粉末，为二萜类内酯化合物，在沸乙醇中溶解，在水中几乎不溶，熔融时同时分解。本品制备时取等量的聚乙二醇6000、聚乙二醇4000，混合均匀，加热熔融，加入穿心莲内酯，混匀，滴制成丸，包薄膜衣，即得。本品为黄色的包衣滴丸，除去包衣后呈类白色；味苦，脾胃虚寒者慎用。本品贮藏时应遮光，密闭保存

五、片剂

考点 1 片剂的含义与特点 ★

含义	原料药物+辅料→制剂技术→圆形或异形的片状固体制剂
优点	①按片服用，剂量准确 ②质量稳定（包衣、包合） ③自动化程度高，易控制微生物限度 ④服用、携带、贮运方便 ⑤品种丰富，可满足医疗、预防用药的不同需求
缺点	①制备或贮藏不当影响片剂的崩解、药物溶出 ②某些中药片剂易引湿受潮；含挥发性成分片剂的久贮含量下降 ③溶出度稍差于胶囊剂及散剂，影响其生物利用度 ④昏迷患者和儿童不易吞服

考点 2 片剂的分类 ★★

分类依据	大类	亚型	注意点
按给药途径及其作用	口服片	口服普通片	素片和包衣片两类
		咀嚼片	一般选择甘露醇、山梨醇、蔗糖等水溶性辅料作填充剂和黏合剂
		分散片	原料药物应是难溶性的
		可溶片	溶解于水中，溶液可呈轻微乳光
		泡腾片	药物应是易溶性的，加水产生气泡后应能溶解
		缓释片	缓慢地非恒速释放
		控释片	缓慢地恒速释放
		肠溶片	肠溶性包衣材料进行包衣
		口崩片	适合于小剂量原料药物，常用于吞咽困难或不配合服药的患者
	口腔用片	含片	含于口腔中缓慢溶化产生局部或全身作用
		舌下片	主要适用于急症的治疗
		口腔贴片	经黏膜吸收后起局部或全身作用。应进行溶出度或释放度检查
按给药途径及其作用	外用片	阴道片	具有局部刺激性的药物，不得制成阴道片
		阴道泡腾片	应进行发泡量检查
按照原料及制法特征	浸膏片		将处方全部饮片提取制得的浸膏制成的片剂
	半浸膏片		将处方部分饮片细粉与其余药料制得的稠膏混合制成的片剂
	全粉片		将处方中全部饮片粉碎成细粉，加适宜辅料制成的片剂

考点 3 片剂辅料的"四大金刚"★★

辅料类型		辅料作用
填充剂	稀释剂	适用于主药剂量小于0.1g，或浸膏黏性太大，或含浸膏量多而制片困难
	吸收剂	适用于原料药（含中间体）中含有较多挥发油、脂肪油或其他液体，而需制片
结合剂	润湿剂	本身无黏性，但能润湿并诱发药粉黏性，适用于具有一定黏性的药料制粒压片
	黏合剂	本身具有黏性，能增加药粉间的黏合作用，以利于制粒和压片，适用于没有黏性或黏性不足的药料制粒压片
崩解剂		促使片剂在胃肠液中迅速崩解成小粒子而更利于药物溶出
润滑剂		减少片重差异、确保片面光洁、利于正常压片和出片

考点 4 片剂常用辅料的种类与应用★★★

片剂辅料种类	典型辅料
稀释剂与吸收剂	淀粉、糊精、预胶化淀粉、糖粉、乳糖、甘露醇、硫酸钙、磷酸氢钙、微粉硅胶、氧化镁、碳酸钙、碳酸镁
润湿剂	水、乙醇
黏合剂	淀粉浆（糊）、糖浆、胶浆类、微晶纤维素、羧甲纤维素钠（CMC-Na）、羟丙甲纤维素（HPMC）、低取代羟丙纤维素（L-HPC）、海藻酸钠、硅酸镁铝、白及胶、PEG 4000、中药稠膏、改良淀粉、PEG 6000、乳糖、糊精
崩解剂	干燥淀粉、羧甲淀粉钠（CMS-Na）、低取代羟丙纤维素（L-HPC）、羟丙基淀粉、微晶纤维素、交联聚维酮、海藻酸钠、泡腾崩解剂、崩解辅助剂（聚山梨酯80、十二烷基硫酸钠等表面活性剂）
润滑剂	硬脂酸镁、滑石粉、聚乙二醇（PEG）、十二烷基硫酸钠、微粉硅胶

考点 5 片剂制剂工艺要点分析★

制剂工艺			要点分析
压片	制备方法	制粒压片法	湿法制粒压片法
			干法制粒压片法
		直接压片法	粉末直接压片法
			结晶直接压片法
	常见问题		松片、裂片、叠片、片重差异超限等质量问题
压片	原因分析		①颗粒的质量：颗粒过硬或过松、过湿或过干，颗粒大小悬殊、细粉过多 ②压片前处理：润滑剂、崩解剂加入的种类及用量，挥发油的加入方法等 ③空气湿度太高 ④压片机工作参数异常：如压力大小不宜，车速过快，冲模磨损等
包衣	种类		糖衣片、薄膜衣片、肠溶衣片、结肠定位肠溶衣片以及缓释衣片、控释衣片
贮藏			密封贮存

考点 6 片剂质量要求 ★★★

质检项目	质量要求
重量差异	①糖衣片的片芯应检查重量差异并符合规定，包糖衣后不再检查重量差异 ②薄膜衣片应在包薄膜衣后检查重量差异并符合规定
	凡规定检查含量均匀度的片剂，一般不再进行重量差异检查
崩解时限	中药原粉片：应在30分钟内各片均全部崩解
	浸膏（半浸膏）片、糖衣片：应在1小时内各片均全部崩解
	中药薄膜衣片：在盐酸溶液（9→1000）中检查，应在1小时内全部崩解
	含片：溶化性照崩解时限检查法检查，各片均不应在10分钟内全部崩解或溶化
	舌下片、泡腾片：各片均应在5分钟内全部崩解并溶化
	可溶片：各片均应在3分钟内全部崩解并溶化
	口崩片：应在60秒内全部崩解并通过筛孔内径为710μm的筛网
	肠溶片：先在盐酸溶液（9→1000）中检查2小时，每片均不得有裂缝、崩解或软化现象，再在磷酸盐缓冲液（pH 6.8）中进行检查，1小时内应全部崩解
	结肠定位肠溶片：照各品种项下规定检查，各片在盐酸溶液（9→1000）及pH 6.8以下的磷酸盐缓冲溶液中均应不得有裂缝、崩解或软化现象，在pH 7.5~8.0的磷酸盐缓冲液中1小时内应完全崩解
	咀嚼片、以冷冻干燥法制备的口崩片以及规定检查溶出度、释放度的片剂，一般不再进行崩解时限检查
融变时限	阴道片
发泡量	阴道泡腾片
分散均匀性	分散片
脆碎度	采用冷冻干燥法制备的口崩片可不进行脆碎度检查
溶出度	分散片、以难溶性原料药物制成的口崩片
释放度	缓释片、控释片和肠溶片以及经肠溶材料包衣的颗粒制成的口崩片

【记忆宝】

化原30分钟：药材原粉片，30min。静一静，谐音"浸一浸"：（半）浸膏片，1h。衣，谐音"1"：中药薄膜衣片，1h。"口含"两字共10划：含片，10min。"蛇舞"（舌5）：舌下片，5min。闹腾5min：泡腾片，5min。"崩"的1声：口崩片，1min。

考点 7 片剂临床应用注意事项 ★★

片剂类型		应用注意事项
口服片剂		一般应整片服用，尤其是糖衣片、包衣片和缓释、控释片
口腔用片剂	舌下片	服用时置于舌下，含5分钟，不要咀嚼或吞咽，含后30分钟内不宜马上饮水或饮食，不可掰开或吞服
	口含片	服用时，置于舌底，使其自然溶化
阴道片及阴道泡腾片		适用于治疗阴道炎症及其相关疾病，应严格按照医嘱和药品说明书使用

片剂服用时应注意以下方面：

（1）不可干吞药片。

（2）不应将药片掰开、嚼碎或研成粉末服用，应整片吞服。患者确需掰开服用时，应仔细阅读药品说明书或向医师、药师咨询。

（3）泡腾片口服时用100~150ml凉开水或温水浸泡，完全溶解或气泡消失后再饮用，严禁直接服用或口含。

（4）缓控释片服用时应整片吞服，用水送下。

考点 8 片剂处方分析举例 ★

牛黄解毒片	
处方	牛黄5g 雄黄50g 石膏200g 大黄200g 黄芩150g 桔梗100g 冰片25g 甘草50g
功能与主治	清热解毒。用于火热内盛，咽喉肿痛，牙龈肿痛，口舌生疮，目赤肿痛
用法与用量	口服。小片一次3片，大片一次2片，一日2~3次
注解	本品为半浸膏包衣片，服用时应整片吞服。冰片有挥发性，包衣后可防止挥发。石膏水煎液具有解热作用。大黄以原粉形式加入浸膏粉混合后制粒，可较好地保留其泻下成分结合型蒽醌，发挥其泻热通便的作用。雄黄为毒性药，应水飞成极细粉入药；冰片、人工牛黄为细料药，用量少，冰片具挥发性，均研细加入干颗粒中，混合均匀后压片。本品含有毒中药雄黄和泻下中药大黄，孕妇应禁用

小柴胡泡腾片	
处方	柴胡1550g 姜半夏575g 黄芩575g 党参575g 甘草575g 生姜575g 大枣575g
功能与主治	解表散热，疏肝和胃。用于外感病邪犯少阳证，症见寒热往来、胸胁苦满、食欲不振、心烦喜呕、口苦咽干
用法与用量	温开水冲溶后口服。一次1~2片，一日3次
注解	浸膏粉分成2份，分别与酸性颗粒物料（枸橼酸、富马酸、乳糖、阿司帕坦，混匀）、碱性颗粒物料（碳酸氢钠、乳糖、阿司帕坦，混匀）分开制粒，干燥，并应严格控制颗粒中的水分，避免在压片、服用前酸碱发生反应。取本品在水温60℃下，照崩解时限检查法检查，应在5分钟内崩解。本品应密封包装，避免受潮导致泡腾崩解剂失效。风寒表证者不宜使用

第二节　浸出制剂

考点 1 浸出制剂的分类 ★★

浸出制剂类型	举例
水浸出制剂	汤剂、合剂
醇浸出制剂	药酒、酊剂、流浸膏剂、浸膏剂
糖浸出制剂	煎膏剂、糖浆剂

续表

浸出制剂类型	举例
无菌浸出制剂	注射剂、滴眼剂
其他浸出制剂	颗粒剂、片剂、浓缩丸剂、栓剂等

【记忆宝】

水汤合，醇流酊，糖膏煎，无注滴。

考点 2 汤剂的特点 ★

含义		中药饮片或粗粒加水煎煮或沸水浸泡、去渣取汁而成的液体制剂
用途		主要供内服，也可供含漱、洗浴、熏蒸之用
特点	优点	组方灵活，可随症加减用药，适应中医辨证施治的需要
		水为溶剂，价廉易得，制法简便，奏效迅速
	缺点	临用时制备，味苦量大，服用不便，不宜久置
		挥发性及难溶性成分提取率或保留率低，可能影响疗效

考点 3 影响汤剂质量的制备因素 ★★

影响因素		细目
煎煮器具的选择		传统多用陶器，也可选用搪瓷煎器、不锈钢煎器
加水量		头煎加水量一般为中药饮片的5~8倍，或浸过饮片面2~5cm；二煎、三煎加水量适当减少
浸泡时间		头煎前一般浸泡30分钟
煎煮火候		沸前"武火"，沸后"文火"
煎煮次数		一般煎煮2~3次
煎煮时间	多数药物处方	头煎时间通常为45~60分钟，二煎时间通常为20~30分钟
	芳香性中药饮片	不宜久煎，沸后一般煎煮15~20分钟
	滋补类中药饮片	一般头煎沸后"文火"慢煎40~60分钟，二煎煎煮时间适当缩短
特殊中药饮片煎煮的处理		先煎、后下、包煎、另煎、烊化、冲服

特殊煎煮方法	药物特点	代表药物
先煎	质地坚硬、有效成分不易煎出	水牛角、珍珠母、牡蛎、寒水石
	先煎、久煎去除毒性或减轻毒性	乌头、附子、商陆
后下	含挥发油较多的气味芳香的中药饮片	青蒿、薄荷、细辛
	含热敏性成分的中药饮片	钩藤、大黄、番泻叶

续表

特殊煎煮方法	药物特点	代表药物
包煎	花粉类中药	蒲黄
	细小种子类中药	菟丝子、葶苈子、紫苏子
	易沉淀于锅底的中药细粉	六一散、黛蛤散
	煎煮时易糊化、粘锅、焦化的含淀粉、黏液质较多的中药	车前子、浮小麦
	含附着绒毛较多的中药	旋覆花、辛夷
另煎	贵重中药	鹿茸、西洋参、人参
烊化	胶类、糖类中药	阿胶、饴糖
冲服	难溶于水的贵重药物	牛黄、三七

考点 4 汤剂临床应用注意事项 ★

1. 遵循汤剂的配伍特点和制备要点，并在药师指导下正确制备。
2. 汤剂煎液冷却后常出现沉淀，服用时宜摇匀。
3. 服药温度应按医嘱，温服、凉服和热服。

药物类型	服药温度
药性平和中药	多采用温服（服药温度宜在35℃左右）
止血收敛、清热解毒、祛暑药以及药后易呕吐者	凉服
解表药	热服，以助药力发汗

考点 5 汤剂处方分析举例 ★

旋覆代赭汤	
处方	旋覆花（包煎）9g　代赭石（先煎）15g　党参12g　制半夏9g　炙甘草5g　生姜12g　大枣4枚
功能与主治	降逆化痰，益气和胃。用于胃虚气逆，痰浊内阻所致嗳气频作、胃脘痞硬，反胃呕恶，吐涎沫等症
用法与用量	口服，分2次温服
注解	汤剂煎煮时，须先将质地坚硬的代赭石置煎器内先煎；旋覆花为花类中药，须包煎入药；汤剂煎煮所得汤液宜趁热滤取，合并2次煎液后分2次温服，以确保2次用药的均一性

考点 6 合剂的含义与特点 ★

含义	①指中药饮片用水或其他溶剂，采用适宜的方法提取制成的口服液体制剂 ②单剂量灌装者也可称为口服液
剂型演变关系	中药合剂是在汤剂的基础上改进和发展而成的

特点	优点	①克服了汤剂临用时制备的麻烦 ②浓度较高，剂量较小，质量相对稳定 ③便于服用、携带和贮藏 ④适合工业化生产
	缺点	组方固定，不能随证加减

考点7 合剂的质量要求及临床应用注意事项★★

质检项目	质量要求
抑菌剂	山梨酸和苯甲酸的用量不得超过0.3%，羟苯酯类的用量不得超过0.05%
含糖量	若加蔗糖，含糖量一般不高于20%（g/ml）
外观	澄清，允许有少量摇之易散的沉淀，服用前应摇匀
理化检查	pH、相对密度、装量及微生物限度应符合规定
变质现象	在贮存期间不得有发霉、酸败、异物、变色、产生气体或其他变质现象
贮存	密封，置阴凉处

【记忆宝】

（1）抑菌剂：山梨苯甲三颗梨，羟苯酯类五颗糖。

（2）含糖量：两只手（20%），一拍即合。

考点8 合剂处方分析举例★

	小建中合剂
处方	桂枝90g 白芍180g 炙甘草60g 生姜90g 大枣90g
功能与主治	温中补虚，和里缓急。用于脾胃虚寒，溃疡病，脘腹挛痛，食少，心悸
用法与用量	口服。一次20～30ml，一日3次。用时摇匀
注解	本品为棕黄色的液体，气微香，味甜、微辛。桂枝水蒸气蒸馏提取挥发油，成品因含桂枝挥发油，贮藏时应密封保存。本品中添加麦芽糖为矫味剂、苯甲酸钠为防腐剂。本品允许有少量轻摇易散的沉淀，应摇匀后服用

考点9 糖浆剂的分类★★

类型	亚型	含义	用途
矫味糖浆	单糖浆	蔗糖的饱和水溶液，浓度为85%（g/ml）或64.74%（g/g）	药用糖浆的原料，其他口服液体制剂矫味剂、助悬剂，片剂黏合剂、包糖衣的材料
	芳香糖浆	如橙皮糖浆、姜糖浆	矫味
药用糖浆	/	含药物、中药饮片提取物的浓蔗糖水溶液	发挥相应的治疗作用

考点 10 糖浆剂的质量要求 ★★

质检项目	质量要求
含蔗糖量	不低于45%（g/ml）
抑菌剂用量	山梨酸和苯甲酸的用量不得过0.3%（其钾盐、钠盐的用量分别按酸计），羟苯酯的用量不得过0.05%
其他附加剂	必要时可加入适量的乙醇、甘油或其他多元醇
外观	澄清，在贮存期间不得有发霉、酸败、产生气体或其他变质现象，允许有少量摇之易散的沉淀
理化检查	pH、相对密度、装量及微生物限度
贮存	密封，避光置干燥处

考点 11 糖浆剂的临床应用注意事项 ★

注意事项	要点分析
防止微生物污染	含有较多蔗糖，易被微生物污染而长霉、发酵
用前摇匀服用	允许有少量摇之易散的沉淀
沉淀过多不宜服用	沉淀过多不符合糖浆剂的质量要求

考点 12 糖浆剂处方分析举例 ★

	川贝枇杷糖浆
处方	川贝母流浸膏45ml 桔梗45g 枇杷叶300g 薄荷脑0.34g
功能与主治	清热宣肺，化痰止咳。用于风热犯肺、痰热内阻所致的咳嗽痰黄或咯痰不爽、咽喉肿痛、胸闷胀痛；感冒、支气管炎见上述证候者
用法与用量	口服。一次10ml，一日3次
注解	川贝母流浸膏系取川贝母45g，粉碎成粗粉，用70%乙醇作溶剂，浸渍5天后，缓缓渗漉，收集初渗漉液38ml，另器保存，继续渗漉，俟可溶性成分完全浸出，续渗漉液浓缩至适量，与初渗漉液混合，70%乙醇调整至45ml，滤过而成。本品添加适量杏仁香精的乙醇溶液作为矫味剂。本品含薄荷脑，贮藏时应密封并置阴凉处保存

考点 13 煎膏剂的含义与特点 ★

含义	质量要求
特点	①指中药饮片用水煎煮，煎液浓缩，加炼蜜或炼糖（或转化糖）制成的半流体制剂，俗称膏滋 ②体积小、稳定性好、易保存、口感好、服用方便

考点 14 煎膏剂的质量要求 ★★

质检项目	质量要求
外观	质地细腻，稠度适宜，无焦臭、异味，无糖的结晶析出
不溶物检查	不得有焦屑等异物
药粉	一般待冷却后加入细粉搅拌均匀

续表

质检项目	质量要求
炼蜜或炼糖（或转化糖）的量	一般不超过清膏量的3倍
理化检查	相对密度、不溶物、装量及微生物限度
贮存	密封，置阴凉处

凡加饮片细粉的煎膏剂，不检查相对密度，不溶物检查应在加饮片细粉之前。

考点15 煎膏剂的临床应用注意事项 ★

1. 多以滋补为主，兼有缓和的治疗作用，须在医生指导下使用。
2. 反复取用的器具应注意防止微生物污染。
3. "返砂"后的煎膏剂质量不稳定，不宜使用。

考点16 煎膏剂处方分析举例 ★

益母草膏	
处方	益母草1000g
功能与主治	活血调经。用于血瘀所致的月经不调、产后恶露不绝，症见月经量少、淋漓不净、产后出血时间过长；产后子宫复旧不全见上述证候者
用法与用量	口服。一次10g，一日1～2次
注解	（1）本品制备时每100g清膏加红糖200g炼制，其中，红糖须先炼制后加入，其目的在于去除杂质、杀灭微生物、减少水分、防止返砂。炼糖方法：取蔗糖加入糖量一半的水，加入糖量0.1%酒石酸，加热溶解，保持微沸（110～115℃）2小时，炼至"滴水成珠，脆不粘牙，色泽金黄"，转化率不低于60%，含水量约22%，即得。该法可较好地防止"返砂"，炼制标准容易控制，适合大生产 （2）清膏中加入规定量的炼糖或炼蜜，继续加热熬炼，不断搅拌并捞除液面上的泡沫，至规定的相对密度，即可。除另有规定外，糖和蜜的用量一般为清膏量的1～3倍。收膏时随着稠度的增加，加热温度可相应降低。收膏的稠度与气候（气温）有关，冬季稍稀，夏季宜稠些，其相对密度一般控制在1.40左右。经验判断指标为：①用细棒趁热挑起，"夏天挂旗，冬天拉丝"；②用细棒趁热蘸取膏液滴于桑皮纸上，不现水迹；③将膏液滴于食指上与拇指共捻，能拉约2cm左右的白丝（俗称"打白丝"） （3）制成的煎膏剂应分装在洁净干燥灭菌的大口容器中，待充分冷却后加盖密闭，以免水蒸气冷凝回入膏滋表面而产生霉败现象。煎膏剂应贮藏于阴凉干燥处。服用时的取用器具亦须干燥洁净 （4）本品为棕黑色稠厚的半流体；气微，味苦、甜，因具有较好的活血调经作用，孕妇应禁用

考点17 茶剂的特点与分类 ★

含义		饮片或提取物（液）与茶叶或其他辅料混合制成的内服制剂
分类	块状茶剂	不含糖块状茶剂
		含糖块状茶剂
	袋装茶剂	
	煎煮茶剂	

特点	大多用于治疗风寒感冒、食积停滞、泻痢等疾病
	体积小，用量少，便于携带，服用方便
	能较多地保留挥发性成分，易于生产
不宜类型	味厚、质坚及滋补性等饮片一般不宜制成袋泡茶

考点18 茶剂的质量要求及临床应用注意事项 ★★

质检项目	质量要求
干燥	①一般控制在80℃以下干燥 ②含挥发性成分较多的应在60℃以下干燥
水分	①不含糖块状茶剂以及袋装茶剂与煎煮茶剂的水分不得过12.0% ②含糖块状茶剂的水分不得过3.0%
溶化性	①含糖块状茶剂应进行溶化性检查 ②含饮片细粉的含糖块状茶剂不进行溶化性检查
贮存	①密闭贮存 ②含挥发性及易吸潮原料药物的茶剂密封贮存

考点19 酒剂和酊剂的对比 ★★

区别		酒剂	酊剂
异	溶剂	蒸馏酒	乙醇
	浓度	无浓度要求	①普通中药酊剂每100ml相当于原饮片20g ②含有毒性药品的中药酊剂，每100ml应相当于原饮片10g
	制备方法	浸渍法、渗漉法	渗漉法、浸渍法、溶解法、稀释法
同	检查项目	乙醇量、甲醇量、装量、微生物限度	

【记忆宝】

毒一（含有毒性药品的中药酊剂10∶1）无二（普通中药酊剂10∶2）。

考点20 酒剂的临床应用注意事项 ★

1. 允许有少量轻摇易散的沉淀，但沉淀较多者不宜使用。
2. 酒剂内服应注意用量，儿童、孕妇、心脏病及高血压患者不宜服用。

考点21 酒剂处方分析举例 ★

舒筋活络酒	
处方	木瓜45g 桑寄生75g 玉竹240g 续断30g 川牛膝90g 当归45g 川芎60g 红花45g 独活30g 羌活30g 防风60g 白术90g 蚕沙60g 红曲180g 甘草30g
功能与主治	祛风除湿，活血通络，养阴生津。用于风湿阻络、血脉瘀阻兼有阴虚所致的痹病，症见关节疼痛、屈伸不利、四肢麻木
用法与用量	口服。一次20～30ml，一日2次

舒筋活络酒	
注解	本品制备时先将红糖加入白酒中，用红糖酒作溶剂渗漉提取，可提高含糖酒剂的澄清度；渗漉时以每分钟1～3ml的速度缓缓渗漉以提高浸提效率。本品应进行乙醇量检查，乙醇量应为50%～57%。本品应密封置阴凉处保存。孕妇应慎用

考点22 酊剂的临床应用注意事项 ★

1. 内服酊剂因含乙醇，注意应用人群的适宜性。
2. 外用酊剂于创面，因含乙醇而有疼痛感。

考点23 酊剂处方分析举例 ★

藿香正气水	
处方	苍术160g　陈皮160g　厚朴（姜制）160g　白芷240g　茯苓240g　大腹皮240g　生半夏160g　甘草浸膏20g　广藿香油1.6ml　紫苏叶油0.8ml
功能与主治	解表化湿，理气和中。用于外感风寒、内伤湿滞或夏伤暑湿所致的感冒，症见头痛昏重、胸膈痞闷、脘腹胀痛、呕吐泄泻；胃肠型感冒见上述证候者
用法与用量	口服。一次5～10ml，一日2次，用时摇匀
注解	制备时广藿香油、紫苏叶油用乙醇适量溶解后加入溶液中。应进行乙醇量检查，乙醇量应为40%～50%。应密封保存

考点24 流浸膏剂和浸膏剂的对比 ★★★

对比	流浸膏剂	浸膏剂
浓度	每1ml相当于饮片1g（蒸去部分溶剂）	每1g相当于饮片2～5g（蒸去全部溶剂）
制法	渗漉法、稀释法	煎煮法、回流法、渗漉法
贮存	密封，遮光，阴凉处	密封，遮光
外观	产生沉淀，符合规定可滤除	/
检查项目	乙醇量、甲醇量、装量、微生物限度	装量、微生物限度

【记忆宝】

流浸膏一对一，浸膏剂二到五。

考点25 浸膏剂与流浸膏剂的临床应用注意事项 ★

1. 少数品种直接用于临床。
2. 流浸膏剂多为配制酊剂、合剂、糖浆剂等的原料。
3. 浸膏剂一般多作为制备颗粒剂、片剂、胶囊剂、丸剂、软膏剂、栓剂等的原料。

考点26 流浸膏剂处方分析举例 ★

当归流浸膏	
处方	为当归经加工制成的流浸膏

续表

	当归流浸膏
注解	本品以70%的乙醇为溶剂，按渗漉法制备流浸膏要求制备，具有调经功能。本品可用于治疗月经不调、痛经等制剂的原料，一般不单独使用。本品应检查乙醇量（45%~50%）。本品主要活性成分阿魏酸，成品含量应不得少于0.016%（g/ml）

考点27 浸膏剂处方分析举例 ★

	颠茄浸膏
处方	为茄科植物颠茄的干燥全草经加工制成的浸膏
注解	本品以85%乙醇作溶剂，按渗漉法提取，分离除去叶绿素，进一步处理，低温干燥制备成的浸膏。本品含东莨菪内酯等活性成分，成品要求每1g含生物碱以硫酸天仙子胺计算，应为8.3~11.0mg；含东莨菪内酯不得少于0.55mg。本品具有抗胆碱，解除平滑肌痉挛，抑制腺体分泌作用，用于治疗胃及十二指肠溃疡病，胃肠道、肾、胆绞痛等制剂的原料。青光眼患者忌服

第三节 液体制剂

考点1 不同类型分散体系中微粒大小与特征 ★★

分散体系类型		粒径（nm）	特征
真溶液型（低分子溶液剂）		<1	以分子或离子状态分散的澄清溶液，均相，热力学稳定体系
胶体溶液型	高分子溶液剂	1~100	以高分子状态分散的澄清溶液，均相，热力学稳定体系
	溶胶剂		以多分子聚集体分散形成的多相体系；非均相，热力学不稳定体系
乳状液型（乳剂）		>100	以液体微粒分散形成的多相体系，非均相，热力学和动力学不稳定体系
混悬液型（混悬剂）		>500	以固体微粒分散形成的多相体系，非均相，热力学和动力学不稳定体系

考点2 液体制剂的辅料 ★★

辅料类型		含义
增溶剂		具有增溶作用的表面活性剂
助溶剂		难溶性药物与加入的第三种物质在溶剂中形成可溶性分子间络合物、缔合物或复盐等，以增加药物在溶剂中的溶解度。这第三种物质称为助溶剂
潜溶剂		能形成氢键以增加难溶性药物溶解度的混合溶剂。能与水形成潜溶剂的有乙醇、丙二醇、甘油、聚乙二醇等
防腐剂		具有抑菌作用，能抑制微生物生长繁殖的物质
	常见品种	苯甲酸与苯甲酸钠
		羟苯酯类（尼泊金类）
		山梨酸与山梨酸钾
		20%以上的乙醇、30%以上的甘油、中药挥发油、苯甲醇

考点 3 表面活性剂的概念及作用 ★★

表面活性剂：指分子中同时具有亲水基团和亲油基团，具有很强的表面活性，能使液体的表面张力显著下降的物质。

亲水亲油平衡值（HLB）：表面活性剂中亲水、亲油基团对水和油的综合亲和力。

HLB值	应用	HLB值	应用
1~3	消泡剂	8~16	O/W 型乳化剂
3~8	W/O 型乳化剂	13~16	去污剂
7~9	润湿剂	15~18	增溶剂

【记忆宝】

亲水亲油平衡值，数大亲水小亲油；15以上可增溶，7到9做润湿剂；8前8后各不同，油包水来水包油。

考点 4 表面活性剂的分类 ★★★

离子型表面活性剂	阴离子型	高级脂肪酸盐	碱金属皂、多价金属皂、有机胺皂
		硫酸化物	硫酸化蓖麻油、月桂醇硫酸钠
		磺酸化物	阿洛索-OT、十二烷基苯磺酸钠
	阳离子型	苯扎氯铵（洁尔灭）、苯扎溴铵（新洁尔灭）	
	两性离子型	天然	豆磷脂、卵磷脂
		合成	氨基酸型、甜菜碱型
非离子型表面活性剂	司盘类、吐温类、卖泽、苄泽、普朗尼克类		

考点 5 低分子溶液剂分类 ★

类型	含义
溶液剂	药物溶解于溶剂中形成的澄清液体制剂
芳香水剂	芳香挥发性药物（多为挥发油）的饱和或近饱和水溶液，也可用适宜浓度的乙醇为溶剂制成浓芳香水剂。含挥发性成分的中药经水蒸气蒸馏制备而成的芳香水剂又称为露剂
醑剂	挥发性药物，多为挥发油的浓乙醇溶液
甘油剂	药物溶解于甘油中制成的专供外用的溶液剂，常用于口腔、耳鼻喉科疾病

【记忆宝】

甘（甘油剂）甜的溶液（溶液剂）许（醑剂）久留香（芳香水剂）。

考点 6 高分子溶液剂与溶胶剂 ★★

特点	①高分子溶液：以分子或离子分散 ②溶胶：多分子聚集体分散
稳定性决定因素	①高分子溶液：水化膜的形成是决定其稳定性的主要因素 ②溶胶：多分子聚集体分散于水中形成的非均相的液体制剂。溶胶粒子表面扩散双电层 ζ 电位的高低决定了胶粒之间斥力的大小，是决定溶胶稳定性的主要因素

考点 7 溶液剂质量要求 ★★

（1）除另有规定外，应避光、密封贮存。

（2）单剂量包装的口服溶液剂应进行装量检查，多剂量包装的口服溶液剂应进行最低装量检查。

考点 8 溶液剂处方分析举例 ★

薄荷水	
处方	薄荷油 2ml　滑石 15g　蒸馏水加至 1000ml
功能与主治	芳香矫味，清凉避暑，驱风。用于胃肠充气，亦用于制剂的矫味
用法与用量	口服，一次 10～15ml，一日 3 次
注解	薄荷油在水中的溶解度为 0.05%，滑石作为薄荷油的分散剂，共研时可使挥发油吸附在滑石的颗粒周围，加水振摇时，易使挥发油均匀分布于水中以增加溶解度。同时滑石粉还具有吸附作用，过量的挥发油过滤时因吸附在滑石粉表面而被去除，起到助滤作用

碘甘油	
处方	碘 10g　碘化钾 10g　纯化水 10ml　甘油适量
功能与主治	黏膜消毒剂。用于口腔黏膜溃疡，牙龈炎及冠周炎
用法与用量	外用，用棉签蘸取少量本品涂于患处。一日 2～4 次
注解	碘在甘油中的溶解度约为 1.0%，加入碘化钾与碘形成可溶性络合物而助溶，并可提高碘的稳定性。甘油作为碘的溶剂可缓和碘对黏膜的刺激性，甘油可使药物滞留皮肤、黏膜而延长疗效。临床应用时不宜用水稀释，以免增加刺激性

考点 9 乳剂的不稳定现象 ★★★

不稳定现象	含义	图示
分层	乳剂在放置过程中，乳滴逐渐聚集在上层或下层	
絮凝	ζ 电位降低促使液滴聚集，出现乳滴聚集成团	
转相	由 O/W 型乳剂转变为 W/O 型乳剂或出现相反的变化	
破裂	分散相乳滴合并且与连续相分离成不相混溶的两层液体	
酸败	受外界因素及微生物作用，使体系中油相或乳化剂发生变质	

考点 10 影响乳剂稳定性的因素及稳定化措施 ★

影响因素	稳定化措施
乳化剂的性质	适宜HLB值的乳化剂是乳剂形成的关键
乳化剂的用量	一般应控制在0.5%~10%
分散相的浓度	一般宜在50%左右
分散介质的黏度	适当增加分散介质的黏度可提高乳剂的稳定性
乳化及贮藏时的温度	适宜的乳化温度为50~70℃，贮藏期间过冷或过热均不利于乳剂的稳定
制备方法及乳化器械	油相、水相、乳化剂的混合次序及药物的加入方法
其他	加适量的防腐剂，避免制备过程的微生物污染

考点 11 乳剂的质量要求及临床应用注意事项 ★★

质量要求	①口服乳剂的外观应呈均匀的乳白色，以半径为10cm的离心机每分钟4000转的转速离心15分钟，不应有分层现象 ②乳剂可能会出现相分离的现象，但经振摇应易再分散 ③凡规定检查含量均匀度者，一般不再进行装量检查。多剂量包装的口服乳剂照最低装量检查法检查，应符合规定
临床应用	注意观察口服乳剂的外观性状，外观应无分层现象，无异嗅味，内服口感适宜，有良好的流动性，无霉变

【记忆宝】

口服乳剂：相分离（√）分层（×）。

注射剂：相分离（×）分层（×）。

考点 12 乳剂处方分析举例 ★

	鱼肝油乳剂
处方	鱼肝油500ml　阿拉伯胶125g　西黄蓍胶7g　糖精钠0.1g　杏仁油1ml　羟苯乙酯0.5g　纯化水加至1000ml
功能与主治	用于预防和治疗成人维生素A和D缺乏症
用法与用量	口服。一日30ml，一日3次
注解	鱼肝油为药物，兼作油相；阿拉伯胶为乳化剂；西黄蓍胶为稳定剂；糖精钠和杏仁油为矫味剂；羟苯乙酯为防腐剂。本品研磨制备时应沿着一个方向研磨成初乳后再经稀释而成

考点 13 混悬剂的含义及特点 ★★

含义	①难溶性固体药物以微粒状态分散于分散介质中形成的非均相的液体制剂 ②干混悬剂系指难溶性固体药物与适宜辅料制成粉末状或粒状物，临用时加水振摇即可分散成混悬液的制剂
适宜制成混悬剂的药物	①需制成液体制剂供临床应用的难溶性药物 ②为发挥长效作用的药物 ③为提高在水溶液中稳定性的药物
不应制成混悬液的药物	剧毒药或剂量小的药物

考点 14 混悬剂的稳定性 ★★

影响因素	稳定化措施
微粒间的排斥力与吸引力	微粒间吸引力略大于排斥力且吸引力不太大时混悬液的稳定性最好
混悬粒子的沉降	Stoke's 定律：$V=2r^2(\rho_1-\rho_2)g/9\eta$ ①减小微粒粒径 ②增加分散介质的黏度 ③减小固体微粒与分散介质间的密度差
微粒增长与晶型的转变	在制备时，应在减少微粒粒径的同时，尽可能缩小微粒间的粒径差
温度的影响	温度影响药物微粒的溶解与结晶过程，混悬液一般应贮藏于阴凉处

考点 15 促使混悬剂稳定的附加剂 ★★★

附加剂类型	作用	举例	
润湿剂	增加药物的亲水性，利于分散	吐温类、司盘类	
助悬剂	增加分散介质的黏度→降低微粒的沉降速度，在微粒表面形成保护膜，或使混悬液具有触变性，提高稳定性	低分子助悬剂	甘油、糖浆剂
		高分子助悬剂	阿拉伯胶、西黄蓍胶、琼脂、白及胶、甲基纤维素、羧甲纤维素钠、羟乙纤维素、聚维酮、聚乙烯醇
		硅酸类	胶体二氧化硅、硅酸铝、硅皂土
絮凝剂与反絮凝剂	使ξ电位降低或升高，提高稳定性	枸橼酸盐、枸橼酸氢盐、酒石酸盐、酒石酸氢盐、磷酸盐及一些氯化物	

【记忆宝】

（1）润湿剂：闰（润湿剂）土爱吃吐司（吐温、司盘）面包。

（2）助悬剂：硅胶、聚、油、糖、钠。

（3）絮凝剂与反絮凝剂：延续（盐絮）。

考点 16 混悬剂的质量要求与临床应用注意事项 ★★

装量	①单剂量包装的口服混悬液应进行装量检查 ②凡规定检查含量均匀度者，一般不再进行装量检查 ③多剂量包装的口服混悬剂和干混悬剂照最低装量检查法检查
装量差异	单剂量包装的干混悬剂应进行装量差异检查
干燥失重	干混悬剂照干燥失重测定法，减失重量不得过2.0%
沉降体积比	口服混悬剂沉降体积比应不低于0.90
微生物限度	照非无菌产品微生物限度检查：微生物计数法和控制菌检法及非无菌药品微生物限度标准检查
临床应用注意事项	①混悬剂使用前须摇匀 ②混悬剂应放在低温避光的环境中保存，避免发生不稳定变化

考点 17 混悬剂处方分析举例 ★

炉甘石洗剂	
处方	炉甘石150g　氧化锌50g　甘油50ml　羧甲纤维素钠2.5g　纯化水加至1000ml
功能与主治	用于治疗急性皮炎、急性湿疹、荨麻疹等急性瘙痒性皮肤病
用法与用量	局部外用，取适量涂于患处，一日2~3次
注解	炉甘石、氧化锌为药物，甘油为润湿剂，羧甲纤维素钠为助悬剂。制备时将炉甘石和氧化锌粉末先加甘油研成细糊，再与羧甲纤维素钠水溶液混合，使粉末周围形成水的保护膜，以阻碍颗粒的聚集，振摇时易摇匀。本品外用，用前摇匀

第四节　注射剂

考点 1 注射剂的特点及分类 ★

含义	原料药物＋辅料→无菌制剂→注入人体内
优点	①药效迅速，作用可靠 ②适用于不宜口服的药物或不能口服给药的患者 ③可以产生局部定位或延长药效的作用 ④有些可用于疾病诊断
缺点	①使用不便，注射时疼痛 ②质量要求高，制备过程复杂，成本较高 ③一旦注入机体，其作用难以逆转，使用不当极易发生危险
分类	注射液、注射用无菌粉末和注射用浓溶液

考点 2 注射给药途径及相关要求 ★★

给药途径	相关要求
皮内注射	注射部位在表皮与真皮之间。常用于药物过敏性试验或者临床疾病诊断
皮下注射	注射部位在真皮与肌内之间。具有刺激性的药物或混悬液型注射剂不宜作皮下注射
肌内注射	注射部位在肌肉组织
静脉注射	起效最快，常作急救、补充体液和提供营养之用
脊椎腔注射	脊椎腔注射剂必须等渗，pH 5.0~8.0，应缓慢注入
动脉内注射	注入靶区动脉末端，如诊断用动脉造影剂、肝动脉栓塞剂等
其他：心内注射、关节腔注射、滑膜腔内注射、穴位注射以及鞘内注射等	

考点3 注射剂质量要求及检查项目★★★

检查项目	质量要求
外观及粒度	①溶液型注射液应澄清 ②混悬型注射液中原料药物粒径应控制在15μm以下，含15～20μm（间有个别20～50μm）者，不应超过10%，若有可见沉淀，振摇时应容易分散均匀 ③乳状液型注射液，不得有相分离现象 ④静脉用乳状液型注射液中90%的乳滴粒径应在1μm以下，除另有规定外，不得有大于5μm的乳滴
渗透压	输液应尽可能与血液等渗
辅料	注射剂的标签或说明书中应标明其中所用辅料的名称，如有抑菌剂还应标明抑菌剂的种类及浓度；注射用无菌粉末应标明配制溶液所用的溶剂种类，必要时还应标注溶剂量
装量	按《中国药典》规定的方法检查应符合规定
装量差异	凡规定检查含量均匀度的注射用无菌粉末，一般不再进行装量差异检查
渗透压摩尔浓度	静脉输液及椎管注射用注射液应符合规定
可见异物	按《中国药典》规定的可见异物检查法检查应符合规定
不溶性微粒	用于静脉注射、静脉滴注、鞘内注射、椎管内注射的溶液型注射液、注射用无菌粉末及注射用浓溶液，按《中国药典》规定的不溶性微粒检查法检查，应符合规定
中药注射剂有关物质	一般应检查蛋白质、鞣质、树脂等，静脉注射液还应检查草酸盐、钾离子等
重金属及其有害元素残留量	中药注射剂按《中国药典》规定的铅、镉、砷、汞、铜测定法测定，按各品种项下每日最大使用量计算，铅不得超过12μg，镉不得超过3μg，砷不得超过6μg，汞不得超过2μg，铜不得超过150μg
无菌	按照《中国药典》规定的无菌检查法检查，应符合规定
细菌内毒素或热原	静脉用注射剂按各品种项下的规定，按《中国药典》细菌内毒素检查法或热原检查法检查，应符合规定

【记忆宝】
（1）不溶性微粒：静滴静注，鞘内椎管，粉末浓液，统统要查。
（2）重金属及其有害元素残留量：6砷3镉12铅，2汞离不开百5铜。

考点4 可灭菌小容量型注射液★★★

1. 分类 溶液型、乳状液型和混悬型（中药注射剂一般不宜制成混悬型注射液）。

2. 注射液在生产和贮存过程中应符合下列规定

（1）所用附加剂应不影响药物疗效和安全性，使用浓度不得引起毒性或明显的刺激，避免对检验产生干扰。

（2）除另有规定外，容器应足够透明，以便内容物的检视。

（3）注射剂生产过程应尽可能缩短配制时间，防止微生物与热原的污染。

（4）灌装标示量为不大于50ml的注射剂时，应适当增加装量。除另有规定外，多剂量包装的注射剂，每一容器的装量一般不得超过10次注射量，增加的装量应能保证每次注射用量。

（5）注射剂灌装后应尽快熔封或严封，接触空气易变质的原料药物，在灌装过程中，应排出容器内空气，可填充二氧化碳或氮等气体，立即熔封或严封。

（6）对温度敏感的原料药物在灌封过程中应控制温度，灌封完成后应立即将注射剂置于规定的温度下贮存。

（7）制备注射用冻干制剂时，分装后应及时冷冻干燥，冻干后残留水分应符合相关品种的要求。

（8）注射剂熔封或严封后，一般应根据原料药物性质选用适宜的方法灭菌，必须保证制成品无菌。注射剂在灭菌时或灭菌后，应采用减压法或其他适宜的方法进行容器检漏。

（9）除另有规定外，注射剂应避光贮存。

考点5 注射剂所用溶剂 ★★★

注射剂所用溶剂	用途/质量要求
注射用水	可作为配制注射剂、滴眼剂等的溶剂或稀释剂及容器的精洗
灭菌注射用水	主要用于注射用无菌粉末的溶剂或注射剂的稀释剂
注射用大豆油	相对密度为0.916～0.922；折光率为1.472～1.476；酸值应不大于0.1；皂化值应为188～195，碘值应为126～140，过氧化值应不大于3.0/10g
乙醇、丙二醇、聚乙二醇	/

考点6 注射剂的附加剂 ★★★

附加剂功用	附加剂类型	常用品种举例	注意事项
提高药物的溶解度	增溶剂	聚山梨酯80、蛋黄卵磷脂、大豆磷脂	供静脉用的注射液，慎用增溶剂；椎管内注射用的注射液，不得添加增溶剂
制备乳状液型、混悬液型注射液的制剂需要	乳化剂	聚山梨酯80、蛋黄卵磷脂、大豆磷脂	/
	助悬剂	甘油	
防止药物氧化	抗氧剂	①亚硫酸钠（偏碱）②亚硫酸氢钠、焦亚硫酸钠（偏酸）	
	惰性气体	二氧化碳、氮气	通入惰性气体应作为处方混合成分在标签中注明。使用二氧化碳时，应注意对药液pH的影响
	金属离子络合剂	乙二胺四乙酸（EDTA）、乙二胺四乙酸二钠（EDTA-2Na）	/
调节渗透压的附加剂		氯化钠、葡萄糖	调节方法有冰点降低数据法和氯化钠等渗当量法
调节pH的附加剂		盐酸、枸橼酸、氢氧化钠、氢氧化钾、碳酸氢钠、缓冲剂磷酸氢二钠和磷酸二氢钠	注射剂的pH一般应控制在4.0～9.0之间

续表

附加剂功用	附加剂类型	常用品种举例	注意事项
抑制微生物增殖	抑菌剂	苯酚、甲酚、三氯叔丁醇、硫柳汞	静脉给药与脑池内、硬膜外、椎管内用的注射液均不得加抑菌剂
减轻注射时的疼痛	止痛剂	三氯叔丁醇、盐酸普鲁卡因、盐酸利多卡因	一般用于肌内或皮下注射的注射剂

【记忆宝】
（1）防止药物氧化的附加剂：亚硫VC抗氧剂，惰性二氧和氮气，金属离子乙和E。
（2）抑菌剂和止痛剂：抑菌三叔有两分，止痛三叔有两卡。
（3）既能抑制微生物增殖又能减轻注射时疼痛的附加剂是：三氯叔丁醇。

考点7 热原的来源及致热特点 ★★★

热原的含义	指注射后能引起恒温动物体温异常升高的致热物质
药剂学上的热原	①指细菌性热原，是微生物的代谢产物或尸体 ②致热能力最强的是革兰阴性杆菌所产生的热原 ③内毒素是产生热原反应的最主要致热物质 ④内毒素＝磷脂＋脂多糖＋蛋白质 ⑤脂多糖（LPS）是内毒素的主要成分，具有特别强的致热活性

考点8 注射剂中污染热原的途径 ★

（1）溶剂是热原污染的主要途径。
（2）原辅料本身质量不佳，贮藏时间过长或包装不符合要求甚至破损，均能受到微生物污染而产生热原。
（3）注射剂制备时所用的用具、管道、装置、灌装注射剂的容器等接触药液的一切器具，使用前清洗不彻底或灭菌不完全，均可污染热原。
（4）制备过程中环境的洁净级别达不到规定要求、工作人员未严格执行操作规程或操作时间过长、灭菌不及时或灭菌不彻底、包装不严密等，都可能使注射剂污染热原。
（5）临床应用过程，多数由于临床使用注射器具（输液瓶、乳胶管、针头与针筒等）的污染所致。

考点9 去除热原的方法 ★★★

热原存在位置	方法	要点
容器或用具	高温法	耐热器具洁净干燥后于180℃加热2小时或250℃加热30分钟以上可破坏热原
	酸碱法	耐酸碱的玻璃容器、瓷器或塑料制品，可采用重铬酸钾硫酸清洁液或稀氢氧化钠溶液处理破坏热原
药液或溶剂	吸附法	针用活性炭、活性炭与硅藻土合用
	离子交换法	强碱性阴离子交换树脂可吸附除去溶剂中的热原

续表

热原存在位置	方法	要点
药液或溶剂	凝胶滤过法	利用热原与药物分子量的差异将两者分开
	超滤法	利用高分子薄膜的选择性与渗透性,中药注射液常选择超滤法除热原并提高其澄明度
	反渗透法	三醋酸纤维素膜或聚酰胺膜进行反渗透可去除热原

【记忆宝】

高温酸碱吸,离子凝胶超,反渗透水好。

考点10 注射剂的临床应用注意事项 ★

1. 乳状液型注射液,不得用于椎管内注射。混悬型注射液不得用于静脉注射或椎管内注射。
2. 中药注射剂应单独使用,禁忌与其他药品混合配伍使用。
3. 用药前应仔细询问患者过敏史,对过敏体质者应慎用。
4. 老年人、儿童、肝肾功能异常患者等特殊人群和初次使用中药注射剂的患者应慎用并加强监测。
5. 加强用药监护,用药期间应密切观察用药反应,特别是用药开始30分钟。

【记忆宝】

溶液百搭,乳状避椎,混悬禁静椎。

考点11 注射剂处方分析举例 ★

止喘灵注射液	
处方	麻黄150g 洋金花30g 苦杏仁150g 连翘150g
功能与主治	宣肺平喘,祛痰止咳。用于痰浊阻肺、肺失宣降所致的哮喘、咳嗽、胸闷、痰多;支气管哮喘、喘息性支气管炎见上述证候者
用法与用量	肌内注射。一次2ml,一日2~3次。1~2周为一个疗程,或遵医嘱
注解	本品每1ml含总生物碱以麻黄碱计,应为0.50~0.80mg;含洋金花以东莨菪碱计,不得少于15μg。本品配液时,应测定含量、调整pH后再进行滤过、定容、灌封、流通蒸汽灭菌。青光眼患者禁用;严重高血压、冠心病、前列腺肥大、尿潴留患者在医生指导下使用

考点12 输液剂的特点与质量要求 ★

含义与特点	指由静脉滴注输入体内的大容量(一般不小于100ml,生物制品一般不小于50ml)注射液,临床上多用于救治危重和急症患者
质量要求	①输液剂的pH接近人体血液的pH,pH过低或过高易引起酸、碱中毒 ②输液应尽可能与血液等渗 ③输液剂应澄明,不得含有肉眼可见的异物,同时还要控制微粒数。静脉用乳状液型注射液中90%的乳滴粒径应在1μm以下,不得有大于5μm的乳滴 ④输液剂应无菌、无热原、无毒性,输入体内后不应引起血象异常变化,不得有溶血、过敏和肝肾损害等毒副作用 ⑤输液剂中不得添加任何抑菌剂

考点13 输液剂临床应用注意事项 ★

（1）临床联合用药时一般在输液前配制以保证疗效和减少不良反应。

（2）静脉输液时的滴速应随临床需求而改变。

（3）使用前应对药品进行检查，如发现药液出现混浊、有异物、沉淀、变色、漏气等现象时，则不能使用。

（4）静脉输液时应密切观察不良反应发生的可能性，如热原反应等。

考点14 注射用无菌粉末的特点与质量要求 ★

特点	可提高制剂稳定性，便于携带，适用于对热敏感或在水中不稳定的药物，特别是对湿热敏感的抗生素及生物制品，以及中药注射液
质量要求	①粉末无异物，配成溶液后可见异物检查合格 ②粉末细度或结晶度应适宜，便于分装 ③无菌、无热原

考点15 注射用无菌粉末临床应用注意事项 ★

（1）水溶液中不稳定的药物，特别是对湿热十分敏感的药物，如抗生素类药物、酶类制剂或血浆等生物制品常制备成注射用无菌粉末。

（2）注射用无菌粉末常用灭菌注射用水溶解后使用，若粉末吸潮、硬化不易溶解则不可使用。

考点16 注射用无菌粉末处方分析举例 ★

注射用双黄连（冻干）	
处方	连翘500g 金银花250g 黄芩250g
功能与主治	清热解毒，疏风解表。用于外感风热所致的发热、咳嗽、咽痛；上呼吸道感染、轻型肺炎、扁桃体炎见上述证候者
用法与用量	静脉滴注。每次每千克体重60mg，一日1次；或遵医嘱。临用前，先以适量灭菌注射用水充分溶解，再用氯化钠注射液或5%葡萄糖注射液500ml稀释
注解	本品为金银花、连翘、黄芩提取物制成的无菌水溶液经冷冻干燥制备而成的无菌粉末。本品与氨基糖苷类（庆大霉素、卡那霉素、链霉素）及大环内酯类（红霉素、白霉素）等配伍时易产生浑浊或沉淀，勿配伍使用

第五节 外用制剂

考点1 外用制剂的含义及药物透皮吸收的途径及其影响因素 ★★

1. 外用制剂 系指采用适宜的基质将药物制成主要供外用的一类制剂。

2. 药物透皮吸收的途径及其影响因素

经皮吸收机理	三个阶段：释药→穿透→吸收
药物透皮吸收的途径	①完整的表皮（主要途径）：通过完整表皮的角质层细胞及其细胞间隙吸收 ②皮肤附属器官：通过皮脂腺、毛囊及汗腺吸收

续表

影响因素		
	皮肤条件	应用部位、皮肤的病变、皮肤的温度与湿度、皮肤的清洁
	药物性质	油水分配系数、分子大小、基质中药物存在状态
	基质的组成与性质	基质的组成、类型和性质、基质的pH、附加剂、基质对皮肤的水合作用
	其他因素	药物浓度、应用面积、应用次数、与皮肤接触时间

考点2 软膏剂、乳膏剂的组成与特点 ★

组成	软膏剂=原料药物+油脂性或水溶性基质	均匀半固体制剂
	乳膏剂=原料药物+乳状液型基质	
特点	①多用于慢性皮肤病，具有保护创面、润滑皮肤和局部治疗作用 ②药物透皮吸收，可产生全身治疗作用	

考点3 不同类型基质的特点、代表品种及应用 ★★★

基质类型		代表品种	应用
油脂性基质	油脂类	动、植物油	中药油膏常用麻油与蜂蜡熔合为基质
		氢化植物油	
	类脂类	羊毛脂	有较大的吸水性，可吸水150%，常与凡士林合用
		蜂蜡（黄蜡、白蜡）	调节软膏的稠度或增加稳定性，辅助乳化剂
		虫白蜡、鲸蜡	增加基质的稠度
	烃类	凡士林	不宜用于有多量渗出液的患处
		石蜡与液状石蜡	主要用于调节软膏稠度
	硅酮类	二甲硅油	不宜作为眼膏基质
乳状液型基质	水包油（O/W）型	钠皂、三乙醇胺皂类、脂肪醇型硫酸钠类、聚山梨酯类	易干涸，霉变，常需加入保湿剂、防腐剂
	油包水（W/O）型	钙皂、羊毛脂、单硬脂酸甘油酯、脂肪醇	透皮良好，涂展性佳
水溶性基质	纤维素衍生物	甲基纤维素（MC）、羧甲纤维素钠（CMC-Na）	羧甲纤维素钠在冷、热水中均溶解
	聚乙二醇(PEG)		长期应用可引起皮肤脱水干燥

【记忆宝】

油性基质有四类，油类二脂烃硅酮；油脂动植氢化油，类脂羊毛蜂白蜡；烃类石蜡凡士林，硅酮乳膏不宜眼。

考点 4 软膏剂和乳膏剂的质量要求 ★★★

1. 质检项目

检查项目	要求
粒度	混悬型软膏剂、含饮片细粉的软膏剂照《中国药典》粒度和粒度分布测定法测定，均不得检出大于180μm的粒子
装量	照《中国药典》最低装量检查法检查，应符合规定
无菌	用于烧伤［除程度较轻的烧伤（Ⅰ°或浅Ⅱ°）外］或严重创伤的软膏剂与乳膏剂，照《中国药典》无菌检查法检查，应符合规定
微生物限度	照《中国药典》非无菌产品微生物限度检查：微生物计数法和控制菌检查法及非无菌药品微生物限度标准检查，应符合规定

2. 其他质量要求

（1）乳膏剂不得有油水分离及胀气现象。
（2）软膏剂中不溶性原料药物，应预先用适宜的方法制成细粉，确保粒度符合规定。
（3）软膏剂、乳膏剂根据需要可加入保湿剂、抑菌剂、增稠剂、稀释剂、抗氧剂及透皮促进剂。
（4）除另有规定外，软膏剂应避光密封贮存。乳膏剂应避光密封置25℃以下贮存，不得冷冻。

考点 5 软膏剂和乳膏剂的临床应用注意事项 ★★

类型	临床应用注意事项
油脂性基质软膏	油溶性软膏剂忌用于糜烂渗出性及分泌物较多的破损皮肤
水溶性基质软膏	能吸收组织渗出液，可用于糜烂创面及腔道黏膜，也可用于皮肤润湿
水包油型乳膏	可用于亚急性、慢性、无渗出的皮肤病，忌用于糜烂、溃疡及化脓性创面

软膏剂给药方法	适应证
直接涂搽法	轻涂薄搽于病损部位，一般皮肤病多用此方法。对于慢性浸润性、肥厚性损害应稍加揉搓，使其尽量透入皮内
贴敷法	多用于慢性皮肤炎症，浸润肥厚或角质化显著的皮损或疖肿，也可用于皮损表面痂皮及附着物
封包	作用持久，适用于局限性慢性皮肤炎症浸润肥厚皮损

软膏剂贴敷或者包封时间不宜过久，以免因皮肤被浸软，招致皮肤不适或继发毛囊炎。对广泛性皮损，软膏中药物的浓度应适当降低，以免发生刺激现象。

考点 6 软膏剂处方分析举例 ★

康妇软膏	
处方	白芷145g 蛇床子145g 花椒145g 土木香30g 冰片30g
功能与主治	祛风燥湿，杀虫止痒。用于湿热下注所致的阴痒、带下病，症见外阴红肿、瘙痒、带下量多、色黄；外阴炎、外阴溃疡、阴道炎见上述证候者

康妇软膏	
用法与用量	外用。涂于洗净的患处,一日2~4次
注解	本品为乳膏剂,制备时先将油相硬脂酸、羊毛脂、液状石蜡与水相三乙醇胺、甘油、蒸馏水分别加热至70℃,在搅拌下将水相加入油相中,冷却至40℃,加入3.6g对羟基苯甲酸乙酯,搅匀,制成O/W型乳剂基质。基质配方中部分硬脂酸与三乙醇胺生成硬脂酸三乙醇胺皂(简称为三乙醇胺皂),为O/W型乳化剂;甘油为保湿剂。本品应密闭,避光保存

考点 7 膏药的特点与分类 ★

分类	①黑膏药:植物油+红丹(铅丹)+裱背材料 ②白膏药:植物油+官粉(铅粉)+裱背材料
特点	①通常贴于患处,亦可贴于经络穴位,发挥保护、封闭及拔毒生肌、收口、消肿止痛等局部作用 ②或经透皮吸收,发挥药物的祛风散寒、行滞祛瘀、通经活络、强壮筋骨等功效,治疗跌打损伤、风湿痹痛等,以弥补内服药的药力不足
使用方法	用前需烘软

考点 8 膏药的质量要求 ★★

质量要求		要点
膏药基质	黑膏药的基质原料主要是植物油和红丹	①植物油以麻油为好 ②红丹主要成分为四氧化三铅,含量要求在95%以上
	白膏药的基质原料主要是植物油和官粉	官粉主要成分为碱式碳酸铅
	红丹、官粉均应干燥,无吸潮结块	
膏药质量要求	外观	膏体应油润细腻、光亮、老嫩适度、摊涂均匀、无飞边缺口,加温后能粘贴于皮肤上且不移动。黑膏药应乌黑、无红斑;白膏药应无白点
	贮存	密闭,置阴凉处
	其他	检查软化点、重量差异等

考点 9 临床应用注意事项 ★

(1)膏药贴敷时,应先用75%乙醇消毒贴敷部位,再将折合的膏药摊开,小火烘软后贴敷;如有细料药粉,须在烘软的膏药上均匀撒布,再反复折合,使药粉混入其间后再贴敷。

(2)膏药中常含有芳香理气活血类中药,孕妇应慎用,尤其忌在脐、腰、腹部贴用;皮肤过敏者也不宜贴用。

(3)膏药不得用于局部皮肤破损处,以免发生化脓性感染。如果贴药后局部皮肤出现丘疹、水疱,自觉瘙痒剧烈,应立即停止贴敷,进行抗过敏治疗。

考点10 膏药处方分析举例 ★

	狗皮膏
处方	生川乌80g、生草乌40g、羌活20g、独活20g、青风藤30g、香加皮30g、防风30g、威灵仙30g、苍术20g、蛇床子20g、麻黄30g、高良姜9g、小茴香20g、官桂10g、当归20g、赤芍30g、木瓜30g、苏木30g、大黄30g、松节油30g、续断40g、川芎30g、白芷30g、乳香34g、没药34g、冰片17g、樟脑34g、肉桂11g、丁香15g
功能与主治	祛风散寒，活血止痛。用于风寒湿邪、气血瘀滞所致的痹病，症见四肢麻木、腰腿疼痛、筋脉拘挛，或跌打损伤、闪腰岔气、局部肿痛；或寒湿瘀滞所致的脘腹冷痛、行经腹痛、寒湿带下、积聚痞块
用法与用量	外用。用生姜擦净患处皮肤，将膏药加温软化，贴于患处或穴位
注解	本品以植物油与铅丹经高温炼制而成的黑膏药制剂。制备时，先将乳香、没药、丁香、肉桂分别粉碎成粉末，与樟脑、冰片粉末配研，过筛，混匀；其余生川乌等二十三味酌予碎断，与食用植物油3495g同置锅内炸枯，去渣，滤过，炼至滴水成珠。另取红丹1040～1140g，加入油内，搅匀，收膏，将膏浸泡于水中去"火毒"。取膏，用文火熔化，加入上述粉末，搅匀，分摊于兽皮或布上，即得。黑膏药使用时应温热后贴敷，贴敷后若出现脱落或贴敷部位移动均属于膏药品质问题，前者由于制剂过程中炼油过老、下丹量过多或下丹后炼制时间过长所致，后者则相反。因此，黑膏药制备时常有"老油轻丹"之说。黑膏药应按照要求检查软化点，本品软化点应为45～65℃。本品含有诸多活血化瘀类药物，孕妇忌贴腰部和腹部

考点11 贴膏剂的特点与分类 ★

1. 贴膏剂 系指将原料药物与适宜的基质制成膏状物，涂布于背衬材料上供皮肤贴敷、可产生全身性或局部作用的一种薄片状柔性制剂。

2. 分类 凝胶贴膏（原巴布膏剂或凝胶膏剂）和橡胶贴膏（原橡胶膏剂）。

区别点	橡胶贴膏	凝胶贴膏
基质	橡胶	亲水性高分子材料
组成	背衬材料、膏料、膏面覆盖物	背衬层、药物层、保护层
优点	①黏着力强，不需预热可直接贴用 ②不污染衣物，携带方便 ③保护伤口、防止皮肤皲裂	①载药量大，使用方便 ②贴敷舒适，对皮肤无刺激性 ③基质亲水，有利于药物的透皮吸收
缺点	药物容纳量少，维持时间较短	黏性较差

考点12 贴膏剂的质量要求 ★★

（1）贴膏剂的膏料应涂布均匀，膏面应光洁、色泽一致；应无脱膏、失黏现象；背衬面应平整、洁净、无漏膏现象。

（2）除另有规定外，贴膏剂应密封贮存。

（3）贴膏剂的含量均匀度、释放度、黏附力等应符合要求。

检查项目	质量要求
含膏量	橡胶贴膏与凝胶贴膏按《中国药典》规定的检查方法检查，应符合规定
耐热性	橡胶贴膏

检查项目	质量要求
赋形性	凝胶贴膏
黏附力	凝胶贴膏和橡胶贴膏按《中国药典》黏附力测定法测定，均应符合规定
含量均匀度	凝胶贴膏（除来源于动、植物多组分且难以建立测定方法的凝胶贴膏外）按《中国药典》含量均匀度检查法测定，应符合规定
微生物限度	橡胶贴膏每10cm^{2}不得检出金黄色葡萄球菌和铜绿假单胞菌

考点13 贴膏剂处方分析举例 ★

少林风湿跌打膏	
处方	生川乌16g　生草乌16g　乌药16g　白及16g　白芷16g　白蔹16g　土鳖虫16g　木瓜16g　三棱16g　莪术16g　当归16g　赤芍16g　肉桂16g　大黄32g　连翘32g　血竭10g　乳香（炒）6g　没药（炒）6g　三七6g　儿茶6g　薄荷脑8g　水杨酸甲酯8g　冰片8g
功能与主治	散瘀活血，舒筋止痛，祛风散寒。用于跌打损伤、风湿痹病，症见伤处瘀肿疼痛、腰肢酸麻
用法与用量	贴患处
注解	本品为微红色的片状橡胶贴膏，布面具有小圆孔，气芳香。本品应进行含膏量检查，每100cm^{2}含膏量不得少于1.5g。血竭、乳香（炒）、没药（炒）、儿茶、三七等以90%乙醇提取活性成分，便于与用汽油等脂溶性溶剂溶解的橡胶基质混匀。薄荷脑、水杨酸甲酯、冰片三味药可直接溶于由橡胶、松香等制成的基质中。冰片、水杨酸甲酯与薄荷脑有促透皮作用，利于药物经皮渗透至关节腔发挥药效。孕妇应慎用或遵医嘱

三七凝胶贴膏剂	
处方	三七提取物20g　薄荷脑20g　樟脑30g　卡波姆240g　甘油77g　聚乙烯吡咯烷酮（PVP）60g　明胶5g　三乙醇胺适量　氮酮和丙二醇适量　蒸馏水加至1000g
功能与主治	活血化瘀，消肿止痛。用于跌打损伤、扭伤、挫伤等引起的肿痛
用法与用量	外用，贴患处。皮肤破损或过敏者慎用
注解	本品为类白色片状凝胶贴膏剂，是一个亲水凝胶型透皮系统。方中卡波姆-934、PVP、明胶合用为黏合剂；甘油为保湿剂。三乙醇胺用以调节pH使卡波姆成为稠厚的凝胶状，可增加膏体的赋形性和持黏力；氮酮和丙二醇为双相透皮促进剂；凝胶贴膏剂中因膏体基质成分复杂，需按要求顺序分别处理、溶解与混合各组分才能制得均匀、具较好黏附性与赋形性的膏体

考点14 贴剂的特点及质量要求 ★

含义	①指原料药物与适宜的材料制成的供贴敷在皮肤上的可产生全身性或局部作用的一种薄片状柔性制剂 ②用于完整皮肤表面，能将药物透皮吸收起全身作用的贴剂称为透皮贴剂
特点	①缓慢释放进入血液，可延长作用时间，减少用药次数 ②维持较为恒定的血药浓度，避免血药浓度的峰谷现象
组成	一般由背衬层、药物贮库层、粘贴层及临用前除去的保护层组成

质量要求	外观	完整光洁，有均一的应用面积，冲切口应光滑无锋利的边缘
	材料及辅料	①应符合国家标准有关规定，无毒、无刺激性、性质稳定、与原料药物不起作用 ②根据需要也可加入表面活性剂、乳化剂、保湿剂、抑菌剂、抗氧剂或透皮促进剂
	贮存	密封
	贴剂在标签中应注明每贴所含药物剂量、总的作用时间及药物释放的有效面积
	黏附力、含量均匀度、释放度、微生物限度等照《中国药典》规定的检查方法检查，应符合规定

考点15 糊剂的特点及质量要求 ★

含义	指大量的原料药物固体粉末（一般25%以上）均匀地分散在适宜的基质中所制成的半固体外用制剂
质量要求	①基质应均匀、细腻，涂于皮肤或黏膜上应无刺激性 ②应无酸败、异臭、变色与变硬现象 ③应避光密闭，置25℃以下贮存，不得冷冻

考点16 凝胶剂的特点及质量要求 ★

含义	指原料药物与能形成凝胶的辅料制成的具凝胶特性的稠厚液体或半固体制剂
质量要求	①凝胶剂应均匀、细腻，在常温时保持胶状，不干涸或液化。混悬型凝胶剂中胶粒应分散均匀，不应下沉、结块 ②凝胶剂应避光、密闭贮存，并应防冻 ③混悬型凝胶剂，应进行粒度检查

考点17 搽剂的特点及质量要求 ★

含义	指原料药物用乙醇、油或适宜的溶剂制成的液体制剂，供无破损皮肤揉擦用
质量要求	①搽剂在贮存时，乳状液若出现油相与水相分离，经振摇后应能重新形成乳状液；混悬液若出现沉淀物，经振摇应易分散，并具足够稳定性，以确保给药剂量的准确。易变质的搽剂应在临用前配制 ②应避光、密封贮存 ③以水或稀乙醇为溶剂的搽剂一般应检查相对密度、pH；以乙醇为溶剂的搽剂应检查乙醇量；以油为溶剂的搽剂应无酸败等变质现象，并应检查折光率

考点18 洗剂的特点及质量要求 ★

含义	指用于清洗无破损皮肤或腔道的液体制剂
质量要求	①原辅料的选择应考虑可能引起的毒性和局部刺激性 ②溶液型、乳状液型和混悬型洗剂可采用溶解、乳化、分散等工艺制备 ③以水或稀乙醇为溶剂的洗剂一般应检查pH。含乙醇的洗剂应检查乙醇量 ④应密闭贮存

考点19 冲洗剂的特点及质量要求 ★

含义	指用于冲洗开放性伤口或腔体的无菌溶液
质量要求	①原辅料的选择应考虑可能引起的毒性和局部刺激性 ②可由原料药物、电解质或等渗调节剂按无菌制剂制备。冲洗剂也可以是注射用水，但在标签中应注明供冲洗用。通常冲洗剂应调节至等渗 ③在适宜条件下目测应澄清，可见异物检查应符合规定 ④包装容器应符合注射剂容器的规定 ⑤严封贮存 ⑥开启后应立即使用，未用完的应弃去

考点20 涂剂的特点及质量要求 ★

含义	①指含原料药物的水性或油性溶液、乳状液、混悬液，供临用前用消毒纱布或棉球等柔软物料蘸取涂于皮肤或口腔与喉部黏膜的液体制剂 ②也可为临用前用无菌溶剂制成溶液的无菌冻干制剂，供创伤面涂抹治疗用
质量要求	①大多为消毒或消炎药物的甘油溶液，也可用乙醇、植物油等作溶剂。以植物油为溶剂的应无酸败等变质现象，并应检查折光率。制备时，可根据需要加入抑菌剂或抗氧剂 ②应避光、密闭贮存。对热敏感的品种，应在2~8℃保存和运输。乳状液若出现油相与水相分离，经振摇后应能重新形成乳状液；混悬液若出现沉淀物，经振摇应易分散，并具足够稳定性，以确保给药剂量的准确。易变质的涂剂应在临用前配制 ③启用后最多可使用4周

考点21 涂膜剂的特点及质量要求 ★

含义	指原料药物溶解或分散于含成膜材料的溶剂中，涂搽患处后形成薄膜的外用液体制剂
成膜材料	聚乙烯醇、聚乙烯吡咯烷酮、乙基纤维素和聚乙烯醇缩甲乙醛等
增塑剂	甘油、丙二醇、三乙酸甘油酯等
质量要求	①应避光、密闭贮存 ②启用后最多可使用4周

【记忆宝】
在启用后最多可使用4周的剂型小结：眼用制剂、涂剂、涂膜剂、多剂量包装的鼻用制剂。

第六节 直肠给药制剂

考点1 直肠给药常用剂型及给药特点 ★

含义	指通过肛门将药物置入肠管，以发挥局部治疗作用或使药物通过直肠黏膜吸收而发挥全身治疗作用的给药形式
常用剂型	直肠栓剂和灌肠剂

续表

优点	①对于直肠局部疾病，直肠给药的方式可将药物直接导向作用部位，避免口服或注射给药后药物全身分布，药物浓度更集中 ②可避免药物被胃肠道pH或酶的破坏，也可避免药物对胃肠的刺激 ③药物经直肠吸收可减少药物的首过效应，并减少药物对肝的毒副作用 ④较适合于不能口服或不愿口服及伴有呕吐的患者，尤其是婴幼儿
缺点	①由于直肠吸收面积小，仅适用于直肠部位易于吸收的药物 ②使用便利性不如口服药物，制剂生产成本较高

考点 2 直肠给药药物吸收途径及影响因素 ★

影响因素	要点
生理因素	①栓剂塞入直肠的深度影响药物的生物利用度，当栓剂塞入距肛门口2cm处时，其给药量的50%~70%可不经过门肝系统 ②直肠有粪便存在、腹泻及组织脱水等均能影响药物从直肠部位的吸收 ③直肠液的pH约为7.4，且无缓冲能力，环境中的pH对弱酸弱碱性药物的吸收均有影响
药物因素	难溶性药物宜减小粒径以增加溶出。脂溶性、非解离型的药物易吸收
基质与附加剂因素	①水溶性药物分散在油脂性基质中，药物能较快释放或分散至分泌液中，故吸收较快 ②表面活性剂能增加药物的亲水性，加速药物向分泌液中转移，有助于药物的释放

考点 3 栓剂的分类与特点 ★

含义		原料药物+基质→供腔道给药（固体）
分类	施用腔道	直肠栓、阴道栓、尿道栓
	形状	鱼雷形、圆锥形、圆柱形 — 直肠栓
		鸭嘴形、球形、卵形 — 阴道栓
		棒状 — 尿道栓
特点		①不仅可在腔道起局部作用，也可产生全身作用 ②药物不受胃肠道pH或酶的破坏，避免药物对胃肠道的刺激 ③药物直肠吸收，大部分不受肝脏首过作用的影响 ④适用于不能或者不愿口服给药的患者

考点 4 栓剂的基质 ★★★

栓剂基质要求：①室温时有适宜的硬度和韧性，塞入腔道不变形亦不碎裂，体温下易软化、熔融或溶解。②与药物无配伍禁忌，无毒性、无过敏性及黏膜刺激性，不影响药物的含量测定。③熔点与凝固点相距较近，且有润湿与乳化能力，能混入较多的水。④在贮藏过程中不易霉变，且理化性质稳定。

基质种类	代表品种	特点及应用
油脂性基质	可可豆脂	①具有同质多晶性，有 α、β、γ 三种晶型，β 晶型较稳定 ②制备时应缓缓加热升温，待基质熔化至2/3时停止加热，使其逐步熔化，以避免晶体转型而影响栓剂成型
	半合成脂肪酸甘油酯类	半合成椰子油酯、半合成山苍子油酯、半合成棕榈油酯
水溶性基质	甘油明胶	①常用作阴道栓剂基质 ②不适用于鞣酸等与蛋白质有配伍禁忌的药物
	聚乙二醇类	①对黏膜有一定刺激性 ②贮存时不软化，不需要冷藏，但易吸湿变形
	聚氧乙烯（40）单硬脂酸酯、聚山梨酯61、泊洛沙姆	

考点 5 栓剂的质量要求 ★★★

检查项目	质量要求
融变时限	①脂肪性基质的栓剂应在30分钟内全部融化、软化或触压时无硬芯 ②水溶性基质的栓剂应在60分钟内全部溶解
膨胀值	阴道膨胀栓应检查膨胀值，膨胀值应大于1.5
重量差异、微生物限度检查	均应符合规定

其他质量要求：

（1）制备栓剂用的固体原料药物，除另有规定外，应预先用适宜方法制成细粉或最细粉。

（2）栓剂应在30℃以下密闭贮存和运输，防止因受热、受潮而变形、发霉、变质。

【记忆宝】

脂肪30，水溶60，膨胀1.5撑开稳。

考点 6 栓剂的临床应用注意事项 ★

1.直肠栓剂可发挥局部或全身治疗作用，发挥全身治疗作用的栓剂药物吸收途径有：①经直肠上静脉吸收，由门静脉进入肝脏，再由肝脏进入大循环；②经直肠下静脉和肛门静脉吸收，由髂内静脉绕过肝脏，从下腔大静脉直接进入大循环；③经直肠淋巴系统吸收。

2.栓剂给药后药物在直肠中存留时间长短与临床疗效有密切关系，给药温度、给药体位、给药剂量、给药部位的深浅、饮食、情绪等均会影响栓剂在直肠中存留时间。

考点 7 栓剂处方分析举例 ★

双黄连栓（小儿消炎栓）	
处方	金银花2500g　连翘5000g　黄芩2500g
功能与主治	疏风解表，清热解毒。用于外感风热所致的感冒，症见发热、咳嗽、咽痛；上呼吸道感染、肺炎见上述证候者
用法与用量	直肠给药。小儿一次1粒，一日2～3次
注解	本品系制备金银花、连翘、黄芩提取物，以半合成脂肪酸酯为基质，采用热熔法制备而成。儿童应用栓剂直肠给药，具有很好的依从性。应密闭贮藏于阴凉干燥处

考点 8 灌肠剂的含义与特点 ★

含义	指以治疗、诊断或提供营养为目的供直肠灌注用液体制剂，包括水性或油性溶液、乳剂和混悬液
特点	易被直肠吸收，较口服给药吸收快，生物利用度高，可避免肝脏首过效应以及胃和小肠消化液和酶系的破坏，避免口服药物对胃的刺激

考点 9 灌肠剂的质量要求 ★★

1. 原辅料的选择应考虑可能引起的毒性和局部刺激性。
2. 溶液型、乳状液型和混悬型灌肠剂可采用溶解、乳化、分散等工艺制备。
3. 灌肠剂贮藏时应密封贮存。贮藏时，乳剂若出现油水相分离，经振摇后应重新形成乳剂；混悬液放置若产生沉淀，经振摇应易分散。

考点 10 灌肠剂临床应用注意事项 ★

1. 灌肠剂灌药后根据需要可采取膝胸法、右侧卧位、静卧休息30分钟。若体位不正确，药物上行较慢或灌药后活动量过大，均易导致药液过早排出。
2. 灌肠剂剂量一般一次控制在100ml以内，若病情需要大剂量给药时，可采取分次或肛门直肠滴注，并注意温热至体温后给药。
3. 给药部位的深浅对灌肠液在直肠内停留时间有影响，插管深度一般以15~20cm为宜；过浅易增加便意感，而使药液排出，且吸收差。对于病变部位偏低的患者，给药时应边退管边注药，齿状线附近给药量应较少为佳。

第七节 阴道给药制剂

考点 1 阴道给药制剂常用剂型及其特点 ★

含义	指将药物置于阴道内，局部给药或通过阴道黏膜吸收进入全身血液循环，发挥杀菌、消毒、避孕、引产、流产等作用的一类制剂
常用剂型	阴道用片剂、栓剂、胶囊、阴道环、乳膏（霜）剂、凝胶剂等
特点	与传统的口服给药相比，是很有效的药物持续释放系统，不仅可以局部用药，而且可以发挥全身作用。药物通过阴道黏膜吸收可以避免肝肠循环产生的首过效应。阴道给药还适合于一些有严重胃肠道反应的药物。阴道给药还可以避免多次给药产生的"峰谷"现象

考点 2 阴道给药药物吸收途径及其影响因素 ★

吸收途径	主要通过阴道黏膜以被动扩散方式透过细胞膜而被吸收，同时药物也可通过黏膜含水的微孔通道而被吸收
影响因素	主要是阴道上皮具有多层细胞，形成了吸收屏障

考点 3 阴道给药制剂的质量要求 ★★

检查项目	要点
融变时限	阴道片、阴道栓
发泡量	阴道泡腾片

考点 4 阴道给药制剂临床应用注意事项 ★★

1. 一般选择在睡前使用。

2. 阴道给药制剂使用后，瘙痒、灼热等症状可能会迅速消失，但仍应按照说明书继续使用，直到疗程完毕；一般阴道给药制剂在月经期需继续使用，不可中断。

第八节 眼用制剂

考点 1 眼用制剂的特点及分类 ★

含义	指直接用于眼部发挥治疗作用的无菌制剂
使用方式	滴入、冲洗、涂布、插入、注射或置于眼局部
特点	治疗、保护和清洁作用
分类	眼用液体制剂	滴眼剂、洗眼剂、眼内注射溶液
	眼用半固体制剂	眼膏剂、眼用乳膏剂、眼用凝胶剂
	眼用固体制剂	眼膜剂、眼丸剂、眼内插入剂

考点 2 眼用制剂中药物吸收的途径及影响吸收的因素 ★★

吸收途径	①角膜吸收是眼局部用药的有效吸收途径 ②药物经结膜吸收是药物进入体循环的主要途径	
影响眼用制剂中药物吸收的因素	药物从眼睑缝隙的损失	药液用量增加，流失量增加
	药物的外周血管消除	可能影响药效，亦可能引起全身性副作用
影响眼用制剂中药物吸收的因素	眼用制剂的pH及药物的解离度（pK_a）	完全解离的药物不能透过完整的角膜，配制时用缓冲液进行调节
	刺激性	增加了药物从外周血管消除，同时增加泪液而稀释药物
	表面张力	越小越有利于药物的渗入
	黏度	黏度增加，药物滞留时间延长，有利于吸收

考点 3 眼用制剂生产与贮藏的有关规定 ★★★

项目	有关规定
装量	①滴眼剂每个容器的装量应不超过10ml ②洗眼剂每个容器的装量应不超过200ml ③眼用半固体制剂每个容器的装量应不超过5g

续表

项目	有关规定
附加剂	①多剂量眼用制剂一般应加适当的抑菌剂 ②眼内注射溶液、眼内插入剂、供外科手术用、急救用的眼用制剂：不得添加抑菌剂、抗氧剂，一次性使用包装
沉降体积比	混悬剂滴眼剂沉降物不应结块或聚集，经轻摇应易再分散，应检查沉降体积比
灭菌方法	眼用半固体制剂基质应过滤灭菌，不溶性药物应预先制成极细粉
包装及包装材料	包装容器应无菌、不易破裂，其透明度应不影响可见异物检查
应用	眼膏剂、眼用乳膏剂、眼用凝胶剂应均匀、细腻、无刺激性，涂布于眼部便于药物分散和吸收。在启用后最多可使用4周
贮藏	遮光密封贮存

【记忆宝】

两内一外一急救，不抗不抑一次性。

考点 4 眼用制剂质量检查项目与要求 ★★★

类型	质检项目
滴眼剂、眼内注射溶液	可见异物
含饮片原粉的眼用制剂、混悬型眼用制剂	粒度
眼用半固体制剂	金属性异物
混悬型滴眼剂（含饮片细粉的滴眼剂除外）	沉降体积比

凡规定检查含量均匀度的眼用制剂，一般不再进行装量差异检查。

考点 5 眼用制剂临床应用注意事项 ★

1.临床使用滴眼液时，在滴入药液后最好能闭眼5分钟，同时用手指按压眼内角近鼻端处，可以减少鼻泪管的流失，同时增加药物与眼睛的接触时间。

2.在使用两种以上滴眼液时，须间隔5~10分钟或以上，以免第2种滴眼液会将先滴入的药液冲洗掉。

3.绝大多数的眼部用药主要是局部用药，用来治疗眼部的疾病，但药物在局部的利用率较低，约为1%~10%。有些眼部局部用药可被吸收进入体内而产生毒副作用，因此需要避免药物的吸收。

考点 6 眼用制剂处方分析举例 ★

四味珍层冰硼滴眼液	
处方	珍珠层粉水解液350ml（含总氮0.10g） 天然冰片0.50g 硼砂1.91g 硼酸11.20g
功能与主治	清热解痉，去翳明目。用于肝阴不足、肝气偏盛所致的不能久视、轻度眼胀、眼痛、青少年远视力下降；青少年假性近视、视力疲劳、轻度青光眼见上述证候者
用法与用量	滴于眼睑内。一次1~2滴，一日3~5次；必要时可酌情增加

续表

	四味珍层冰硼滴眼液
注解	取硼酸、硼砂加入适量水中,再加氯化钠适量,加热,搅拌使溶解,趁热加入适量的苯氧乙醇及上述珍珠层粉水解液,搅匀,加热至100℃并保温30分钟,冷却;天然冰片用适量乙醇溶解,在搅拌下缓缓加入上述溶液中,搅匀,加水至1000ml,混匀,滤过,即得。处方中硼酸、硼砂、氯化钠具有调节渗透压的作用,除另有规定外,水溶性滴眼剂应与泪液等渗,常用渗透压调节剂有氯化钠、硼酸、葡萄糖、硼砂等,渗透压调节剂用量的计算方法与注射剂相同。处方中苯氧乙醇为抑菌剂,多剂量眼用制剂,应加适当抑菌剂,常用的抑菌剂有三氯叔丁醇、硝酸苯汞、苯乙醇、羟苯乙酯等。本品应密封,置凉暗处贮藏

第九节 鼻用制剂

考点1 鼻用制剂的特点及分类 ★

含义	直接用于鼻腔,发挥局部或全身治疗作用的制剂	
分类	鼻用液体制剂	滴鼻剂、洗鼻剂、喷雾剂等
	鼻用半固体制剂	鼻用软膏剂、鼻用乳膏剂、鼻用凝胶剂等
	鼻用固体制剂	鼻用散剂、鼻用粉雾剂和鼻用棒剂等
特点	不需要专业设备和护理人员,患者可自行给药,使用方便,不良反应较小,有较好的依从性,适用于无注射条件尤其是不便口服或注射的药物	

考点2 鼻用制剂中药物吸收途径及其影响因素 ★★

吸收途径	通过鼻腔黏膜及覆盖的微纤毛吸收	
影响因素	鼻腔黏膜的功能状态	鼻黏膜有无感染、纤毛运动障碍、鼻道有无阻塞、鼻黏膜的血流状态、鼻腔的温度、湿度等
	药物的理化性质	药物的剂型、pH、渗透压、浓度、黏滞度、气味以及对鼻腔黏膜有无刺激等
	用药器具及用药方法	用药器具、单剂容量、雾化压力、用药是否方便以及使用方法等
	微粒大小	影响药物在鼻腔沉积的重要因素

考点3 鼻用制剂的质量要求 ★★★

(1)多剂量水性介质鼻用制剂应当添加适宜浓度的抑菌剂,制剂本身如有足够的抑菌性能,可不加抑菌剂。

(2)装量应不超过10ml或5g。

(3)鼻用溶液应澄清,不得有沉淀和异物;鼻用混悬液若出现沉淀物,经振摇后应易分散;鼻用乳状液若出现油相与水相分层,经振摇后应易恢复成乳状液;鼻用半固体制剂应柔软细腻,易涂布。

(4)鼻用粉雾剂中原料药物与适宜辅料的粉末粒径一般应为30~150μm;鼻用气雾剂和鼻用喷雾剂喷出后的雾滴粒子绝大多数应大于10μm。

（5）鼻用制剂应密闭贮存。除鼻用气雾剂、鼻用喷雾剂和鼻用粉雾剂外，多剂量包装的鼻用制剂在开启后使用期一般不超过4周。

鼻用制剂类型	检查项目
混悬型滴鼻剂	沉降体积比
定量鼻用气雾剂、混悬型和乳液型定量鼻用喷雾剂及多剂量储库型鼻用粉雾剂	递送剂量均一性
单剂量包装的鼻用固体制剂或半固体制剂	装量差异
单剂量包装的鼻用液体制剂	装量
多剂量包装的鼻用制剂	最低装量

考点4 鼻用制剂临床应用注意事项★

1. 使用鼻用制剂前，鼻腔有分泌物时应该先清理鼻腔分泌物，若医嘱要求先洗鼻，则洗鼻后再使用鼻用制剂。
2. 碱性滴鼻剂不宜经常使用。
3. 滴鼻剂pH 5.5~7.5，应与鼻黏液等渗，不改变鼻黏液的正常黏度，不影响纤毛运动和分泌液离子组成。

第十节　吸入制剂

考点1 吸入制剂的特点及分类★

含义	指原料药物溶解或分散于适宜介质中，以气溶胶或蒸气形式递送至肺部发挥局部或全身作用的液体或固体制剂
类型	吸入气雾剂、吸入粉雾剂、吸入喷雾剂、吸入液体制剂、可转变成蒸气的制剂
优点	①具有速效和定位作用 ②制剂稳定性高 ③给药剂量准确，副作用较小 ④局部用药的刺激性小
缺点	①吸入制剂中，气雾剂制备时需要耐压容器、阀门系统和特殊的生产设备，成本高 ②若封装不严密，抛射剂渗漏后则药物无法喷出 ③具有一定的内压，遇热或受撞击易发生爆炸 ④抛射剂有较强的挥发性，且具有制冷作用，多次使用于受伤的皮肤上，可引起不适

类型	含义
吸入气雾剂	原料药物或原料药物和附加剂与适宜抛射剂共同装封于具有定量阀门系统和一定压力的耐压容器中，形成溶液、混悬液或乳液，使用时借助抛射剂的压力，将内容物呈雾状物喷出而用于肺部吸入的制剂
吸入粉雾剂	固体微粉化原料药物单独或与合适载体混合后，以胶囊、泡囊或多剂量贮库形式，采用特制的干粉吸入装置，由患者吸入雾化药物至肺部的制剂
吸入喷雾剂	通过预定量或定量雾化器产生供吸入用气溶胶的溶液、混悬液或乳液。使用时借助手动泵的压力、高压气体、超声振动或其他方法将内容物呈雾状物释出，可使一定量的雾化液体以气溶胶的形式在一次呼吸状态下被吸入

续表

类型	含义
吸入液体制剂	指供雾化器用的液体制剂
可转变成蒸气的制剂	指可转变成蒸气的溶液、混悬液或固体制剂

考点 2 吸入气雾剂与喷雾剂的吸收与影响因素 ★★

吸收部位	主要是肺泡
直接作用部位	支气管平滑肌
影响因素	①药物的脂溶性及分子大小,吸入给药的吸收速度与药物的脂溶性成正比,与药物的分子大小成反比 ②雾滴(粒)粒径大小,雾滴(粒)的大小影响其在呼吸道沉积的部位,吸入气雾剂雾滴(粒)的粒径应在10μm以下,其中大多数应在5μm以下

考点 3 吸入制剂的质量要求 ★★

(1)吸入喷雾剂和吸入液体制剂应为无菌制剂。配制粉雾剂时,为改善粉末的流动性,可加入适宜的载体和润滑剂。

(2)吸入制剂中原料药物粒度大小通常应控制在10μm以下,其中大多数应在5μm以下。

(3)吸入气雾剂生产中应进行泄漏检查,成品应进行递送剂量均一性检查。多剂量吸入制剂应评价罐(瓶)内和罐(瓶)间的递送剂量均一性。

吸入制剂类型	质量检查项目
吸入气雾剂	递送剂量均一性、每罐总揿次、每揿主药含量、微细粒子剂量、微生物限度
吸入粉雾剂	递送剂量均一性、微细粒子剂量、多剂量吸入粉雾剂总揿次、微生物限度
吸入喷雾剂	递送剂量均一性、每瓶总喷次、微细粒子剂量、无菌检查
吸入液体制剂	递送速率和递送总量、微细粒子剂量、无菌检查
可转变成蒸气的制剂	照非无菌产品微生物限度检查

考点 4 吸入制剂临床应用注意事项 ★

(1)吸入制剂吸入时,头略后仰并缓慢地呼气,尽可能呼出肺内空气。将吸入器吸口紧紧含在口中,并屏住呼吸,以食指和拇指紧按吸入器,使药物释出,并同时做与喷药同步的缓慢深吸气,最好大于5秒,吸药后屏住呼吸5~10秒,使药物充分分布到下气道,以达到良好的治疗效果。使用完用清水漱口,去除上咽部残留的药物。

(2)吸入气雾剂使用前应充分摇匀储药罐,使罐中药品和抛射剂充分混合。首次使用前或上次使用超过1周时,先向空中试喷1次。吸入气雾剂药物遇热和受撞击有可能发生爆炸,储存时应注意避光、避热、避冷冻、避碰撞,即使药品已用完的小罐也不能弄破、刺穿或燃烧。

(3)吸入用溶液使用前应采用说明书规定溶剂稀释至一定体积。吸入用粉末使用前采用说明书规定量的无菌稀释液溶解释稀成供吸入用溶液。吸入液体制剂使用前其pH值应在

3~10范围内；混悬液和乳液振摇后应具备良好的分散性，可保证递送剂量的准确性；除非制剂本身具有足够的抗菌活性，多剂量水性雾化溶液中可加入适宜浓度的抑菌剂，除另有规定外，在制剂确定处方时，该处方的抑菌效力应符合抑菌效力检查法的规定。

第十一节　其他制剂

考点1　胶剂的特点 ★

含义	将动物的皮、骨、甲或角用水煎取胶质，浓缩成稠胶状，经干燥后制成的固体块状内服制剂
特点	多有滋补强壮作用，但又有不同的特点：皮胶类补血；角胶类温阳；甲胶类侧重滋阴，还有活血祛风等作用

考点2　胶剂的质量要求 ★★

1.制备时加水煎煮数次至煎煮液清淡为止，合并煎煮液，静置，滤过，浓缩。浓缩后的胶液在常温下应能凝固。

2.一般应检查总灰分、重金属、砷盐或重金属及有害元素等。除另有规定外，胶剂应进行水分和微生物限度检查。

3.胶剂应密闭贮存，防止受潮。

考点3　胶剂处方分析举例 ★

阿胶	
处方	驴皮
功能与主治	补血滋阴，润燥，止血。用于血虚萎黄，眩晕心悸，肌痿无力，心烦不眠，虚风内动，肺燥咳嗽，劳嗽咯血，吐血尿血，便血崩漏，妊娠胎漏
用法与用量	3~9g。烊化兑服
注解	本品为马科动物驴的干燥皮或鲜皮经煎煮、浓缩制成的固体胶。将驴皮浸泡去毛，切块洗净，分次水煎，滤过，合并滤液，浓缩（可分别加入适量的黄酒、冰糖及豆油）至稠膏状，冷凝，切块，晾干，即得。本品呈长方形块、方形块或丁状。棕色至黑褐色，有光泽。质硬而脆，断面光亮，碎片对光照视呈棕色半透明状。气微，味微甘

考点4　膜剂的含义与特点 ★

含义	原料药物与适宜的成膜材料经加工制成的膜状制剂
优点	①生产工艺简单，易于自动化和无菌生产 ②药物含量准确、质量稳定 ③使用方便，适于多种给药途径 ④可制成不同释药速度的制剂 ⑤制成多层膜剂可避免配伍禁忌 ⑥体积小，重量轻，便于携带、运输和贮存
缺点	不适用于药物剂量较大的制剂

考点 5 膜剂的质量要求 ★★

1.常用的成膜材料有聚乙烯醇、丙烯酸树脂类、纤维素类及其他天然高分子材料。

2.膜剂常用涂布法、流延法、胶注法等方法制备。原料药物如为水溶性,应与成膜材料制成具有一定黏度的溶液;如为不溶性原料药物,应粉碎成极细粉,并与成膜材料等混合均匀。

3.膜剂应密封贮存、防止受潮、发霉和变质。膜剂应进行重量差异和微生物限度检查。

【记忆宝】

聚乙烯醇(PVA)在中药制剂中的应用小结:
(1)在眼用制剂中聚乙烯醇(PVA)可作为黏度调节剂。
(2)在混悬剂中聚乙烯醇(PVA)可作为助悬剂。
(3)在膜剂和涂膜剂中聚乙烯醇(PVA)可作为成膜材料。

考点 6 锭剂、灸剂、线剂、熨剂、糕剂、丹剂、条剂、钉剂、棒剂 ★

1.**锭剂** 内服时可吞服或研细以水或黄酒化服,外用多研细用醋或酒调敷,也可作嗅入或外搽用。

2.**灸剂** 借助灸剂燃烧产生的温热性刺激以及药物的局部透皮吸收,达到预防或治疗疾病的目的。

3.**线剂** 有止血抗炎等作用,也可以线剂结扎,辅以药物治疗肿瘤。

4.**熨剂** 用时拌醋生热,利用热刺激及药物蒸汽透入熨贴的部位发挥活血通络、发散风寒作用。

5.**糕剂** 主要用于治疗小儿脾胃虚弱、面黄肌瘦等慢性消化不良性疾病。

6.**丹剂** 毒性较大,不可内服,仅供外用。

7.**条剂** 主要用于外科插入疮口或瘘管,以引流脓液,拔毒去腐,生肌敛口。

8.**钉剂** 多含有毒性药物或腐蚀性药物,其赋形剂的选择类似于糊丸,具缓释作用。一般供外科插入,用于治疗痔、瘘管及溃疡等。

9.**棒剂** 可直接用于皮肤或黏膜,起腐蚀、收敛等作用,多用于眼科。

第十二节 新型给药制剂

考点 1 调释制剂的分类及特点 ★

含义		通过技术手段调节药物的释放速率、释放部位或释放时间的一类制剂
分类	缓释制剂	在规定的释放介质中,按要求缓慢地非恒速释放药物
	控释制剂	在规定的释放介质中,按要求缓慢地恒速释放药物
	迟释制剂	肠溶制剂	在规定的酸性介质(pH 1.0~3.0)中不释放或几乎不释放药物,而在要求的时间内,于 pH 6.8 磷酸盐缓冲液中大部分或全部释放药物的制剂

续表

分类	迟释制剂	结肠定位制剂	在胃肠道上部基本不释放、在结肠内大部分或全部释放的制剂，即一定时间内在规定的酸性介质与pH 6.8磷酸盐缓冲液中不释放或几乎不释放，而在要求的时间内，于pH 7.5~8.0磷酸盐缓冲液中大部分或全部释放的制剂
		脉冲制剂	不立即释放药物，而在某种条件下（如在体液中经过一定时间或一定pH值或某些酶作用下）一次或多次突然释放药物的制剂
特点	①缓释、控释制剂与普通制剂比较，药物治疗作用更持久、毒副作用可能降低、用药次数减少，可提高患者用药依从性 ②迟释制剂可延迟释放药物，从而发挥肠溶、结肠定位或脉冲释放等功能			

考点2 微粒制剂的含义及特点 ★

含义	药物或与适宜载体（一般为生物可降解材料），经过一定的分散包埋技术制得具有一定粒径（微米级或纳米级）的微粒组成的固态、液态、半固态或气态药物制剂
特点	掩盖药物的不良气味与口味、液态药物固态化、减少复方药物的配伍变化、提高难溶性药物的溶解度，或提高药物的生物利用度，或改善药物的稳定性，或降低药物不良反应，或延缓药物释放、提高药物靶向性等作用

考点3 微粒制剂常见的药物载体 ★★★

药物载体	要点	
微囊	固态或液态药物被载体辅料包封成的微小胶囊	
	微囊	粒径1~250μm
	亚微囊	粒径0.1~1μm
	纳米囊	粒径10~100nm
微球	药物溶解或分散在载体辅料中形成的微小球状实体	
	微球	粒径1~250μm
	亚微球	粒径0.1~1μm
	纳米球	粒径10~100nm
脂质体	药物被类脂双分子层包封成的微小囊泡	
	小单室脂质体（纳米脂质体）	粒径一般20~80nm
	大单室脂质体	粒径0.1~1μm
	多室脂质体	粒径1~5μm
亚微乳	指将药物溶于脂肪油/植物油中通常经磷脂乳化分散于水相中形成100~600nm粒径的O/W型微粒载药分散体系，粒径在50~100nm之间的称纳米乳	
纳米粒	药物或与载体辅料经纳米化技术分散形成的粒径小于500nm的固体粒子	
	白蛋白纳米粒	仅由药物分子组成的纳米粒称纳晶或纳米药物，以白蛋白作为药物载体形成的纳米粒
	脂质纳米粒	以脂质材料作为药物载体形成的纳米粒

续表

药物载体	要点
聚合物胶束（高分子胶束）	由两亲性嵌段高分子载体辅料在水中自组装包埋难溶性药物形成的粒径小于500nm的胶束溶液

【记忆宝】

微囊是小房子，微球是小球，脂质体是泡泡，亚微乳是牛奶，纳米粒是小石头，胶束是小海绵。

考点 4 靶向制剂的分类★★

分类依据	类型	含义/举例
靶向的部位	一级靶向制剂	进入特定组织或器官
	二级靶向制剂	进入靶部位的特殊细胞（如肿瘤细胞）释药
	三级靶向制剂	作用于细胞内的特定部位